Ruth Hogan

Vielleicht tanzen wir morgen

W0386521

Ruth Hogan

Vielleicht tanzen wir morgen

Roman

Aus dem Englischen
von Marion Balkenhol

List

Die Originalausgabe erschien 2018
unter dem Titel »The Wisdom of Sally Red Shoes«
bei Two Roads, einem Imprint von John Murray Press, Hachette UK,
London.

FSC
www.fsc.org
MIX
Papier aus verantwortungsvollen Quellen
FSC® C083411

List ist ein Verlag
der Ullstein Buchverlage GmbH

ISBN: 978-3-471-35170-3

© 2018 Tilbury Bean Books Ltd
© der deutschsprachigen Ausgabe
2018 by Ullstein Buchverlage GmbH, Berlin
Alle Rechte vorbehalten
Gesetzt aus Quadraat Pro
Satz: Pinkuin Satz und Datentechnik, Berlin
Druck und Bindearbeiten: CPI books GmbH, Leck
Printed in Germany

Für Duke Roaring Water Bay.
Meinen Segen hast du.

Der eine hat uns für immer verlassen – für immer, auf Nimmerwiedersehen ... Wir sind allein zurückgeblieben ... Wir müssen leben, leben ...

Anton Tschechow, *Drei Schwestern*

Etikette könnte man als die Technik der Kunst des Zusammenlebens definieren. Aus so unterschiedlichen wie guten Gründen sind bestimmte Traditionen überliefert worden, wie in jeder anderen Kunst, Wissenschaft oder in jedem anderen Lebensbereich auch, und nur wer sehr unbedacht durchs Leben geht, schenkt diesem Regelwerk, das uns in unserem Umgang miteinander anleitet, keinerlei Beachtung.

Lady Troubridge, *The Book of Etiquette*

Die alte Frau füllt ihre Lunge mit der frischen Herbstluft, breitet die Arme aus und stößt ein perfektes hohes C aus.

Die Note erhebt sich rein und klar über die Grabsteine, die sich auf dem Hang vor ihr verteilen. Niemand ist da, der die erstaunliche Kraft und die perfekte Tonlage ihrer Stimme hört, außer den Krähen, die auf den vereinzelten Kiefern ringsum hocken, und einem Eichhörnchen, das Eicheln aus seinem Versteck neben einem schiefen Steinkreuz scharrt.

Die Frau steckt die Hände in die Taschen ihres abgetragenen Tweedmantels und erinnert sich lächelnd an ein scharlachrotes Seidenkleid, das sie in einem anderen Leben trug, vor vielen Jahren. Es hatte fast denselben Farbton wie die abgenutzten roten Schuhe, die sie jetzt anhat. Unter den Furchen und Runzeln in ihrem verwitterten Gesicht sind noch Spuren außergewöhnlicher Schönheit erkennbar, und ihre Augen funkeln voller Neugier, während sie die Szene vor sich betrachtet. Sie setzt zu einem langsamen Abstieg an, geht im Zickzack durch das mit Reif überzogene Gras zwischen den Gräbern. Das Eichhörnchen richtet sich kerzengerade auf, zuckt alarmiert mit dem Schwanz, als sie näher kommt, will aber seine Nussvorräte nicht aufgeben.

Während die Frau sich dem Pfad am Fuß des Hügels nähert, stößt sie auf eine einzelne zerrupfte Rose am Boden, auf deren rosa Blütenblätter sich Reif gelegt hat. Sie hebt sie auf, betrachtet sie eingehend und bewundert ihre fragile Schönheit, bevor sie die Blüte vorsichtig auf einen Grabstein in der Nähe legt. Das Leben ist voller kleiner Freuden, wenn man weiß, wo man nach ihnen suchen muss; die hellen Augen der Frau halten ständig danach Ausschau und finden sie, selbst in finsteren Zeiten.

Eine schwarze Gestalt fällt vom Himmel und landet neben ihr, schüttelt die Federn und krächzt laut. Eine weitere Krähe gesellt sich zu ihr, dann noch eine und noch eine. Es werden immer mehr, während sie ihr durch das rostige schmiedeeiserne Tor in den Park folgen, manche hüpfen hinter und neben ihr, andere schwirren um ihren Kopf. Der Park ist fast leer, bis auf ein paar Hundehalter und eine Handvoll Kinder, die den Heimweg von der Schule abkürzen. Sie zieht eine Papiertüte aus ihrer Manteltasche und fängt an, den Inhalt zu verstreuen.

Während die Krähen ihr täglich Brot aufpicken und verschlingen, schaut die Frau staunend zum Himmel auf, an dem sich ein Sonnenuntergang ankündigt und die dunklen Wolken mit einem kupferfarbenen Lichtschein umgibt.

Kleine Freuden.

1 Mascha

Vor ein paar Jahren …

Heute beträgt die Temperatur im Becken 6,3 Grad; etwas wärmer als eine Leichenhalle, aber ich bin ja auch noch nicht ganz tot.

Dicht über der blauen Wasserplatte hängt Nebel wie Trockeneis über einer erleuchteten Tanzfläche, doch tief unter der hell schimmernden Oberfläche wird dies mein letzter Tanz sein. Ein *Totentanz*. Die bittere Kälte beruhigt mich wie der Eisbeutel einen intensiven Schmerz. Sie lullt mich in den Schlaf. Instinktiv fordert mich mein Körper auf zu kämpfen, um am Leben zu bleiben, und ich spüre, wie meine Lunge brennt und nach Luft schreit.

Aber in meinem Kopf bleibt es still, wie bei David Bowies Major Tom.

Es heißt, kurz bevor man stirbt, laufe blitzartig das ganze Leben vor einem ab, aber meines besteht nur aus einem einzigen Bruchstück. Der Augenblick, in dem ich wach wurde und er weg war. Das sind die letzten Momente, in denen mein Körper und meine Seele noch in der brüchigen Alchemie vereint sind, die wir »Leben« nennen. Aber mein Geist ist von unerträglichem Kummer erschöpft, weshalb meine Seele vom Fleisch und von den Knochen Abschied nimmt, die einst ihr Zuhause waren.

Es ist so eine Erleichterung, einfach loszulassen.

2 Alice

Vor ein paar Jahren …

Der satte, süße Duft nach Karamell und Obst erfüllte die Küche, als Alice die Ofentür öffnete und vorsichtig das heiße Backblech herausholte. Gestürzter Ananaskuchen. Den mochte Mattie am liebsten. Alice schaute auf die Uhr an der Wand. Bald würde er zu Hause sein und umkommen vor Hunger, wie immer nach einem Nachmittag im Schwimmbad. Heute wollte Mattie die Bronze-Prüfung ablegen, was alle möglichen Fertigkeiten voraussetzte, unter anderem Grundkenntnisse in Rettungsschwimmen. Alice hegte keinen Zweifel daran, dass er mit Leichtigkeit bestehen würde. Seit frühester Kindheit war er furchtlos ins Wasser gegangen und konnte schon schwimmen, bevor er in die Schule kam.

Alice kippte ein paar Kartoffeln ins Spülbecken, um sie für ihren Shepherd's Pie am Abend zu schälen – auch ein Lieblingsgericht von Mattie. Heute wollte sie ihn verwöhnen, nicht nur wegen der Schwimmprüfung, sondern weil sie ihren Sohn über alle Maßen liebte und stets befürchtete, es ihm nicht genug zu zeigen. Nach der Schule auf ihn zu warten war für sie der Höhepunkt des Tages. Sobald die Kartoffeln fertig waren, stellte sie den Topf auf den Herd, holte den Kuchen vom Blech und legte ihn auf eine Platte. Erneut warf sie einen Blick auf die Uhr. Nicht mehr lange. Mit dem Handrücken wischte sie die Kondensschicht vom Küchenfenster, damit sie ihn sah, wenn er die Straße entlangkam, und schon bald tauchte seine zerzauste Gestalt auf, die Jacke trotz der Kälte offen, die Krawatte auf Halbmast, die Schnürsenkel lose. Über der einen Schulter trug er den Schulranzen, über der anderen die Sporttasche; ein breites Grinsen lag auf seinem Gesicht. Er polterte zur Hintertür herein, ließ seinen Ranzen auf einen Küchenstuhl fallen, seine Sporttasche auf den Boden und stürzte sich sofort auf den Kuchen.

»Nicht so hastig, junger Mann!«, sagte Alice und lächelte. »Wie ist es denn gelaufen?«

»Ich habe bestanden!«, erwiderte ihr Sohn und reckte die Faust, den Blick noch immer fest auf den Kuchen gerichtet.

»Wusste ich doch«, sagte Alice und fuhr ihm durch sein noch feuchtes Haar. »Und jetzt zieh dich um und bring deine nassen Schwimmsachen ins Bad. *Dann* kriegst du Kuchen.«

»Mensch, Mamaaaa!«, protestierte Mattie gutmütig, schnappte jedoch seine Sporttasche vom Boden und lief die Treppe hinauf. Kaum hatte Alice ein Stück Kuchen abgeschnitten, war er umgezogen und wieder in der Küche.

3 Mascha

Gegenwart

Heute beträgt die Temperatur im Becken 10,4 Grad und ein scharfer Wind kräuselt die Wasseroberfläche. Das Freibad Charlton Lido war 1931 eröffnet worden; eine Augenweide, ein Ort zum Schwelgen. Doch Mitte der Achtzigerjahre waren die Geräusche von planschenden, lachenden Kindern nur noch ein gespenstischer Widerhall. In den folgenden zwanzig Jahren zersprangen die Kacheln in dem leeren Schwimmbecken, platzten ab, und Unkraut spross hervor. Die Wände der Umkleideräume verschimmelten und die Wimpel am Beckenrand klatschten matt über den Boden wie langsam verendende Fische. Die Wiederauferstehung des Lidos war ein kleines Wunder, bewirkt von einer entschlossenen Gemeinschaft gewöhnlicher, außergewöhnlicher Nachbarn, von denen einige hier als Kinder schwimmen gelernt hatten. Ich zum Beispiel bin sehr dankbar. Das Becken, in dem ich lernte, wie ein Hund zu paddeln, wobei ich mich an ein rechteckiges, dreckiges Stück Styropor klammerte und einen schlabberigen Nylonbadeanzug trug, befand sich in einem düsteren Betonkasten, in dem die warme Luft nach Chlor stank und die Gefahr von drohenden Warzen auf jeder Oberfläche lauerte. Das Charlton bei Sonnenaufgang ist eine himmlische Schönheit. Aber es ist auch meine Buße.

Jede Woche komme ich hierher, um zu ertrinken. Fast.

Ich bin Expertin im Ertrinken und habe mich intensiv damit beschäftigt. Ich habe detaillierte Kenntnisse über Francesco Pias Arbeit. Francesco ist ein charmanter älterer Herr mit silbergrauem Haar, zwei Mastertiteln und einnehmendem Lächeln. Er war über zwanzig Jahre lang Rettungsschwimmer und ist ein weltweit anerkannter Experte, eine Legende in seinem Fach. Ertrinken. Sein Spezialgebiet ist Ertrinken. Ich kann seine »Instinktive Reaktion auf das Ertrinken« wortwörtlich zitieren. Es gehört zu meinen YouTube-Favoriten.

Heute glitzert Reif auf dem Boden und das Wasser wird gnadenlos kalt sein, aber wie gewöhnlich empfängt es mich wie die Umarmung einer Sirene und lockt mich immer weiter in die Tiefe. Anfangs habe ich meinen Kopf einfach in der Wanne unter Wasser gehalten. Aber das reichte nicht. Mein Badezimmer ist zu gemütlich, um ernsthaft gegen den Tod anzutreten. Im Lido schwimme ich unter Wasser zu der Treppe am tiefen Ende, dann halte ich mich am Geländer fest, bis meine Lunge implodiert und ich ertrinke. Fast. Japanische Perlentaucher können auf ihrer Schatzsuche bis zu sieben Minuten den Atem anhalten, aber im Durchschnitt schafft es ein Mensch nur bis zu dreißig, vierzig Sekunden. Meine persönliche Bestzeit bisher sind knapp zwei Minuten. Das ist eigenhändiges Waterboarding.

Habe ich meine Bahn gezogen (denn ich muss tatsächlich auch ein bisschen schwimmen, sonst sieht es womöglich komisch aus), gehe ich nach Hause in eine komfortable edwardianische Villa aus dem späten 19. Jahrhundert mit hohen Decken und ebenso hohen Heizkosten – ein großzügiges Erbe von meiner Großmutter mütterlicherseits an ihre einzige Enkelin. Mein Wolfshund Haizum begrüßt mich stürmisch. Er ist ein haariges Etwas mit langen Beinen, den Augen eines Engels und dem Atem eines Kobolds. Er ist auch der Grund, warum ich lebe. Er hat Appetit auf alles, was ekelhaft und nicht genießbar ist, er hat bereits den Inhalt des Komposteimers, Vogelkot, ganze Knoblauchzehen, ein Stück Seife, einen toten Frosch und ein Paar Gummihandschuhe verzehrt. Ich habe Unsummen für den Tierarzt ausgegeben.

Nachdem ich meinen Lunch, bestehend aus Essig-und-Salz-Chips-Sandwiches, mit Haizum geteilt habe, setze ich mich an meinen Schreibtisch und gebe vor zu arbeiten. Zum Glück erlaubt mir mein Job, zu Hause zu arbeiten, wenn ich keine Termine mit Patienten habe, die ich außerhalb treffen kann, damit ich sie nicht bei mir daheim empfangen muss. Das fehlte noch! Schmollend lässt sich Haizum auf sein Lager sinken, enttäuscht darüber, dass der Spaziergang nicht als Nächstes auf der Agenda steht. Ich lese ein paar Mails durch, suche nach dem Wort des Tages auf meiner bevorzugten Wörterbuch-Webseite (»verlottert« – auch *verludert, verwildert, verwahrlost*) und wechsle unweigerlich zu YouTube. Womit um alles in der Welt haben wir unsere Zeit vor dem Internet bloß verschwendet? Ich halte noch ungefähr eine Stunde durch, dann gebe ich auf. Normalerweise beschwichtigt ein Besuch im Charlton meine inneren Dämonen eine Zeitlang. Heute nicht.

Als er hört, dass ich seine Leine vom Haken nehme, fährt Leben in Haizum; ein Wirbel aus Gliedern und Haaren rutscht gefährlich über die Küchenfliesen. Zum Friedhof ist es nur ein kurzer Weg durch den Park, und die kalte, stechende Luft, noch immer durchdrungen von den herbstlichen Erdfarben, ist berauschend. Wenn das Schwimmbecken mein Ort der Buße ist, dann ist das hier mein Allerheiligstes, und heute ist es märchenhaft. Ein ausgezeichnetes Beispiel für einen viktorianischen Gartenfriedhof, und die Viktorianer haben sich so gut auf den Tod verstanden. Hoch aufragende Bäume stehen Wache über Reihen imposanter Grabsteine und anmutiger Skulpturen. Am besten gefallen mir die Engel, und von denen gibt es hier eine Menge. Manche, auf

Kindergräbern, sind klein mit ungefiederten Flügeln, die Hände sanft gefaltet. Andere bewachen jene, die unter ihren Füßen liegen, stumm und mit gesenktem Blick; wieder andere strecken die Arme zum Himmel und breiten ihre Flügel aus, bereit zum Abflug.

Einer jedoch ist etwas ganz Besonderes. Die Erhabenheit jeder einzelnen Kurve und Rundung dieser glänzenden Marmorfigur fasziniert mich ebenso wie ihr Ausdruck innerer Ruhe. Es ist die Cate Blanchett unter den Engeln. Sie kniet auf einem Grab im ältesten Teil des Friedhofs, ganz nah an der Kapelle. Und sollte sie je beschließen, ihre prächtigen Flügel auszubreiten, dann wird sie sich – davon bin ich überzeugt – auf eleganteste Weise in den Himmel emporschwingen.

Ich hoffe, dass es den Himmel gibt. Denn wenn der Mensch, den man am meisten liebt, schon tot ist, dann ist das der Ort, an dem man einander vielleicht wiederbegegnet. Wenn aber der Himmel nur Wunschdenken oder ein urbaner Mythos ist, dann ist die Hoffnung darauf für immer verloren.

»Wenn es ihn gibt, werde ich jemals dorthin kommen?«

Ich weiß, der Engel kann mir nicht antworten, aber ich finde immer ein wenig Trost beim Betrachten seines außergewöhnlichen Gesichts. Ich gehöre eigentlich keiner bestimmten Religion an. Ich schließe mich nirgendwo an; bin eher eine Solistin. Bei dem Gedanken, völlig Fremde könnten mich umarmen und mir sagen, sie liebten mich ebenso wie Gott, möchte ich die Flucht ergreifen. Woher wollen sie das wissen? Vielleicht liebt er mich nicht. Ich fühlte mich schon gesegnet, wenn man ihn überreden könnte, meine gelegentliche Blasphemie, meine pathologische Intoleranz gegenüber Feiglingen und schlechten Fahrern, die Tatsache, dass ich mit dreizehn den Kommunionsunterricht geschwänzt habe, aufzuwiegen gegen meine Tierliebe und meine ziemlich beharrlichen – wenn auch nicht immer erfolgreichen – Versuche, ein einigermaßen anständiger Mensch zu sein. Das ist doch bestimmt wichtiger, als irgendwelche beliebigen religiösen Gesetze zu befolgen?

»Was meinst du?«

Der Engel wirkt auf mich nicht wie eine Krämerseele. Ich nehme sein Schweigen als Zustimmung. Und auch wenn ich nicht dazu neige, mich irgendwo anzuschließen, gibt es doch viele, die es gern würden, aber nicht aufgenommen werden. Ich halte mich eher für eine Freidenkerin. Ich mag Engel, daher betrachte ich eine Religion wohlwollender, wenn sie das Element Engel beinhaltet. Wenn sie dann noch überflüssiges Umarmen ablehnt, umso besser.

Der Boden ist mit feuchten Blättern bedeckt, die inzwischen faulen und ihre leuchtenden Herbstfarben an den winterlichen Matsch aus Grau und Braun verloren haben. Haizum stöbert mit der Schnauze in den Blättern herum, nimmt gierig den Geruch von Igeln, Füchsen und Gott weiß was auf. Ich rieche nur frisch umgegrabene Erde und Verwesung. Eine einsame Krähe hält Wache auf einem Grabstein mit Ankerkreuz und beobachtet unser Voranschreiten nervös und misstrauisch. Sie protestiert krächzend, als wir zu nahe kommen, bevor sie die schwarzen Schwingen ausbreitet und sich in eine der dunklen, hoch aufragenden Kiefern emporschwingt. Zwei Eichhörnchen huschen an der rauen Rinde des dicken Baumstamms auf und ab wie zwei ausgelassene Kinder, die Fangen spielen, und Haizum beobachtet sie aufmerksam, enttäuscht, dass sie außer Reichweite sind. Langsam nimmt das goldene Licht des Nachmittags ab, und mir steigt der Rauch eines Lagerfeuers in die Nase. Schon bald wird sich Schatten auf meine Engel legen.

Aber mein Grab wird kein Engel zieren. Niemand wird zu meiner Beerdigung kommen, bis auf die Bestatter und den Pastor. Es wird keine Blumen geben, keine Kirchenlieder, keine auf die Tränendrüsen drückende Musik. Eigentlich überhaupt keine Tränen. Denn es wird keine Trauernden geben. Das Pflegeheim – oder *Happy Endings*, wie ich es nenne –, in dem ich mein Alter verbringen und in schlecht sitzenden Kleidern und Schuhen auf den Tod warten werde, nach billigem Rosentalkumpuder riechend und verschmierten Lippenstift an den Zähnen, wird sehr froh sein, mich loszuwerden. Der Pastor, zweifelsohne klein und dürr, mit fliehendem Kinn und einem beigefarbenen Herrenslip unter seinen Gewändern (oder, in Zeiten frischgebackener ökumenischer Gleichstellung, verwaschenem grauen Schlüpfer und einem BH, so verführerisch wie ein Zahnarztstuhl), wird meinen Sarg wahrscheinlich mit den gelispelten Worten »Ab durch die Mitte!« dem Feuer übergeben.

Wenn ich Glück habe, bekomme ich ein Gebet.

Natürlich ist das nicht meine Wunschbestattung. Ich würde mir einen gläsernen Leichenwagen aussuchen, gezogen von zwei prachtvollen schwarzen Pferden, und »Casta Diva« aus Bellinis *Norma* abspielen lassen, während mein Sarg in eine prunkvolle gotische Kirche getragen wird. Ich bin versucht, ein *Jean Paul Gaultier*-Model im Matrosenanzug einzubestellen. Der Pastor wäre groß, dunkel und charismatisch; heilig genug, um im Sinne Gottes, und fromm genug, um in meinem zu handeln. Die Gemeinde wäre elegant gekleidet, ihre Trauer offensichtlich, aber würdevoll. Mein Sarg würde zu den Klängen von »La Vie en Rose« durch purpurrote Samtvorhänge gleiten, und natürlich wäre mein geliebter Junge dort, um mich zu verabschieden.

Träum weiter.

Bis wir den Friedhof verlassen, hat das Tageslicht abgenommen und eine dämmrige Schattenwelt hinterlassen. Der Park gleicht einer Illustration von Arthur Rackham mit großen schwarzen Bäumen, die ihre spindeldürren Gliedmaßen in einen blutunterlaufenen Himmel strecken. Der Musikpavillon ist eine bedrohliche Silhouette vor den orangefarbenen und blutrot gesprenkelten Wolken, die die volle Pracht des spätherbstlichen Sonnenuntergangs verdecken werden. Wir überqueren die matschige Wiese, die inzwischen gefroren ist. Haizum springt in alle Richtungen auf der Jagd nach unsichtbaren kleinen Geschöpfen und ekelhaften Gerüchen, während ich zielstrebig ausschreite, um nicht wie leichte Beute auf einen Straßenräuber zu wirken, der auf Handys aus ist. Als wir uns dem Weg nähern, kann ich die kleine, verlotterte Gestalt der alten Frau sehen, die Krähen füttert. Sie bringt den lärmenden schwarzen Vögeln jeden Nachmittag einen Beutel voll Brot mit in den Park, der an den Friedhof grenzt. Sie schießen aus den Baumkronen herab, drängeln sich auf der Wiese und warten darauf, dass das Brot verteilt wird. Die Vögel sehen aus wie eine Bande mürrischer Teenager, die an einer Straßenecke abhängen. Die Frau ist in einen geflickten Tweedmantel gehüllt, der ein paar Nummern zu groß ist, trägt eine rote Bommelmütze, rote *Mary Jane*-Schuhe und braune Socken. Meine Großmutter sagte immer: »Rote Mütze, kein Schlüpfer!« Im Stillen taufe ich die Frau »Sally mit den roten Schuhen«, habe aber keine Ahnung, wie sie wirklich heißt und ob sie Unterwäsche trägt oder nicht.

»Hallo«, rufe ich ihr zu, als wir den Pfad erreichen. »Heute Abend wird's ganz schön kalt.«

»Verpiss dich«, erwidert sie lächelnd. »Die verdammten Nachtigallen fressen mein ganzes Brot.«

Ihr Vokabular straft ihr Auftreten Lügen. Sie benimmt sich ausgesprochen freundlich, und sie spricht ihre Kraftausdrücke gepflegt aus. Deren eigentliche Bedeutung ist Nebensache. »Verpiss dich« ist ihre Version von »Guten Abend«. Es ist, als wäre das Wörterbuch in ihrem Gehirn durcheinandergeraten und alle Wörter wären den falschen Bedeutungen zugeordnet worden. Sie hat Phasen der Klarheit, dann drückt sie sich konventioneller aus, was jetzt gerade nicht der Fall ist. Vielleicht ist es einfach nur die Umkehrung des Prozesses, den wir durchlaufen, wenn wir sehr jung sind – neue Wörter zu lernen und sie mit ihren Bedeutungen zu verbinden, wie bei dem Kartenspiel, bei dem man alle Karten verdeckt auslegt und abwechselnd zwei Karten aufdeckt, bis man ein passendes Paar findet. Als Kind war ich immer darauf bedacht, ein interessantes Wort für mich zu behalten, bis ich es seiner Bedeutung zuordnen konnte. Ich behielt »Scheiße« für mich, bis ich es eines Tages, als ich etwa neun war, in eine Unterhaltung einfließen ließ, die ich mit meiner Mum führte. Sie hat mir die exakte Bedeutung nicht beigebracht, doch der Schlag auf mein Hinterteil gab mir eine leise Ahnung. Vielleicht driften Sallys Wort-Bedeutungs-Paare immer wieder auseinander.

Sie wirft die letzten Brotstücke ins Gras, und Haizum verschlingt ein paar, bevor ich ihn hastig an der Leine zurückziehe. Mein »Auf Wiedersehen« verliert sich im klatschenden Flügelschlag der Krähen, die sich laut krächzend um die restlichen Krumen streiten. Wir folgen unserer üblichen Strecke an der Rückseite des Bowlingrasens entlang, umrunden den Friedhof und gehen dann zurück über den Hauptweg auf den Musikpavillon zu. Durch die Dämmerung hallt der Warnruf einer Krähe, die von Haizums eifrigem Stöbern in Büschen und Unterholz aufgeschreckt wird. Ich rieche jetzt wieder Rauch, während die Leute von der Arbeit nach Hause kommen, die Lichter angehen und in den großen viktorianischen Häusern, die den Park überblicken, das Holz in den Kaminen angezündet wird.

Sobald er in die Wohnung gestürmt ist, läuft Haizum schnurstracks zu seiner Wasserschüssel, aus der er laut schlürft, und hinterlässt eine Spur Sabber und Wasser auf dem Boden der Küche, die ich betrete, nachdem ich meine Stiefel an der Haustür ausgezogen habe. Immer wenn ich von unseren Abendspaziergängen zurückkomme, nehme ich mir vor, eine Tasse Tee zu trinken.

Heute Abend schenke ich mir wie üblich ein Glas Wein ein.

4

Nur das Schaukelpferd ist noch da. Ich wartete genau ein Jahr. Dreihundertsechsundsechzig Tage. Das Jahr war ein Schaltjahr. Dann räumte ich das Zimmer leer.

Vom Garten aus kann ich es oben im Fenster sehen: ein hübsches, grau geschecktes Geschöpf mit geblähten Nüstern und einem roten Sattel. Der Garten hat sich seinem spätherbstlichen Chaos ergeben. Die letzten Brombeeren sind harte schwarze Knubbel, leicht verschimmelt, und die Falläpfel nässen, klebrig und süß, unter den Bäumen – ein üppiges Festmahl für hungrige Vögel. Ein paar zähe Dahlien und Chrysanthemen blühen noch in den schäbigen Blumenbeeten, aber die letzten Rosen sind zerfleddert und ihre zarten Blütenblätter liegen auf der dunklen Erde verstreut.

Ich habe den ganzen Tag im Garten gearbeitet; Blätter aufgefegt, Bäume und Büsche beschnitten, Knollen eingesetzt und Topfpflanzen zum Überwintern ins Gewächshaus gestellt. Alles saubergemacht. Winterfest. Mein Rücken tut weh, mein Gesicht ist mit einer dünnen Schicht aus Schweiß und Dreck überzogen, meine Fingernägel sind schwarz, meine Hände von Rosendornen zerstochen. Aber bald werde ich meine Belohnung bekommen. Das Handy in meiner Tasche brummt, ich fische es heraus und werfe einen kurzen Blick auf das Display. Dad.

»Wie heißt noch dieser verdammte Nichtsnutz, der sich Polizeipräsident nennt?«

Mein Vater hält nichts von höflicher Gesprächseröffnung am Telefon wie zum Beispiel: »Hallo, ich bin's, dein Dad.«

»Das kann ich dir aus dem Stegreif nicht sagen, aber ich kriege es heraus. Ist es dringend? Ist der Blitz in den Briefkasten eingeschlagen oder tobt eine illegale Technoparty im Bowlingpavillon?«

»Mach dich ruhig lustig, meine Kleine, aber die Grundfesten der Gesellschaft lösen sich auf, wenn ein älterer Mitbürger nicht aus seiner eigenen Einfahrt rausfahren kann, weil sie vom Brötchenpanzer irgendeiner Tussi blockiert ist, die keine fünf Meter zu Fuß gehen kann, um ihre stinkfaulen Kinder von der Schule abzuholen. Und dann, als ich sie bat, wegzufahren, sagte sie zu mir: ›Verpiss dich, Alter!‹ Das sind Hausfriedensbruch und schwere Beleidigung, und das lasse ich nicht durchgehen.«

Mäßigung konnte man Dad nie vorwerfen. Der hohe Anspruch, den er an sein Verhalten wie auch an seine Gesinnung stellt, ist sein Maßstab für Menschlichkeit, und er missbilligt jeden, der dem nicht entspricht.

»Ich erkundige mich für dich, aber ich weiß, dass der Posten von einer Frau besetzt ist.«

»Ach du Scheiße!«

Auch hat er es nicht so mit weiblichen Polizeipräsidenten.

Nach einem sehr späten Lunch, den ich wie üblich mit Haizum eingenommen habe, belohne ich mich mit einem Lagerfeuer. Ich weiß nicht genau, ob es wirklich erlaubt ist – wahrscheinlich verstößt es gegen irgendeine städtische Verordnung –, aber ich lasse gern den Zorn der Lagerfeuerpolizei über mich ergehen, wenn ich nur das Knacken und Knistern brennender Blätter hören, mir Gesicht und Hände an den offenen Flammen wärmen kann und der Geruch von Holzrauch in meine Kleider und Haare zieht. Im Übrigen sind Lagerfeuer zu dieser Jahreszeit üblich. Gestern war Halloween, und an diesem Wochenende wird es eine endlose Feuerwerk-Kakophonie geben. Aber was ist nur aus dem Brauch »Penny for the guy« geworden? Als wir Kinder waren, bestand der halbe Spaß der »Bonfire Night« darin, unter Mühen den mutigen Guy Fawkes selbst nachzubilden – dessen Pulververschwörung gegen das englische Parlament im Jahr 1605 vereitelt wurde –, wobei wir eine alte Hose, ein Hemd, eine Strumpfhose (für den Kopf) und jede Menge zerknülltes Zeitungspapier verwendeten. Dann fuhren wir die Gestalt auf einem provisorischen Gokart durch die Straßen und versuchten, von netten Nachbarn Geld für Feuerwerk zu ergattern. Doch damals war es eine gesellige Angelegenheit, ganz anders als das »Einfordern von Geld unter Drohungen«, zu dem »Süßes oder Saures« geworden ist. Gestern Abend ist es Haizum gelungen, eine Schar Teenager vor meiner Haustür zu verscheuchen, die sich als Zombies und Vampire verkleidet hatten, doch der Preis, den ich für ihren Abzug mit leeren Händen zahlen musste, war ein halbes Dutzend aufgeschlagener Eier auf meiner Windschutzscheibe.

Das Feuer braucht eine Weile, um richtig zu brennen. Ein paar Blätter sind feucht, und ich schüre die schwachen Flammen mit einem leeren Sack für Blumenerde. Meine Bemühungen werden mit einem plötzlichen Funkenregen und auflodernden Flammen belohnt. Oben am Schlafzimmerfenster schaukelt das Holzpferd sacht vor und zurück. Oder ist das nur eine optische Täuschung durch das vom Rauch gedämpfte Licht? Heute ist *Día de los Angelitos.* Tag der kleinen Engel. Der erste der drei Tage, an denen in Mexiko die Feierlichkeiten zum »Tag der Toten« begangen werden. Am *Día de los Angelitos* versammeln sich die Familien, um der verstorbenen Kinder zu gedenken. Sie laden ihre Geister zu Besuch und sie feiern ihr Leben, so kurz es auch gewesen sein mag. Und wir halten diesen Tag Jahr für Jahr ein.

Aber ich wünschte, wir müssten es nicht immer allein tun. Ich wünschte, wir könnten die Erinnerungen teilen, die glücklichen wie die traurigen. Alle »ersten Male«, die mich immer zum

Lächeln bringen, und alle »letzten Male«, bei denen ich zusammensacke und weine.

Ich habe nie den Mut aufgebracht, meine Familie und Freunde zu bitten, mir Gesellschaft zu leisten. Sie finden es vielleicht rührselig oder krankhaft, oder einfach nur schräg. Edward ist der Einzige, der wirklich Verständnis hat, und daher ist Edward der Einzige, der bei uns ist. Edward und Lord Byron, sein Hund. Ich baue meine *ofrenda* im Garten auf und dekoriere sie mit Totenköpfen aus Zucker, Laternen und Ringelblumen aus Papier. Erde, Wind, Feuer und Wasser werden durch Obst, Wimpel aus Seidenpapier, Kerzen und ein Glas Wasser symbolisiert, und um das Foto meines kleinen Engels stelle ich sein Lieblingsnaschwerk und Gebäck (Schokokekse und Doppelkekse mit Vanillecremefüllung) auf sowie das weiße Häschen. Das war sein Lieblingsspielzeug. Sein Schlaftier, abgenutzt und kahlgeschoren von unzähligen Engelsküssen und Umarmungen mit pummeligen Ärmchen. Das Feuer flackert jetzt; Haizum blinzelt in die Flammen und schnüffelt den Rauch. Ich werde mit Edward und zwei Flaschen Wein hier am Lagerfeuer sitzen und das Schaukelpferd hinter dem Fenster kraft meines Willens zum Schaukeln bringen. Ich werde den Schleier zwischen mir und der Vergangenheit lüften und mich zwingen, mich zu erinnern. An alles.

Stunden später sind die Weinflaschen leer und mein Kopf ruht an Edwards Schulter, während wir uns nah an den glühenden Scheiten aneinanderkuscheln – das ist alles, was vom Feuer übriggeblieben ist. Meine Hände sind kalt wie die einer Leiche, aber ich bringe es nicht fertig, mich zu bewegen.

»Mascha?«

Edward flüstert sanft meinen Namen, aber ich reagiere nicht. Er streicht mir über das Haar und seufzt. »Sie schläft.«

Er verändert seine unbequeme Haltung und drückt dann einen Kuss auf meinen Kopf.

»Manchmal frage ich mich, mein Liebling, ob wir hiermit nicht den Kummer lebendig halten.«

Die Tränen dringen unter meinen Augenlidern hervor.

Haizum und Lord Byron haben schließlich der Versuchung nachgegeben und fressen die Vanillekekse.

5 Alice

Gegenwart

Alice überprüfte noch einmal das Stück Papier in ihrer Hand, um sicherzugehen, dass sie nichts vergessen hatte, bevor sie ihren Einkaufswagen an der Kasse leerte. Sie lächelte vor sich hin bei dem Gedanken, wie sich ihre Einkaufslisten im Lauf der Jahre verändert hatten, was die Verwandlung ihres kleinen Jungen in einen von Testosteron gepeinigten Teenager widerspiegelte. Nach den unzähligen Utensilien der Säuglingszeit hatte sich sein Bedarf auf eine überschaubare Speisekarte reduziert. Johannisbeersaft, Käsebällchen, Fischstäbchen und Shepherd's Pie. Er hatte fast alles gegessen, was sie kochte, bis auf Pilze und Kohlrüben, aber Fischstäbchen waren zweimal die Woche ein Muss gewesen. Wie sich die Zeiten geändert hatten! Fischstäbchen standen noch immer auf der Liste, aber die Fülle an Nahrungsmitteln wurde rasch durch ein breites Sortiment an Hygieneprodukten ersetzt. Deodorant, Gesichtswasser, Parfumspray, Creme gegen Akne und Einwegrasierer waren die neuen Renner. Rasierer! Wozu brauchte er die? Matties Haut war fast so glatt wie Alices. Vielleicht rasierte er sich die Beine.

Während sie den Inhalt ihres Einkaufswagens auf das Band legte, fragte sie sich, ob Mattie womöglich eine Freundin hatte. Er war erst dreizehn, aber heutzutage fingen die Kinder schon früh an. Alice war sechzehneinhalb gewesen bei ihrem ersten richtigen Kuss, und selbst damals hatte es ihr nicht sonderlich gefallen. Es war nach der Schuldisco gewesen, mit einem Jungen namens Gareth Bloodworth. Er hatte sie zur Bushaltestelle gebracht und geküsst, während sie auf die Linie 19 gewartet hatten. Sie wusste noch, dass es regnete und sie mit ihrer Strumpfhose am Sitz im Wartehäuschen hängengeblieben war und nicht gerade für Gareth geschwärmt hatte, aber gedacht hatte, zum Üben wäre er gut genug. Alle ihre Freundinnen waren bereits geküsst worden – sogar Deborah Dickey, die eine Zahnspange trug. Alice hatte sich allmählich zurückgesetzt gefühlt; nicht im Einklang mit dem Rest der Welt. Doch Gareth Bloodworth zu küssen hatte auch nicht geholfen. Es war nicht schrecklich gewesen, nur etwas enttäuschend – wie der Biss in einen mehligen Apfel. Und sie hatte die Augen offen gelassen. Sie hatte zugesehen, wie die Regentropfen an den schmutzigen Plastikwänden des Wartehäuschens hinunterrannen, während Gareth versuchte, seine Hand auf ihren Po zu legen.

»Brauchen Sie Hilfe beim Einpacken?«

Die junge Frau an der Kasse hatte lilafarbenes Haar und ein Nasenpiercing. Alice war sich sicher, dass »Courtney« – als die ihr Namensschild sie auswies – schon geküsst hatte, bevor sie sechzehneinhalb gewesen war. Bis dahin hatte sie wahrscheinlich auch schon Sex, eine Tätowierung und ein paar heftige Kater hinter sich gehabt.

»Nein, danke«, sagte Alice lächelnd. »Ich komm' schon zurecht.«

Sie schüttelte die Plastiktüten auf, die sie mitgebracht hatte, und begann, sie mit den Waren zu füllen, die Courtney gescannt und dann in halsbrecherischem Tempo in ihre Richtung geschoben hatte. Alice hoffte, Mattie würde seinen ersten Kuss nicht mit einem Mädchen wie Courtney haben. Erst recht nicht mit einem wie Deborah Dickey. Courtney reichte ihr den Kassenbon und einen Rabattgutschein für Früchtetee und wünschte Alice daraufhin betont gleichgültig einen schönen Tag.

Ein bitterkalter Wind strich über den Parkplatz, und das Lenken des schwerbeladenen Einkaufswagens wurde zu einem trickreichen Manöver. Als sie ihren Nissan erreichte, drückte eine plötzliche Bö den Einkaufswagen gegen die Hecktür des Wagens, wobei die rote Lackschicht einen Kratzer abbekam. Alice fuhr mit dem Finger über die Delle, eher neugierig als besorgt. Der Wagen war ohnehin alt. Ein zuverlässiges Arbeitspferd. Solange er Mattie und sie sicher von A nach B brachte, solange Radio und Heizung funktionierten, war sie zufrieden. Als sie vom Parkplatz fuhr, hatte der Verkehr auf den Straßen zugenommen; Eltern holten ihre Kinder von der Schule ab. Mattie nahm den Bus, der zwischen ihrem Dorf und der höheren Schule am Rande der Stadt verkehrte. Kurz dahinter lichteten sich die Häuser, Bäume und Felder tauchten am Horizont auf. Aus dem trüben Himmel fiel Graupel, der die schmutzige Windschutzscheibe verschmierte. Während die Scheibenwischer mühsam den Blick freigaben, fragte sich Alice, ob Mattie es ihr sagen würde, wenn er eine Freundin hätte. Sie schaltete das Radio ein, um Gesellschaft zu haben, und als die sanften Stimmen des Pop-Duos Charles and Eddie fragten »Would I lie to you?«, beantwortete Alice sich ihre Frage selbst. Natürlich würde er es ihr sagen.

Zwischen ihnen gab es keine Geheimnisse.

6 Mascha

Überall höre ich das Geräusch von tropfendem Wasser. Leise tropft es auf Gras und Erde, fest und hell platscht es auf Wege und Stein. Im sechzehnten Jahrhundert wandte man die chinesische Wasserfolter an, indem man den Opfern Wasser auf die Stirn tropfen ließ und sie dadurch in den Wahnsinn trieb. Tropf, tropf, tropf. Oder manchmal auch – tropf. Tropf, tropf. In unregelmäßigen Abständen, aber gleichbleibend qualvoll.

Heute Morgen legt sich feiner Nieselregen auf die Monumente und Mausoleen auf dem Friedhof, der Marmor glitzert und die Blätter der Stechpalmen schimmern. Und alles tropft.

Ich bin hier, um die Kinder zu besuchen. Nach einem arbeitsreichen Morgen mit Therapiestunden – ein Schlafloser, ein Hypochonder und ein Mann in seinen mittleren Jahren, der sich für die Reinkarnation von Liz Taylor hält – brauche ich ein wenig Ruhe und Frieden. In einer geschützten Ecke des Friedhofs im Schatten eines Nadelwäldchens »schlafen« die Kinder. Hier gibt es immer frische Blumen und frische Tränen. Windmühlen und Teddybären und glänzende Ballons aus Metallfolie. Das sind die herzzerreißenden Andenken an eine abgebrochene oder, bei einigen, nie begonnene Kindheit. Bei dem Nieselregen könnte man fast glauben, es wäre ein Spielplatz. Die Kinder sind in ihrer Eile, dem Regen zu entkommen, hineingerannt und haben ihr

Spielzeug draußen liegen gelassen. Aber diese Kinder werden nie wieder zurückkommen. Emma Grace Spencer war erst drei Jahre alt, als sie starb. Das einzige Kind von Walter und Marie. Sie tanzte gern, und am liebsten aß sie Marmeladenbrote. Mit Erdbeermarmelade. Sie hatte ein Tigerkätzchen namens Popsy, und wenn Emma Grace kicherte, rümpfte sie die Nase. Ihre Eltern zogen an die Küste und eröffneten einen Teeladen. Sie konnten es nicht ertragen, weiter in dem Haus zu leben, in dem ihre Tochter gestorben war. Ich frage mich, ob sie jemals zurückgekommen sind, um das Grab mit den beiden kleinen, sich an der Hand haltenden Engeln zu besuchen. Emma Grace tanzte zu nah am Kamin, als ihr neues Kleid Feuer fing.

Es ist immer die Hölle auf Erden für die Eltern, die zurückbleiben. Billy Band war ein lebhafter Junge, immer zu Streichen aufgelegt. Oder, laut seinem Vater, ein »richtiger Schlingel«, und sein Augapfel. In Billys Grabstein aus Granit ist ein Fußball eingemeißelt, um uns alle Tore in Erinnerung zu rufen, die er in seinem kurzen Leben geschossen hat. Er war sieben, als er seinem Fußball auf der Straße nachjagte und von einem Brotlieferwagen erfasst wurde.

Man muss wissen, dass es meine Schuld war. Mein geliebter Sohn starb vor zwölf Jahren, sieben Monaten und elf Tagen, und es war meine Schuld. Er hatte wilde dunkelbraune Locken und Augen in der Farbe von Rittersporn. Ich habe noch immer den süßen Geruch seiner Haut in der Nase und spüre seine kleine, perfekte Hand in meiner. Fast alle sagen, es sei ein tragischer Unfall gewesen; ich könne mir unmöglich selbst die Schuld geben. Aber natürlich fühle ich mich schuldig. Jeden Tag.

Als ich mich von den Kindergräbern abwende, um den Hügel zum überwiegend polnischen Teil des Friedhofs hinaufzugehen, erschrecke ich vor einer kleinen Gestalt, die zwischen den Grabsteinen hindurchhuscht. Ein Junge in einem blauen Mantel hält einen schmuddeligen Teddybären an der Pfote und schwenkt ihn hin und her. Trauer kann die Pforte zu einem ganz eigenen Wahn sein, und blitzartig überkommt mich eine verzweifelte, lächerliche Vorstellung. Mein kleiner Junge? Mein Magen verkrampft sich. Natürlich nicht. Er wäre inzwischen ein schlaksiger Jugendlicher, der gegen Akne, verrücktspielende Hormone und Liebeskummer ankämpft. Ich bin immer mit ihm hierhergekommen. Manche finden vielleicht, dass es ein eigenartiger Spielplatz für ein Kind ist, aber er war gern hier. Er plauderte mit den Engeln und Krähen und versuchte, die Eichhörnchen mit Pinienkernen zu füttern. Haizum hat das Kind entdeckt und zieht an der Leine, um es zu begrüßen. Ich halte ihn zurück und schaue mich nach der Mutter des Jungen um oder einem anderen Erwachsenen, aber niemand ist in Sicht. Als der Junge Haizum erblickt, quiekt er vergnügt und rennt auf ihn zu, rutscht auf dem nassen Gras aus und prallt mit dem Kopf gegen den Randstein eines Grabes. Ich helfe ihm auf die Beine und streiche sanft über die rote Stelle an seiner Stirn, wo eine Beule entsteht. Sein plötzliches Gebrüll ist ein Zeichen dafür, dass seine Angst größer ist als sein Schmerz, und ich wische ihm die Tränen von den Wangen und versuche, ihn zu trösten. Der Geruch seiner Haut und seine weichen Haare lassen mich dahinschmelzen, selbst nach all den Jahren. Wie kann es angehen, dass niemand auf diesen süßen kleinen Jungen aufpasst?

»Wo ist denn deine Mummy?«

Er schüttelt den Kopf und vergräbt sein Gesicht in seinem Teddybären. Ich stehe auf und schaue mich noch einmal um. Eine Frau mit einem Kleinkind im Buggy eilt laut rufend über den Mittelweg, in panischem Zickzackkurs, die Stimme schrill vor Angst.

»Jayden, du kleiner Lümmel! Wo warst du denn?«

Bei ihrem Anblick beginnt Jayden erneut zu jammern und streckt ihr beide Arme entgegen. Er wird mit einem Klaps auf den Po belohnt, dann folgt eine feste Umarmung, die ihm die Luft abschnürt. Die Frau schluchzt inzwischen ebenso wie ihr Sohn und sie bedeckt seinen Kopf mit wütenden Küssen.

»Er ist hingefallen und hat sich den Kopf angestoßen, aber ich glaube nicht, dass es etwas Ernstes ist.«

Ich gebe mir Mühe, dass kein anklagender Tonfall meine beschwichtigenden Worte Lügen straft, was mir wahrscheinlich nicht gelingt. Wo um alles in der Welt hat sie gesteckt? Mit gehetztem Blick schaut sie durch Tränen zu mir auf, aber ich glaube nicht, dass sie auch nur ein Wort verstanden hat, und als sich das Kleinkind im Buggy dazu entschließt, in den Chor einzufallen, ringe ich mir ein Lächeln ab und gehe, bevor ich etwas sage, was mir hinterher vielleicht leidtun wird. Aber ich kann nicht widerstehen, dem kleinen Jungen über den Kopf zu streichen. Dunkelbraune Locken. Ich gehe den Hügel hinunter zurück zum Tor, und als ich den Weg unten erreiche, höre ich sie noch immer weinen.

Als mein Junge starb, waren manche anscheinend der Meinung, meine Trauer sei unzureichend. Nicht laut genug. Aber Ertrinken ist eine stille Angelegenheit. Dem graumelierten Rettungsschwimmer Francesco zufolge sind Ertrinkende selten in der Lage, um Hilfe zu rufen; unfähig, zu schreien oder mit den Armen zu winken. Sie kämpfen zu sehr, nur um den Kopf über Wasser zu halten. Genauso war es bei mir. Ich hatte mich mit schrecklichen, aber notwendigen praktischen Dingen zu befassen, und ich hatte keine Kraft mehr, meine Trauer auf peinliche Weise öffentlich zur Schau zu stellen. Das Geschrei war laut genug, um die Mauern von Jericho zu Fall zu bringen – in meinem Kopf. Aber die Leute müssen Trauer sehen. Sie muss zutage treten, damit sie ihre Rolle einnehmen können; Tränen trocknen, Blumen schicken, Trost spenden, und wenn er noch so mager ist. Gleichmut verhindert Mitgefühl. Zu oft und zu bereitwillig als Kaltherzigkeit missverstanden, bereitet er den Möchtegerntröstenden Unbehagen und kennzeichnet den Trauernden als eigentümlich. Unerreichbar.

Aber allein gelassen war ich eine Gefahr für mich selbst. Ich habe überlebt, wenn auch knapp. Und jetzt bin ich gefangen in einem Brandungsrückstrom aus Kummer, und dagegen anzugehen führt mich nirgendwohin. Der Kampf ist anstrengend, und manchmal bedarf es all meiner Kraft, um mich einfach nur über Wasser zu halten. Ich mag den Menschen nicht, zu dem ich geworden bin, aber ich weiß nicht, wie ich ein anderer werden soll.

Haizum will unbedingt wieder zurück in den Park. Oft muss ich ihn auf dem Friedhof an die Leine nehmen, um ihn davon abzuhalten, Teddybären zu stehlen und auf Grabsteine und Blumenschmuck zu pinkeln. Er hat nur wenig Achtung vor den Andenken an die Verstorbenen, und kleine, flauschige Sachen kann man ihm nicht anvertrauen. Als wir an den Tannen am Tor vorbeikommen, binde ich ihn los, und er schießt davon wie ein »Dilldopp« (Wort des Tages – *etwas sehr Wildes*), um ein paar dicke Tauben zu jagen, die sich längst aufgeschwungen haben, wenn er sie erreicht. Ich darf allein weitergehen.

Das bin ich – allein. Ich habe kein Kind, daher bin ich keine Mutter mehr, und keinen Mann, daher bin ich weder eine Ehefrau noch eine Geliebte. Ich habe wunderbare Freunde, mit denen ich eng verbunden bin, aber niemanden, für den ich der Mittelpunkt der Welt bin, oder umgekehrt. Bis auf Haizum. Deshalb habe ich Angst vor dem Altwerden. Ich werde im Pflegeheim *Happy Endings* landen, weil niemand da sein wird, der sich meiner annimmt, und das ist wahrscheinlich genau das, was ich verdient habe.

Der Weg vom Tor ist übersät mit Kiefernzapfen, die von Eichhörnchen abgeknabbert und dann fallen gelassen wurden, in der Hoffnung, einen ahnungslosen Spaziergänger zu treffen. Die Krähen versammeln sich voller Vorfreude auf Sally, die ihnen ihr Abendessen bringt. Sie sind unruhig, schubsen einander und krächzen laut vor Hunger und Ungeduld. In einiger Entfernung sehe ich Sally in ihrem viel zu weiten Mantel heranschlurfen, wie ein Paket, das bereits vor seinem Eintreffen geöffnet wurde. Ich winkte ihr halbherzig zu, da ich mir nicht sicher bin, ob sie mich sehen kann oder wiedererkennt, und mache mich auf, Haizum zu folgen. Nachdem er sich von den Tauben verabschiedet hat, bellt er jetzt wütend einen hohen Baum an. Zweifellos blafft er ein Eichhörnchen an, das beim Fangen gemogelt hat, weil es auf einen Baum verschwunden ist. Der Nieselregen wird stärker, und trotz Mütze, Schal und Mantel ist mir so kalt, dass ich friere. Vielleicht ist es der Gedanke an jene Teddybären, Blumen und Windmühlen, die im nassen Gras auf Kindergräbern liegen.

7

Mascha, meine Liebe! Wie geht's dir?«

Epiphany gibt mir einen Luftkuss auf beide Wangen und schaut mir dann direkt in die Augen, während sie mich mit ausgestreckten Armen an beiden Schultern hält. Wissend zieht sie die Augenbrauen hoch.

»Hmmm. Ich hol' dir was zu trinken.«

Epiphany ist eine echte Freundin. So eine, mit der man durch dick und dünn gehen kann. Wir lernten uns in der Schule kennen, reisten nach der Uni durch die Lande und arbeiteten schließlich zusammen. Sie hat mir in guten, schlechten und unsagbar üblen Zeiten treu zur Seite gestanden. Sie schlendert an die Bar des *Cock and Curtain* und schmachtet mit aufreizendem Augenaufschlag den knackigen Barkeeper an, der zwanzig Jahre zu jung für sie ist und ungefähr so authentisch wie die Center Parcs. Epiphany schwört, der Name der Kneipe beziehe sich auf das Innendekor, das eine berauschende Mischung aus viktorianischem Puff und Umkleideraum einer Konzerthalle ist. Neben roten, gerafften Vorhängen, die mit ihren vielen Rüschen dem Rock einer Cancan-Tänzerin ähneln, wird das Ambiente durch flaschengrünen Samt und gepolsterte Sofas mit einem Bier- oder Brandfleck hier und da abgerundet. Burgunderrote und beigefarbene Velourstapeten bilden den Hintergrund für gerahmte Schwarz-Weiß-Fotos von

Stummfilmstars und Varietékünstlern sowie ein signiertes Foto von Barbara Cartland. Über dem offenen Kamin befindet sich ein grauenhaftes Arrangement aus winzigen ausgestopften Vögeln in leuchtenden Farben, Trockenblumen und Laub, Perlarbeiten, Bändern und einer ausgestopften Maus, alles eingefangen unter einer großen Glaskuppel. Ein faszinierendes Ungetüm, das wie eine Gemeinschaftsarbeit von Damien Hirst und Laura Ashley aussieht. Unter der Decke hängt eine Sammlung von Nachttöpfen aus Porzellan, und die ganze Kneipe riecht nach abgestandenem Bier, Holzrauch und Möbelpolitur.

Mascha ist nicht mein richtiger Name. Es ist ein Spitzname, den Epiphany mir vor Jahren gegeben hat und der wie ein Karamellbonbon an mir kleben geblieben ist. Sie behauptet, sie habe mich nach der Rolle der Mascha in Tschechows *Die Möwe* benannt, deren erster Satz im Stück lautet: »Ich trauere um mein verlorenes Dasein«, in Anspielung darauf, dass ich übermäßig viel Zeit damit verbringe, auf dem Friedhof herumzulungern. Sie kommt mit zwei Gläsern Wein von der Bar und knallt eins grinsend vor mich hin.

Epiphany nimmt einen kräftigen Schluck und lehnt sich auf ihrem Stuhl zurück. Ihr kastanienbraunes Haar ist zu einem kurzen Bubikopf geschnitten, und ihre Lippen bilden einen leuchtend pflaumenblauen Strich in ihrem blassen Gesicht mit den hohen Wangenknochen. Sie arbeitet in der Personalabteilung der Stadtverwaltung, die sich jetzt Amt für Bevölkerungsentwicklung, Personaleinsatz und Abtransport nennt (Orwell wäre begeistert), in der ich einmal ihre Kollegin war. Sie kann es offensichtlich kaum erwarten, höchst pikante Gerüchte loszuwerden. Die Kneipe füllt sich allmählich mit unseresgleichen – Freunden, die sich auf dem Heimweg von der Arbeit auf ein paar Drinks treffen –, und Epiphany schaut sich theatralisch um, bevor sie mir vernehmbar zuflüstert: »Der stellvertretende Brandschutzbeauftragte wurde in einer öffentlichen Herrentoilette verhaftet, verkleidet als Frau!«

Der stellvertretende Brandschutzbeauftragte ist ein rotwangiger, eins achtzig großer Mann mit lockigem rotem Haar und einem bekannten Faible für Rindfleisch-Nieren-Pastete und Guinness.

»Er wurde zu Recht ohne Anklage entlassen, weil er eigentlich keine Straftat begangen hat, es sei denn modisch gesehen. Ein ausgestellter Rock, Chiffonbluse und ein ziemlich langweiliges Twinset. Ehrlich, Herzchen, was hat er sich bloß dabei gedacht! Ein Wickelkleid à la Diane von Fürstenberg wäre doch viel schmeichelhafter gewesen. Und es ist ja nicht so, als könnte er es sich bei seinem Gehalt nicht leisten.«

Ich schlürfe meinen Wein und versuche, mit Epiphanys ziemlich verworrenen Gedankengängen Schritt zu halten.

»Aber wenn er ohne Anklage entlassen wurde, wo liegt dann das Problem?«

Epiphany stellt ihr Glas ab und seufzt. Ihre Miene verändert sich und lässt einen Moment lang ihre wahren Gefühle durchblicken. »Ein paar unterbelichtete Klugscheißer auf der Wache haben mit seinem Handy Fotos gemacht, und jetzt ist es verschwunden. Der Chef will die Sache unter den Teppich kehren und hat den ganzen Morgen in seinem Büro mit der Polizeipräsidentin eine vertrauliche Unterredung gehabt – ha, ha! –, hat ihr die Leviten gelesen über die Unprofessionalität ihrer Beamten und Wege der Schadensbegrenzung aufgezeigt.«

Bei dem Gedanken an die Spießer, die es unversehens mit einer Chiffonbluse zu tun bekommen, muss ich grinsen.

»Offenbar hat er abends nur einen Spaziergang unternommen und musste dringend aufs Klo. Das Haus in Frauenkleidung zu verlassen ist wohl ein neues Wagnis für ihn, und als die Natur ihr Recht forderte, hatte er nicht den Mumm, die Frauentoilette zu benutzen. Pech für ihn. Irgend so ein Wichtigtuer, der nichts Besseres zu tun hatte, hat ihn dabei beobachtet und die Polizei gerufen.«

Als ich noch in der Stadtverwaltung arbeitete, war der betreffende Mann ein junger, ehrgeiziger und rechtschaffener Zugführer beim Brandschutz gewesen, der mir sehr angenehm war. Jetzt schleicht sich bei mir Bewunderung für diesen Mann in seinen mittleren Jahren ein, den ich bisher für ebenso vernünftig und langweilig wie Strumpfhosen in der Farbe von Baked Beans oder Müsli mit Haferkleie gehalten hatte. Ich bin ein Fan von verborgenen Abgründen. Aber mir ist auch klar, warum meine neu entdeckte Anerkennung nicht unbedingt überall Zustimmung findet.

»Vermutlich hat der Vorfall das Potential für einen Riesenskandal in der Boulevardpresse. Schlecht getimt, weil er auf eine kürzlich durchgeführte Überprüfung der leitenden Beamten folgt, die einen Großteil der Wählerschaft davon überzeugt hat, dass ihre letzte Steuererhöhung deren Ferienhäuser finanzierte.«

»Genau! Und damit wird die Wahl seiner Kleidung noch unvertretbarer.«

Es gab viele Gründe, warum ich meine Arbeit in der Stadtverwaltung einstellte. Erstaunlich, dass ich überhaupt so lange dort geblieben war. Ich war wie Ginger Rogers beim Volkstanz. Die aktuelle Situation ist leider typisch. Der Stadtrat hatte vor Jahren eine Politik der kulturellen Vielfalt gepredigt. Diskriminierung sollte in jedweder Form geächtet werden, auch die von Transvestiten. Aber mit einem leibhaftigen, geschminkten Ladyboy in ihren eigenen Reihen, eins achtzig groß mit weißen Pumps und Empfänger einer vollen Pension aus der Stadtkasse, verpassten die politischen Entscheidungsträger die einmalige Gelegenheit zu beweisen, dass hier ein Stadtrat seinen Worten auch Taten folgen ließ. Wenn diese Tat jedoch den Umgang mit einem Mann erforderte, der auf Stilettos in Schuhgröße 45 daherwankte, scheiterten sie an der ersten Hürde.

Epiphanys zahlreiche unterschiedliche Talente sind in ihrem derzeitigen Job zweifellos verschwendet. Aber wie sie mir einmal erklärte, kommt sie ganz gut damit zurecht. Ihr wahres Leben findet außerhalb der Arbeit statt. Sie wohnt in einer abgefahrenen Wohnung, in der sie sich wie eine der Frauen in Giovanni

Boldinis Gemälden vorkommt. Zum Mobiliar gehören Plüschkanapees, in Gold gerahmte Rokokospiegel, Straußenfedern, Jardinieren, ausladende Palmen und Hussen. Im Wohnzimmer stehen ein mit einem bestickten Seidenschal bedeckter Stutzflügel und eine Schneiderpuppe aus der Zeit Edwards VII., die ein Satinkorsett und einen grünen Zinnhelm trägt. Ein schönes uraltes Grammophon wird regelmäßig benutzt, um 78er Schallplatten aus Epiphanys umfangreicher Sammlung abzuspielen. Sie teilt sich die Wohnung mit zwei ebenso eleganten wie überheblichen siamesischen Katzen – die die Hussen zerfetzen und die Jardinieren umgraben – und mit ihrem Freund, einem Künstler namens Stanley.

Epiphany leert ihr Glas und schaut mich auf ihre typische Art an.

»Und jetzt erzähl, Mascha, warst du in letzter Zeit schwimmen?«

Sie weiß zwar von meinen Besuchen im Lido, aber auch sie kennt den wahren Grund nicht.

»Ich war am Mittwoch da.« Ich schenke ihr ein breites Lächeln, obwohl mir klar ist, dass es wie ein Partyhütchen auf dem Kopf eines Leichenbestatters wirkt.

»Na, ich hoffe nur, dass diese ganze Schwimmerei einem bildschönen Mann in Daniel-Craig-Badehose zugutekommt, der durch den Pool pflügt wie ein Olympionike, während du auf einem Liegestuhl posierst.«

Diesmal ist mein Grinsen echt.

»Wir haben November! Der Boden war gefroren!«

Epiphany bewegt sich geschickt auf einem dünnen Drahtseil. Ihre Miene verrät, dass sie noch mehr zu dem Thema zu sagen hat, aber sie schweigt. Ich weiß, sie möchte helfen, aber ich kann es nicht annehmen. Und selbst wenn, was könnte sie tun?

Bei dieser Gelegenheit wechselt sie lieber das Thema.

»Tja, ich habe heute meinen Arbeitstag damit verbracht, mich auf eine Disziplinarstrafe vorzubereiten. Spannende Sache.«

»Erzähl! Aber lass mich zuerst noch eine Runde holen.«

Sobald der Wein auf dem Tisch steht, fängt Epiphany an.

»Wenn ich es dir sage, muss ich dich natürlich anschließend umbringen.«

»Klar. Also los, raus mit der Sprache. Wer hat was angestellt – angeblich?«

»Eine Mitarbeiterin aus der Kantine hat den Kaffee für den Unterausschuss für die Rationalisierung von Betriebsmitteln mit Viagra versetzt. Angeblich.«

»Schadet denen nicht. Ich kann mir ein paar Mitglieder vorstellen, die vielleicht dankbar dafür sind!«

Epiphany lacht laut auf.

»Das ist noch nicht alles. Als sich der Vorsitzende zu einer Ansprache erhob, musste er feststellen, dass er nicht allein stand. Er wusste nicht, ob er stolz oder peinlich berührt sein sollte!«

Wir trinken unsere Gläser leer und mummen uns gegen die bittere Kälte draußen dick ein.

»Oh, das hätte ich fast vergessen. Roni hat einen neuen Freund.«

»Wow. Und?«

Roni ist Epiphanys jüngere Schwester und das absolute Gegenteil von ihr.

»Keine Ahnung, aber wir werden ihn bald kennenlernen. Er kommt Samstag in zwei Wochen zum Abendessen. Und du auch.«

8 Alice

Die Tropfen aus dem Wasserhahn pochten im selben Rhythmus wie der Schmerz in ihrem Kopf. Sie hatten sich gestritten, und sie hatte die Fassung verloren. Ihr frisch gebackener Schokoladenkuchen machte sich von seiner blau-weißen Platte auf dem Tisch aus über sie lustig.

»Ich will deinen blöden, beschissenen Kuchen nicht!«

Hatte Mattie das wirklich gesagt? Ihr Mattie? Nein, hatte er nicht. Er hatte es geschrien, ihr direkt ins Gesicht. Sie sah den dunklen Hautausschlag vor sich, den der Rasierer am Morgen an seinem Kinn hinterlassen hatte, und roch den Moschusduft eines Teenagers, den das Eau de Cologne nicht zu übertünchen vermochte. Alice setzte sich erschöpft und rieb sich die Schläfen. Es war dunkel und er war zu spät gewesen, und sie hatte sich Sorgen gemacht. Das war doch normal, oder? Jeder Mutter wäre es so ergangen. Aber im Grunde ihres Herzens wusste sie, dass ihre Angst jedes Mal, wenn Mattie das Haus verließ, größer wurde. Immer fürchtete sie, ihn nie wiederzusehen. Sie hatte gemerkt, dass sie wie in Trance zwischen Wanduhr und Fenster hin und her gependelt war. Als er dann nach Hause kam, hatte er sich fast um eine Stunde verspätet, und ihr Kopf war kurz davor gewesen zu zerspringen. Er war bei Sam vorbeigegangen, um sich dessen neue Gitarre anzuschauen. Er hatte Alice nicht angerufen, weil er schließlich DREIZEHN war! Er war kein Kind mehr. Sams Mum war cool. Sie ließ Sam allein in die Stadt gehen, und *sie* hielt nicht jeden Tag wie so eine bescheuerte Stalkerin am Fenster nach ihm Ausschau, bis er aus der Schule kam. Und ihren blöden, beschissenen Kuchen wollte er auch nicht!

Alice wischte sich mit dem Handrücken die Tränen ab. Das war für sie unbekanntes Terrain. Mattie war immer ein netter, folgsamer Junge gewesen, aber jetzt lebte sie plötzlich mit einem aufsässigen, unberechenbaren Teenager zusammen. Sie erkannte nicht einmal mehr seine Stimme. Er knurrte und quiekte abwechselnd, wie ein Duett zwischen einem Grizzlybären und einem Meerschweinchen. Und an diesem Abend war sie kurz davor gewesen, ihn zu ohrfeigen. Stattdessen hatte sie sich zurückgezogen. War in den Garten bis hinunter an den Zaun gegangen, der die Brombeeren in Schach hielt. Mattie war hinauf in sein Zimmer gestampft und hatte seine Wut an jeder Treppenstufe ausgelassen. Vom Garten aus konnte sie ihn vor dem erleuchteten Schlafzimmerfenster sehen, wie er seine Schuluniform ablegte und auf das Bett schleuderte. Es war zu kalt, um lange draußen zu bleiben, daher war sie jetzt wieder in der Küche bei dem beschissenen Kuchen und fragte sich, was sie nun tun sollte. Sie war die Mutter. Sie sollte wissen, was zu tun war, und es gab nur sie. Keine Großeltern, keine Tanten, keine Onkel. Keine zauberhaften Patentanten. Sie sah nach der Lasagne im Backofen, deren Ecken allmählich verkokelten, während die Füllung über den Rand hinausblubberte. Vielleicht wollte er auch ihre beschissene Lasagne nicht. Alice schaltete den Backofen aus.

Kurz darauf ging die Küchentür auf und Mattie schlurfte in seiner alten Lieblingsjogginghose herein, ein schiefes Lächeln auf den Lippen. Er sah wieder so jung aus wie ihr kleiner Junge. Sie holte tief Luft.

»Mattie, ich hab' mir Sorgen gemacht. Es wird so früh dunkel, und da draußen sind nur zwei Straßenlaternen. Hättest du mich angerufen und gefragt, wäre es vielleicht anders gewesen. Dafür hast du dein Handy. Aber du hast es nicht getan, und deshalb hatte ich Angst, es könnte dir etwas passiert sein.« Sie wartete eine Weile, bis ihre Worte ankamen, bevor sie hinzufügte: »Kannst du das verstehen?«

Er nickte und hielt den Blick fest auf seine Füße gerichtet.

»Tut mir leid, Mum. Ich wollte dir keine Sorgen bereiten.«

Wäre er noch klein, hätte er sie umarmt, aber jetzt war er zu verlegen. Er strich ihr ruppig mit dem Handrücken über den Arm; eine unbeholfene, liebevolle Geste, die plötzlich alles wieder ins Lot brachte. Alice zerzauste ihm das Haar – er war noch immer ihr Junge – und schüttelte in vorgetäuschter Verzweiflung den Kopf.

»Tja, ich vermute, ich muss das hier einfach wegwerfen.« Sie nahm die Kuchenplatte vom Tisch und ging zum Abfalleimer.

»Neiiin!«, jammerte Mattie, wischte mit einem Finger über die Schokoladenglasur und schmierte sie ihr an die Nasenspitze.

Nach dem Abendessen, als Mattie mit seinen Hausaufgaben fertig war, saßen sie zusammen auf dem Sofa und schauten zum x-ten Mal den Film *Der Letzte räumt die Erde auf.* Er handelte von einem kleinen, gutmütigen Roboter, der allein gelassen wurde, um die postapokalyptische Welt aufzuräumen. Mattie hatte der Film schon gefallen, als sie mit ihm im Kino gewesen war. Dass er ihn noch immer mochte, bestätigte Alice, dass der Geist ihres kleinen, gutmütigen Jungen noch immer irgendwo im Körper dieses schlaksigen Jugendlichen steckte, der neben ihr saß. Und als es wie immer zum Happy End kam, hätte sie schwören können, dass er sich eine Träne von der wund rasierten Wange wischte.

9 Mascha

Das Doppelhaus meiner Eltern aus den Dreißigerjahren ist eine Zeitmaschine. Jedes Zimmer bringt mich an einen anderen Punkt in meiner Vergangenheit. In meinem ehemaligen Schlafzimmer klebt noch immer das Poster von Pissarros *Rote Dächer* an der Wand, die Ecken inzwischen ein wenig eingerollt und an den Rändern zerfleddert. Es war ein Geschenk zu meinem vierzehnten Geburtstag gewesen und hing damals zwischen Madonna und Boy George. Das Einzelbett ist nicht bezogen, aber ich sehe die Daunendecke mit dem Rosenmuster noch vor mir. Mit ihrer Shabby-Chic-Optik würde sie heute auf eBay ein Vermögen einbringen. Ich spüre noch immer das Kribbeln auf meiner Haut, wenn ein Federkiel sich durch den Seidenstoff bohrte, und rieche den puderigen Duft von Parmaveilchen, der mich umfing, wenn ich mich an Winterabenden darin einkuschelte. Mum hat oft versucht, mich zu überreden, sie gegen eine Steppdecke zu tauschen, aber sie stammte aus dem Haus meiner geliebten Großmutter und ich wollte mich nicht von ihr trennen. Mein weißer Frisiertisch stand am Fenster, übersät mit dem üblichen Kram, der für ein junges Mädchens lebensnotwendig ist. Glitzernde Parfümflaschen und knalliger Nagellack, Maybelline-Wimperntusche und -Lidschatten und eine Spieluhr aus Holz, die ein Armband mit Anhängern aus echtem Silber und ein Durcheinander aus billigem Modeschmuck enthielt. Das alles ist jetzt fort, bis auf das leere Bett und das Poster, aber in diesen vier Wänden befindet sich nach wie vor die Essenz meines Teenager-Ichs.

Mum und Dad hatten geplant, das Zimmer für ihren Enkel neu einzurichten. Aber noch bevor die Stehleiter aus dem Schuppen geholt und der Tapeziertisch aufgebaut werden konnte, waren ihre Pläne überholt. Ich habe sie nie gefragt, was aus der *Peter Rabbit*-Tapete und der dazu passenden Bettwäsche geworden ist.

Auf dem Treppenabsatz steht eine niedrige Vitrine mit einer Sammlung winziger Tierfiguren, die mein Dad für meine Mum gekauft hat, als sie gerade frisch verliebt waren. Die Hunde mochte ich immer am liebsten, und als ich sechs oder sieben Jahre alt war, erlaubten meine Eltern mir hin und wieder, sie herauszuholen und mit ihnen zu spielen. Vorsichtig. Ich habe immer *101 Dalmatiner* nachgespielt, oder zumindest eine recht freie Version des Films, mit zwei Möpsen, einem Dackel, einer Dogge und einem undefinierbaren Exemplar, meinem Liebling, das aussah wie eine Mischung aus Schaf und Wiesel. Er steht noch immer in der Vitrine, obwohl er bei einem unserer Abenteuer ein Bein verloren hat. Er segelte zu Boden, an einer Regenhaube aus Plastik befestigt, um einen Mops aus den furchtbaren Klauen einer bösartigen Zitterspinne zu retten, aber er berechnete seine Landung falsch und prallte gegen die Kante des Wohnzimmertischs. Ich klebte ihm das Bein mit Kaugummi wieder an. Mum weiß es wahrscheinlich bis heute nicht.

In der Küche befinden sich an der Rückwand der Vorratskammer noch immer Fetzen der Tapete, die eine meiner ersten Erinnerungen ist – ein Muster aus hässlichen braunen, beige- und orangefarbenen Blüten. Sie hing früher einmal im ganzen Haus und war der letzte Schrei, als ich noch im Hochstuhl saß. Ebenfalls im Vorratsraum, wahrscheinlich versteckt hinter einer verstaubten Mondaminpackung oder in eine leere Coladose gestopft, ist ein kleiner Pastetentrichter aus weißem Porzellan in Form eines Elefanten. Er gehörte ursprünglich meiner Großmutter, und Mum benutzte ihn jedes Mal, wenn sie einen ihrer Apfel-Brombeer-Kuchen backte. Als kleines Mädchen habe ich ihn geliebt. Mein kleiner Junge ebenso. Weshalb der Pastetentrichter jetzt versteckt ist, aus Angst, er könnte schmerzhafte Erinnerungen heraufbeschwören. Aber ich weiß, dass es ihn noch gibt – irgendwo. Meine Eltern konnten sich nicht davon trennen, aber ihn ansehen konnten sie auch nicht.

Haizum springt mit wild wedelndem Schwanz durch die Hintertür und begibt sich auf die Suche nach Mum, die immer ein leichtes Opfer ist, wenn es um den Inhalt des Kühlschranks geht. Bevor ich mir die Füße auf der Matte abtreten kann, folgt sie ihm nach hinten in die Küche.

»Da ist ja mein großer Junge!«, begrüßt sie ihn und nimmt seinen Kopf zwischen beide Hände. »Ich vermute, du hast Hunger, nicht wahr?« Sie öffnet den Kühlschrank und füttert Haizum mit einem halben Dutzend Cocktailwürsten, die er unzerkaut hinunterschlingt.

»Möchtest du eine Tasse Tee, Liebes?« Mich spricht sie etwas zurückhaltender an.

»Danke, Mum. Nur eine auf die Schnelle. Ich habe noch jede Menge zu tun. Ich bin bloß rasch rübergekommen mit dem Namen des Polizeipräsidenten für Dad.«

Das mache ich immer so. Ebne mir schon den Weg für den Aufbruch, sobald ich zur Tür hereingekommen bin. Ich muss erst in einer Stunde wieder zurück an die Arbeit, aber ich kann nicht hier sein, ohne die Möglichkeit zur Flucht deutlich vor Augen zu haben. Ich muss das Schild AUSGANG im Dunkeln leuchten sehen, nur für den Fall, dass ich dem anderen Teil der Erinnerungen entkommen muss, der hier unablässig widerhallt. Ich musste nicht vorbeikommen. Ich hätte anrufen können, aber ich sehe sie wirklich gern. Trotzdem. Ich gehe ins Wohnzimmer, lasse Haizum in der Küche, wo er Mum um noch mehr Würstchen anbettelt. Dieser Raum scheint der Gegenwart am nächsten, kommt mir aber dennoch so vor, als hinge er an dem Haken jenes schrecklichen Augenblicks, der unser Leben für immer verändert hat. Er hat eine zweifache Aussicht, man kann sowohl vorne als auch hinten hinaus in den Garten schauen, und heute ist er in das gelbbraune Licht eines sonnigen Winternachmittags getaucht. Ich setze mich wie immer auf das Sofa, das zum Straßenfenster ausgerichtet ist mit Blick über den kurzgeschnittenen Rasen und die Ligusterhecke, in der eine Schar geschwätziger Spatzen haust.

Die Fotos hatten immer einen Ehrenplatz auf dem Kaminsims, aber jetzt stehen sie auf der Kommode in einer schattigen Ecke des Zimmers neben dem Fenster zum Garten. Es sind drei. Eins wurde aufgenommen, als er gerade zehn Wochen alt war. Er liegt in meinen Armen, schaut mir ins Gesicht, und die winzigen Finger seiner linken Hand umschließen meinen Daumen. Wenn ich das Foto anschaue, spüre ich sein Gewicht und seine Wärme an den Armen und seinen Griff so fest um meinen Daumen, als würde er ihn nie wieder loslassen. Aber ich schaue nicht hin. Es gibt noch ein anderes von ihm hinten im Garten dieses Hauses, wie er mit gespreizten Beinen auf einer Decke sitzt und mit einem Ball spielt. Das dritte wurde nur eine Woche vor seinem Tod gemacht. Es ist eine Atelieraufnahme der stolzen Großeltern mit ihrem kostbaren Enkel. Das glückliche Lächeln vor dem Leid. Über den Umzug der Fotos wurde nie gesprochen. Es gibt vieles, worüber wir jetzt nicht mehr reden.

Haizum trottet herein und sieht sehr zufrieden aus. Mum folgt ihm mit zwei Bechern Tee.

»Ich habe deinen Vater jetzt zweimal gerufen, aber er kramt in der Garage herum, und wenn sein Tee kalt wird, ist er selber schuld.«

Sie reicht mir einen Becher und schiebt mir einen Untersetzer auf dem Beistelltisch neben dem Sofa zu. Sobald sie sich auf einen Sessel setzt, legt Haizum seinen schweren Kopf in ihren Schoß und himmelt sie an.

»Wie geht's denn meinem hübschen Jungen?«, fragt sie ihn und streicht über seine Ohren.

»Wahrscheinlich vollgestopft mit Würstchen, so lange, wie er mit dem Kopf in deinem Kühlschrank war«, necke ich sie.

Haizum seufzt zufrieden, sonnt sich in der auf ihn gerichteten Aufmerksamkeit. Vielleicht hat er aber auch Magenbeschwerden. Wundern würde es mich nicht.

»Er ist so ein großer Kerl, er muss doch bei Kräften bleiben.«

Haizum bekräftigt Mums Argument und patscht mit einer großen Pfote auf ihr Knie.

»Der Tee ist kalt!« Dad marschiert herein, noch mit Mütze und Overall, die Nase von der Kälte in der Garage rot angelaufen.

»Ich habe dich zweimal gerufen, aber entweder wirst du taub, oder du hattest das Radio zu laut aufgedreht. Jedenfalls ist noch mehr in der Kanne, falls du frischen willst.«

Haizum trottet hinter Dad her, zurück in die Küche. Ich höre, dass die Kühlschranktür wieder geöffnet wird.

»Du machst ihn fett!«, rufe ich, aber entweder wird Dad tatsächlich taub, oder – was viel wahrscheinlicher ist – er zieht es vor, mich zu überhören.

Mum stopft sich ein Kissen in den Rücken, nimmt ihren Becher vom Tisch und trinkt einen Schluck. »Dein Vater wird taub *und* töricht«, murmelt sie. »Dieser Tee ist noch heiß genug. Und, wie geht's mit der Arbeit? Hast du zu tun?«

Nett und unverbindlich. Das sind die Themen, über die wir uns tatsächlich unterhalten – Arbeit, Haizum, das Wetter. Ob in dieser Woche der Gartenabfall abgeholt wird oder die Recyclingsäcke. Damit geht es uns gut. Der Rest ist immer nur einen Flüsterton weit entfernt, aber wir geben ihm nie Sauerstoff.

»Ja, es geht. Ich habe diese Woche zwei neue Patienten gehabt, was immer gut ist.«

Die Kaminuhr tickt gleichmäßig und kennzeichnet die sich andeutenden, nicht sehr angenehmen Pausen in unserer Unterhaltung. Mum zählt im Stillen mit, hört aber auf, als sie merkt, wie ich ihre kaum wahrnehmbaren Lippenbewegungen beobachte.

»Peggy von nebenan lässt nächste Woche ihren grauen Star behandeln. Ich habe versprochen, ihrem Ronald einen Hühnchenauflauf zu machen, um ihm über die Runden zu helfen, während sie sich daran gewöhnt, ein Pflaster zu tragen. Sie befürchtet, sie könne nicht kochen, ohne etwas fallen zu lassen.«

»Sie wird eine Augenklappe tragen und nicht den Arm in einer Schlinge. Sie mag dein selbstgemachtes Essen einfach viel lieber als dieses Mikrowellenzeug, das sie sonst auftischt.«

Die Nachbarn sind ein liebenswertes Paar, aber Kochen ist einfach nicht Peggys Ding.

»Gibst du deinem Hund nichts zu fressen? Er steht kurz vor dem Verhungern.« Dad kommt wieder herein, hat seine Mütze abgenommen und einen Becher mit frischem Tee in der Hand. Haizum folgt ihm und stößt mit der Schnauze an Dads Hosentasche.

»Er leidet ganz eindeutig nicht Hunger; im Gegenteil, er wird sogar ein bisschen behäbig für einen Wolfshund. Er weiß einfach, dass du und Mum ihn nach Strich und Faden verwöhnt, wenn er zu Besuch kommt.«

Haizum steckt die Schnauze in Dads Tasche, woraufhin Dad Tee über Hand und Hose verschüttet. Ich packe Haizum fest am Halsband und spreche streng mit ihm.

»Jetzt reicht's, Bürschchen. Sitz, oder du wartest draußen auf mich!«

Mein Versuch, ihn zu disziplinieren, wird hinfällig, da Dad ihm sofort zur Seite springt mit den Worten: »Ach, lass doch den alten Mistkerl. Er hat es nur auf das Pfefferminzbonbon in meiner Hosentasche abgesehen.«

Er holt das Bonbon heraus, und Haizum ist gleich an seiner Seite und schaut ihn erwartungsvoll an.

»Auf keinen Fall!«, warne ich beide. »Vor allem, weil du dir nie von mir die Zähne putzen lässt«, wende ich mich an den geknickten Haizum.

Ich leere meinen Becher und stehe auf, um Dad einen Zettel zu reichen.

»Hier sind die Angaben zum Polizeipräsidenten. Und mach keinen Ärger …«

Ich drücke meinen Eltern je einen Kuss auf die Wange. »Bleibt ruhig hier und trinkt euren Tee.«

»Was noch davon übrig ist!«, sagt Dad und zerzaust das Fell auf Haizums Kopf. Auf meinem Weg nach draußen bleibe ich in der Küche an der Hintertür stehen und werfe einen Blick auf die Vorratskammer. Einen Moment lang bin ich versucht, hineinzugehen und den kleinen Elefanten zu suchen. Ihn in der Hand zu halten und das glatte, kalte Porzellan zu spüren. Aber ich tue es nicht. Ich hinterlasse das Zuhause meiner Eltern, das sich in eine bittersüße, sepiafarbene Welt verwandelt hat, genau so, wie ich es vorgefunden habe.

10

Heute beträgt die Temperatur im Becken 8,7 Grad. Mit anderen Worten, bitterkalt. Ich war insgesamt ganze zehn Minuten im Wasser. Zum einen weil es so eisig kalt war, zum anderen wegen der Schnüfflerin im Taucheranzug. Ich weiß, dass die meisten mein Verhalten ein wenig eigenartig finden. Kann ich verstehen. Ich schwimme bis ans tiefe Ende, verschwinde unter Wasser, bleibe dort, solange ich kann, schwimme dann wieder zurück und steige aus dem Becken. Es ist merkwürdig, ohne Zweifel, aber ich tue nichts Unerhörtes. Ich pinkle nicht etwa ins Wasser oder schiele auf vorbeiziehende Gehänge in engen Badehosen. Ich rechne nicht damit, ausgefragt zu werden. Schließlich sind wir hier in England. Aber die Frau im Taucheranzug war Australierin.

»Verdammt, was treiben Sie da? Es ist ein bisschen kühl, um Fisch zu spielen, oder?«

Sie muss direkt nach mir ins Becken gestiegen sein, und sie ist der Grund, warum ich jetzt auf dem Parkplatz sitze und vorgebe zu singen, während Edith Piaf einen Wutanfall kriegt. Edith Piaf ist mein Auto – ein grün-weißer Citroën 2CV, eine Ente. Er ist klein und französisch wie seine Namensvetterin, hat große Augen (Scheinwerfer) und führt sich manchmal auf wie eine Diva. Zurzeit hat sie etwas gegen die Kälte und weigert sich anzuspringen, weshalb ich diese lächerliche Scharade aufführen muss, während die Australierin eine Ewigkeit braucht, um ihr Fahrrad vom Ständer loszumachen.

»Ich bin Sängerin. Das Tauchen dient nur der Verbesserung meiner Atemtechnik.« Sie hatte mich auf dem falschen Fuß erwischt. Die Ausrede kam mir spontan in den Sinn, und ich fand, sie klang einigermaßen plausibel. Wie es mit Lügen so ist, war ich zunächst recht zufrieden damit. Aber in einer Unterhaltung könnte ich sie nicht aufrechterhalten. Ich weiß nichts über »richtiges« Singen. Daher überkompensiere ich jetzt, falls die Australierin zuschaut, während ich Edith kraft meines Willens zwinge, in die Gänge zu kommen. Ich habe sogar »Waltzing Matilda« als meinen Pseudosong ausgewählt. Endlich gibt Edith ein widerwilliges Zischen von sich und erwacht bebend zum Leben. *Merci beaucoup!*

Zu Hause lasse ich Edith in der Einfahrt stehen und gehe zu Fuß zum Laden an der Ecke. Ich hatte meine Zweifel, ob sie wieder anspringen würde, wenn ich vor dem Laden angehalten hätte. Drinnen sitzt Elvis auf dem Boden und prüft sorgfältig die Dosen mit Tomatensuppe. Nicht der hüftschwingende Elvis aus Graceland, Memphis, Tennessee, sondern seine Reinkarnation hier vor Ort. Unser Elvis ist Ende sechzig, trägt zurückgekämmtes, gegeltes schwarzes Haar und rote Cowboystiefel. Heute außerdem eine Lederkappe, eine zerknitterte Samthose und mehrere Schichten Mascara. Und unser Elvis fährt mit dem Fahrrad. Aber nicht mit irgendeinem. Es ist ein prächtiges Gefährt mit bunten Quasten an den Griffen, einem großen Weidenkorb und einer ganzen Batterie an Rückspiegeln, die an langen Stangen befestigt sind wie seltsame, futuristische Blumen. Ich weiß noch genau, dass als Kind zwei Dinge ganz oben auf meiner Wunschliste standen, bevor die Sehnsucht nach einem Pony alles andere in den Hintergrund drängte. Ich wollte einen Badeanzug mit einem kleinen Rüschenrock und bunte Quasten für meine Lenkergriffe. In beiden Fällen wurde ich enttäuscht. Jedes Mal wenn ich Elvis' Fahrrad sehe, überkommt mich der blanke Neid. Manchmal wenn es vor dem Laden stand, habe ich die Quasten sanft gestreichelt. Einmal habe ich mir sogar einen spektakulären Fahrraddiebstahl überlegt. Ich wäre niemals damit durchgekommen. Jeder kennt Elvis' Traummaschine.

Elvis ist ein anspruchsvoller Käufer. Heute steht unter anderem auch Tomatensuppe auf seiner Liste, und das heißt, jede Dose muss aus dem Regal genommen, genauestens untersucht und dann auf den Boden gestellt werden. Sobald alle Dosen geprüft sind, wird eine Wahl getroffen, und diese Dose kommt in seinen Einkaufskorb. Hin und wieder schnalzt jemand ungehalten mit der Zunge, weil er sich um den sitzenden Elvis und die auserkorenen Waren herumlavieren muss, um an die Cornflakes zu kommen, doch die Stammkundschaft geht locker damit um.

Der Eckladen ist ein Mikrokosmos des Viertels, das er versorgt. Die mit seinen Waren gefüllten Einkaufskörbe sind kleine Fenster in das Leben der Kundschaft. Die Dosenpflaumen und Prothesenreiniger sind für die Bewohner der Rentnerwohnungen an der Ecke. Die Süßigkeiten, das Knabberzeug und die Limonaden werden von den jüngeren Schülerinnen der privaten Mädchenschule ein Stück die Straße runter gekauft; ausgelassene, selbstbewusste Geschöpfe mit Haarreifen und Knöchelsocken. Klatschmagazine, aromatisiertes Wasser und Lippenstift sind für die höheren Klassen; gertenschlanke Jugendliche, ruhiger, weniger selbstsicher, aber eingebildet. Zigaretten, billiger Apfelwein und Instantnudeln sind beliebt bei den Mietern im Haus der Wohnungsbaugesellschaft ganz in der Nähe, meist junge, alleinstehende, arbeitslose Männer. Die schicken Angestellten in ihren Dreißigern, die in den Seitenstraßen große Häuser bewohnen, ausgestattet mit neu erworbenen Liebhaberstücken und angesagten Möbeln, kaufen Zitronengras, Trüffelöl und Ziegenkäse für ihre Abendessen mit anderen schicken Angestellten in ihren Dreißigern, die Hugo oder Olivia heißen.

Aber vielleicht tue ich ihnen auch unrecht.

Vielleicht hat die von Kopf bis Fuß in *Ted Baker* gekleidete Frau, die mit großer Sorgfalt eine reife Avocado auswählt und sie zur Créme fraîche, den mit Piment gefüllten Oliven und der Bio-Schokolade in den Korb legt, eine Kinder-aus-dem-Haus-prämenopausale, leidenschaftliche Affäre mit ihrem hüftschwingenden, feuchtlippigen Zumba-Trainer. Vielleicht geht sie nach Hause, um in ihre *Agent Provocateur*-Dessous zu steigen. Vielleicht werden sich diese Frau und ihr nachmittäglicher Liebhaber gegenseitig mit der Bio-Schokolade bemalen und sie dann während der leidenschaftlichen Qualen eines wilden, verschwitzten Beischlafs ablecken. Kann sein. Aber bei den Leuten aus den Seniorenwohnungen liege ich auf jeden Fall richtig. Die Dosenpflaumen sind eher für die Verdauung bestimmt als zur sexuellen Stimulation. Ich bin hier, um mir eine Flasche Wein zu kaufen, einen Vanille-Donut, Hundekuchen, ein Päckchen Pfefferminzbonbons und Papiertaschentücher, was mich wahrscheinlich zu einer versoffenen, einsamen Frustesserin mit Hund macht, die aus dem Mund riecht und chronischen Schnupfen hat.

Elvis steht hinter mir in der Schlange und singt leise vor sich hin. Die ältere Frau vor mir müht sich mit knorrigen, arthritischen Fingern ab, ein paar Pfundmünzen aus ihrem Portemonnaie zu fischen, um einen Liter Milch und eine Packung Pralinen zu bezahlen. Ich frage mich, ob es im Altenheim *Happy Endings* auch Pralinen gibt. Bei dem Gedanken wird mir leicht übel. Die Münzen rutschen der armen Frau aus den steifen Fingern und kreiseln auf dem Boden. Elvis hebt sie auf und legt sie sanft in ihre von Adern durchzogene, krumme Hand, wobei er ihr schäkernd zuzwinkert, was ein Lächeln auf ihr Gesicht zaubert.

Auf dem Heimweg sehe ich ihn erneut, wie er auf seinem schönen Fahrrad dahinsaust. Er schenkt jedem, an dem er vorbeifährt, ein Lächeln und singt laut, die Quasten flattern im Wind. Diese einfachen Freuden machen ihn zu einem sehr reichen Mann, und um diese Art von Reichtum beneide ich ihn. Glück. Ich möchte wieder glücklich sein.

Der Wein, den ich gekauft habe, ist für Epiphanys Dinnerparty heute Abend. Gott sei Dank besteht keinerlei Gefahr, dort irgendwelche Hugos oder Olivias anzutreffen. Dann schon eher Elvis, und zwar jenen, der 1977 gestorben ist.

11

Dinner gehören zu den wichtigsten Formen der Unterhaltung. Eine größere Ehre ist es, zu einem Dinner geladen zu sein als zum Lunch oder zum Tee.

Lady Troubridge

Darf ich dir Hugo vorstellen?« Sophronia, Epiphanys jüngere Schwester, ist offensichtlich vernarrt in ihren grinsenden Begleiter. »Er ist die Liebe meines Lebens!«

Der Herr steh uns bei.

Sophronia, die sich lieber »cooler« Roni nennt, steht in verblüffendem Kontrast zu Epiphany. Sie ist groß und üppig mit einer prächtigen Mähne aus pechschwarzen Haaren, die zum größten Teil von kleinen Waisenmädchen in Indien stammen. Ihre Haarverlängerung wird abgerundet von Augen, die heute so erstaunlich türkisfarben sind, dass sie entweder Kontaktlinsen trägt oder eine kosmetische Augenoperation hinter sich hat (was offenbar immer beliebter wird – ein weiterer faszinierender Informationsbrocken, auf den ich bei Google gestoßen bin). Sie hat ihre neueste, sehr eindrucksvolle äußere Erscheinung um Acrylnägel ergänzt, die gut als Angriffswaffen durchgehen könnten, mehr Make-up aufgelegt, als ein mittelgroßer Drogeriemarkt an einem belebten Samstagmorgen verkaufen könnte, und genügend Haarspray und Parfüm benutzt, um die Kanarienvögel sämtlicher Minenarbeiter des Landes zu ersticken. Meine Großmutter hätte sie mit missbilligendem Zungenschnalzen als »offensichtlich« attraktiv bezeichnet. Ihr Kleid ist nichtssagend – buchstäblich. Und mindestens eine Nummer zu klein. Für eine Zwölfjährige. Roni arbeitet in einer Telefonzentrale, aber angesichts ihrer Erscheinung wundert mich, dass sie überhaupt dazu kommt, etwas zu tun. Ihre kosmetische Aufbereitung muss jeden Morgen Stunden in Anspruch nehmen, und dann die schwierige Aufgabe, alles intakt zu halten. Wie es ihr gelingt, den Tag zu überstehen, ohne dass etwas von ihrem Putz abbröckelt, kann ich mir beim besten Willen nicht vorstellen.

Ich habe den leisen Verdacht, dass Hugo ein Immobilienmakler und – das ist nur so ein Gefühl – ein komplettes Arschloch ist. Er trägt ein hellrosa Hemd mit Haifischkragen und Manschetten, Designerjeans und ein Lächeln, das so aufrichtig ist wie das Versprechen eines Politikers. Aber vielleicht macht es ihn auch nur nervös, neue Leute kennenzulernen.

»Schön hast du es hier, Fanny«, sagt er zu Epiphany. »Habe gerade letzte Woche so eine Wohnung für ein kleines Vermögen an ein Paar verkauft, das aus London rausgezogen ist. Natürlich war sie von einem Innenarchitekten eingerichtet, nicht wie deine, und hatte nicht diesen ganzen altmodischen Kram«, (wobei er auf Epiphanys gesammelte Schätze deutet), »aber mit ein bisschen Arbeit und hochwertigen Einbauten und Zubehör wäre deine für fast genauso viel zu verhökern. Lass es mich wissen, wenn du an einen Verkauf denkst, ich gebe dir gern ein paar Tipps.«

Also lag ich in beiden Punkten richtig. Epiphany schluckt und entgegnet mit bewundernswerter Selbstbeherrschung: »Danke, ich werde es mir merken. Im Übrigen werde ich lieber mit Epiphany angesprochen.«

Hugo ist zu sehr damit beschäftigt, den Marktwert ihrer Wohnung zu schätzen, um zu antworten.

Epiphany, die in einem schwarz-golden bestickten Kimono aus den Dreißigerjahren entzückend aussieht, begrüßt mich wie üblich mit Luftküssen und versorgt mich mit einem Glas Sauvignon Blanc. Sie schaut zu Hugo hinüber, verdreht die Augen, und ich schneide eine mitfühlende Grimasse. Epiphany liebt ihre Schwester von ganzem Herzen, muss aber immer wieder an sich halten, um sie nicht zu erwürgen. Roni ist ein nettes Mädchen mit schönen Zähnen, erstaunlichen Brüsten und komplett ohne gesunden Menschenverstand, weshalb sie zu katastrophalen Beziehungen mit unangenehmen Männern neigt und demzufolge in Herzensangelegenheiten enttäuscht wird. Ihre bisherige Liste von Freunden hat sowohl bei Epiphany als auch bei mir zu berechtigten Vorahnungen geführt, was den jeweils Neuen betraf. Jedenfalls hinterlässt Hugo nicht unbedingt den besten ersten Eindruck.

Zu den weiteren Gästen außer mir gehören Helen, eine gemeinsame Freundin und meine Arbeitskollegin, und ihr Mann Albert, ein Astrophysiker. Sie haben eine reizende Tochter, Julia, die mit elf Jahren schon erschütternd hübsch und klug ist, und ich habe das Privileg, ihre Patentante zu sein; gute Fee oder so. Ich bin sehr froh zu sehen, dass mein Edward und Lord Byron schon da sind und elegant auf einer Chaiselongue lümmeln. Edward habe ich vor Jahren bei einer Fortbildung kennengelernt, als ich noch bei der Stadtverwaltung arbeitete. Der Mann, der die Fortbildung durchführte, hatte ein Problem mit Körperhygiene, das leicht mit Waschen hätte gelöst werden können, womöglich auch mit einem sauberen Hemd, was er jedoch stattdessen mit etwas zu überdecken versuchte, das verdächtig nach Kiefernduft-Desinfektionsmittel roch, und indem er beide Arme krampfhaft an die Seiten presste. Der Kurs wurde an einem der heißesten Tage des Sommers in einem kleinen Fertigbau-Seminarraum abgehalten. Da wir die endlose Monotonie in der Stimme des Ausbilders in Verbindung mit seinem eigenartigen Körpergeruch nicht ertragen konnten und die »Komplexität verpflichtender Leistungsausschreibung« uns herzlich wenig interessierte, verdrückten wir uns die meiste Zeit hinter den Mülltonnen und rauchten Edwards Zigaretten. Zufällig vereint durch ähnlich sensible Nasen und geringe Frustrationstoleranz sind wir seitdem unzertrennlich. Edward ist Buchhändler in einem Antiquariat und hat ein besonderes Interesse für seltene und kostbare historische Bände. Er sammelt mit Leidenschaft klassische Kinderbücher, verschlingt Literatur aus dem frühen zwanzigsten Jahrhundert und ist mir der liebste Mann auf Erden. Er ist witzig, klug, weise, bissig und steht auf Michael Bublé. Lord Byron ist sein kleiner, aber perfekt geratener, glatthaariger englischer Foxterrier. Lord Byron und Epiphanys Katzen haben eine Abmachung. An einem Tag ignorieren sie einander total, um am nächsten Tag fürchterlich übereinander herzufallen. Ich setze mich zu den beiden auf die Chaiselongue und schnorre eine von Edwards Zigaretten, die er in einer Bernsteinspitze mit silbernem Mundstück raucht. Die Asche schnippt er in die Zimmerpalme.

»Wie ich sehe, ist Sophronia heute Abend in ihrem *Fille de joie*-Aufzug erschienen. Offensichtlich hält sie es nicht mit dem Motto *ars est celare artem*, wenn es um Gesichtsmalerei geht.«

»Ach komm, Edward, sei kein Spielverderber. Wenn du jemanden beleidigen willst, dann tu's wenigstens auf Englisch, damit ich es verstehe.« Helen hat sich zu uns gesellt und beugt sich verschwörerisch vor.

»Woher weißt du, dass ich jemanden kränken wollte, wenn du mich nicht verstehst?«, erwidert Edward und spielt die beleidigte Leberwurst.

»Weil du den Mund aufgemacht hast.«

»Was ich gesagt habe, war, dass Roni im Outfit einer Liebesdienerin erschienen ist und nichts von ›weniger ist mehr‹ hält, wenn es um Make-up geht.«

»Oder um das Dekolleté, offensichtlich. Ich hoffe nur, dass ich nicht neben ihr sitzen muss. Ihr Parfüm ist so aufdringlich, dass ich Angst habe zu ersticken.«

Hugo wirft noch einen letzten professionellen Blick durch Epiphanys Wohnung und schlendert zu uns herüber.

»Na, Edward, was für einen Wagen fährst du?«

»Gar keinen.«

Ich glaube nicht, dass es Hugo wirklich interessiert.

»Hab' gerade einen nagelneuen Beamer geliefert bekommen; dunkelblau, Faltdach, geht ab wie 'ne Rakete.«

Epiphany zuliebe suche ich krampfhaft nach einer höflichen Erwiderung und muss tief graben. Fahrräder mit Quasten an den Griffen sind wohl eher mein Spezialthema, wenn es um Straßenverkehr geht, und das Beste, was mir einfällt, ist: »Das klingt sehr *praktisch.*«

Aber ich hätte mir keine Sorgen machen müssen. Schon bald wird deutlich, dass Hugo froh ist, wenn er ein Publikum hat, und keine Unterhaltung braucht. Innerhalb von zehn Minuten erhalten wir eine umfassende Bestandsaufnahme von Hugos wertvollem Besitz, einschließlich detaillierter Beschreibungen seines vollintegrierten, hochmodernen Heimunterhaltungssystems, seiner Ferienwohnung auf Ibiza und der von Kylie Minogue signierten CD *Showgirl Homecoming Live.* Wir wissen auch, dass er ein brillanter Skiläufer ist, fast jeden unter den Tisch trinken kann, Liam Gallagher kennengelernt hat und Freikarten für das Kino im Ort bekommen kann, weil es von seiner Kusine betrieben wird. Hugo ist offensichtlich eine einflussreiche Persönlichkeit.

Stanley kommt aus der Küche und verkündet, das Essen sei fertig. Erleichtert stelle ich fest, dass ich nicht neben Roni sitze und daher weder Gefahr laufe, zu ersticken, noch mich mit den Verdiensten und Vergehen diverser Seifenoper-Prominenz auseinandersetzen zu müssen. Sie ist zwischen ihrem neuen Freund und Epiphany eingeklemmt. Dennoch bin ich entmutigt, als ich feststellen muss, dass ich zwischen Hugo, der, wie ich fürchte, den ganzen Abend auf den Putz hauen wird, und Edward sitze, der ihn den ganzen Abend lang dazu anstacheln wird. Diese Sitzordnung hat mich in eine Zwickmühle manövriert. Vor vielen Jahren hat Epiphany mir zum Geburtstag *Das Buch der Etikette (Vollständiges Standardwerk der Empfehlungen zu gepflegtem gesellschaftlichen Umgang)* von Lady Troubridge geschenkt, der Ikone für kultivierten Lebensstil. Seitdem bin ich eine begeisterte Anhängerin der fabelhaften Lady T. Ihr Buch bietet unendlich wertvolle Ratschläge für alle möglichen heiklen Themen, wie zum Beispiel das Anlegen von Samthandschuhen am Esstisch, wann man sich verbeugt und wann nicht, wie man seine Dienerschaft behandelt, und was man bei einem Aufenthalt an der Riviera anzieht. Besonders umfangreich sind ihre Regeln für Tischmanieren, einschließlich der Art und Weise, wie man verschiedene Gerichte isst – »Vögel sollten auf dem Teller nicht ständig herumgedreht werden, und man sollte auf keinen Fall den Versuch unternehmen, die Beine zu essen« – und wie man die Unterhaltung aller Gäste gewährleistet. Lady T rät, dass »die Gastgeberin einen Mann, der sich gern reden hört, neben eine langweilige oder schweigsame Frau platzieren« sollte. Ich bin mir ziemlich sicher, dass Hugo ein Mann ist, der sich gern reden hört, mehr als jeder andere, aber mir ist auch klar, dass Epiphany ihm heute zum ersten Mal begegnet ist, daher will ich ihr nicht unterstellen, dass sie mich für schweigsam oder langweilig hält. Dennoch fährt Lady T fort: »Der Gast, der eine Einladung zu einem Dinner annimmt, sollte sich seiner Verantwortung gegenüber den Gastgebern bewusst sein und sich darum bemühen, seine Tischnachbarn zu unterhalten, auch wenn er sie sich nicht ausgesucht hätte.« Mist. Das bedeutet, ich muss versuchen, mich mit ihm zu unterhalten.

Lord Byron sitzt zur anderen Seite Edwards am Tisch und hat seine eigene Leinenserviette, die mit einer silbernen Klammer an seinem Halsband befestigt ist. Er hat eine kleine Silberschüssel vor sich stehen und wartet mit ausgesuchten Manieren darauf, dass ihm sein Abendessen aufgetischt wird. Nachdem ich mich gewappnet habe und mit Hilfe von ein paar Schlucken Wein mühsam meine gesamte Liebenswürdigkeit aufbringe (die, das muss an dieser Stelle gesagt werden, im günstigsten Fall nur begrenzt ist), wende ich mich an Hugo.

»Sagen Sie, Hugo, was hat dazu geführt, dass Sie Immobilienmakler geworden sind?« Nicht sehr originell, ich weiß, aber immer noch besser als: »Sagen Sie, Hugo, was veranlasst Sie dazu, sich wie ein komplettes Arschloch aufzuführen?«

»Na ja, um ehrlich zu sein« (das wäre neu für einen Makler), »habe ich einfach eine natürliche Begabung dafür, mit Leuten Geschäfte zu machen. Anscheinend vertrauen sie mir, und ich arbeite wirklich hart daran, mein Bestes zu geben. Mit ist egal, was ich tun muss, um meine Ziele zu erreichen. Ich habe den Titel ›Verkäufer des Monats‹ häufiger als jeder andere in unserer Branche gewonnen, und je öfter ich ihn gewinne, umso mehr verdiene ich.«

»Das muss ja sehr bereichernd sein«, sagt Edward.

Ich versetze ihm unter dem Tisch einen Tritt – seitlich, was ein wenig ungeschickt ist. Feste.

»Deshalb mache ich es. Das, was mir gefällt, kostet Geld, viel Geld. ›Arbeite hart, spiele hart, bleib hart‹ ist mein Motto.«

Hugo wendet sich an mich und zwinkert mir bei der Stelle ›bleib hart‹ zu. Edward kneift mir unter dem Tisch ins Bein. Feste. Ich trinke noch einen Schluck Wein. Der Gedanke an einen »harten« Hugo ist mehr, als mein Magen verträgt. Ein Themenwechsel ist dringend geboten.

»Was lesen Sie denn gerne, Hugo? Edward hat eine wunderschöne Sammlung antiquarischer Bücher. Er ist Buchhändler.«

Hugo lacht laut, als hätte ich gerade einen Witz erzählt, und erwidert: »Bücher sind nicht so meins; Staubfänger, wenn Sie mich fragen. Wenn die Geschichte was taugt, würde ich lieber abwarten, bis sie auf DVD erscheint.«

Ich habe das Gefühl, dass Edward allmählich die Geduld verliert. Sein Tonfall bleibt höflich, aber seine Worte lassen einen Hauch Abscheu erkennen.

»Ja, das ist verständlich, wenn man bedenkt, wie viel Sie für Ihr prachtvolles Heimunterhaltungssystem ausgegeben haben.«

»Da hast du verdammt recht, Eddy. Komm, es muss doch tierisch langweilig sein, den ganzen Tag Bücher hin und her zuschieben. Das ist nicht unbedingt die steile Karriere, die ein Mann anstrebt. Bücher sehen toll aus in der Bibliothek eines echt großen Hauses, das ich Leuten zu verkaufen versuche, die sich kultiviert geben wollen. Aber selbst die würden sie nicht lesen. Nur ihre Freunde sollen glauben, dass sie es tun.«

Hugo hat gerade Edwards größte Leidenschaft auf den Wert eines Designer-Möbelstücks reduziert, und ich muss an mich halten, um ihm nicht etwas Heißes in den Schritt zu kippen. Wie auf ein Stichwort serviert Stanley die Suppe. Und für Lord Byron gibt es eine dicke, in Scheiben geschnittene Fleischwurst. Er schnüffelt erwartungsvoll an seiner Mahlzeit und fängt an zu essen. Hugos Suppenlöffel hält in der gefährlichen Tropfzone mitten zwischen Teller und Mund an, und ich weiß sofort, dass jetzt der Moment gekommen ist, in dem Hugos Schicksal besiegelt wird; der Moment, in dem er den Mund nicht halten kann. Dumm gelaufen.

»Ich fasse es nicht, dass du deinen Hund am Tisch fressen lässt. Das ist nicht gerade hygienisch, oder?«

Houston, wir haben ein Problem. Ich sehe, wie ein großer Tropfen Suppe von Hugos Löffel unaufhaltsam auf sein grellrosa Hemd platscht. Die Suppe ist blutroter Borschtsch, und es sieht jetzt aus, als hätte er eine kleine Wunde auf der Brust. In Anbetracht von Zeitpunkt, Hugos Klappe und der Besteckauswahl auf dem Tisch könnte er bald tatsächlich eine haben.

»Lord Byron isst immer mit uns zu Abend, am Tisch, und keine Bange – er hat alle seine Impfungen bekommen, daher wird er sich von Ihnen wahrscheinlich nichts einfangen.«

Edwards Miene ist freundlich, aber sein Tonfall eisig. Seine Geduld ist am Ende. An diesem Punkt hätten die meisten den Hinweis verstanden; das Thema gewechselt, den Mund gehalten.

Nicht so Hugo. Und er sucht sich die ungeeignetste Person als Verbündete aus. Er wendet sich an mich.

»Finden Sie es nicht lächerlich, dass manche Leute ihre Tiere wie Menschen behandeln?«

»In der Tat, Hugo«, erwidere ich. »Ich finde es erstaunlich, dass ansonsten durchaus vernünftige Leute es für angemessen halten, ihre Hunde oder Katzen so abfällig zu behandeln, als wären sie bloß Menschen. Es ist offensichtlich, dass Lord Byron intelligenter ist als eine Vielzahl von Leuten, die ich kennengelernt habe, und er hat zweifellos die besseren Manieren.«

Hugo wiehert (Wort des Tages – *laut oder übermäßig lachen*), was keine gute Reaktion ist.

»Roni hat mich davor gewarnt, dass die Freunde ihrer Schwester ein bisschen exzentrisch sind. Für mich seid ihr alle übergeschnappt.«

Ich bin mir ziemlich sicher, dass Lady T es missbilligt hätte, einem Tischnachbarn einen Fausthieb zu verpassen, daher werde ich mich auf meine Hände setzen müssen.

»Seien Sie versichert, dass ich mit nichts, was ich gesagt habe, die Absicht verfolgte, Sie zu belustigen.«

Wieder findet Hugo meine Antwort enorm unterhaltsam und schnaubt vor Lachen wie ein Trüffelschwein auf Drogen. Edward hat unseren Wortwechsel mit kaum verhohlener Wut über Hugos Grobheit beobachtet, doch jetzt sehe ich den Schalk in seinen Augen aufblitzen. Sein Tonfall ist fast warmherzig, als er Hugo fragt: »Und inwiefern halten Sie uns alle für übergeschnappt?«

»Na ja, zunächst einmal eure Klamotten. Für normale Leute sind das Faschingskostüme!«

Hugo hält sich offenbar für einen weisen Witzbold. Das Wort, das mir dazu einfällt, fängt auch mit W an. Eingedenk seines grässlichen Hemds mit Borschtschfleck hat dieser Mann mehr Fassade zu bieten als Blackpool. Aber er ist noch nicht fertig.

»Und ihr äußert Ansichten, von denen ihr selbst nicht überzeugt seid, nur um zu schockieren und zu unterhalten.«

In diesem Augenblick frage ich mich, ob er einen festen Schlag in die Hoden auch schockierend und unterhaltsam fände.

»Zum Beispiel?« Edward spornt Hugo an, den Mund noch ein bisschen weiter aufzureißen. Hugo lehnt sich zurück und schickt sich an, weitere wohlüberlegte, weise Worte von sich zu geben.

»Zum Beispiel diese ganze Sache mit dem Hund. Ich meine, vermutlich sind sie ja ganz clever, diese verhätschelten Hündchen«, mit Herablassung deutet er auf Lord Byron, »aber sie sind zu klein für richtige Hunde.«

»Und was ist mit Maschas Wolfshund? Ist der ein ›richtiger‹ Hund?«, fragt Helen, die der Unterhaltung mit zunehmender Verärgerung gefolgt ist.

»Tja, das ist ein ganz anderes Kaliber!« Hugo wendet sich mit lüsternem Grinsen an mich. »Es kommt eben *doch* auf die Größe an.« Er hebt sein leeres Weinglas, um anzuzeigen, dass es wieder aufgefüllt werden soll, und fährt dann fort: »Aber natürlich sind diese verwöhnten Hündchen schlicht und einfach Kinderersatz für Leute, die mit echten Kindern nicht umgehen können.«

Ein kurzes, aber äußerst peinliches Schweigen tritt ein, bevor Roni eine Erklärung liefert.

»Hugo hat eine kleine Tochter, Sophie. Sie wohnt bei ihrer Mum, kommt aber jedes dritte Wochenende zu ihm.«

Die beklommenen Blicke in meine Richtung spüre ich eher, als dass ich sie sehe, und unter dem Tisch drückt Edward meine Hand. An dieser Stelle entschuldige ich mich. In der Abgeschirmtheit von Epiphanys wunderbarer Toilette eine Etage tiefer versuche ich, die Tränen der Schuld wegzublinzeln, die mich zu verwirren drohen. Die Wände dieses kleinen Raums sind tapeziert mit eigenartigen und wunderschönen, aus Zeitschriften ausgeschnittenen Bildern, inspirierenden und lustigen Zitaten und allem, was Epiphany sonst noch gefällt. Die Fensterbank steht voll mit kitschigem Nippes, und das kleine Fenster ist umrahmt von bunten Lichtern in Form von Blumen, die der Spiegel an der Innenseite der Tür reflektiert. Die Frau, die mir daraus entgegenblickt, ist eine egoistische, vor Selbstmitleid zerfließende Idiotin, nicht viel besser als der entsetzliche Hugo. Das Schweigen war absolut meine Schuld.

Heute wäre mein Sohn vierzehn geworden, und all die Jahre habe ich meine Freunde dem ausgesetzt. Ich habe sie zu einer lähmenden Behutsamkeit verdammt, um meine Gefühle zu schonen, und Hugos Kaltschnäuzigkeit war nötig, damit es mir klar wird. Meine Trauer ist zu einer Sucht geworden; eine schlechte Angewohnheit, wie eine zerknitterte Schmusedecke, an die ich mich viel zu lange geklammert habe. Das muss aufhören. Ich schaue wieder in den Spiegel und versuche, mein Gesicht mit den Augen einer Fremden zu betrachten. Es hat alle erforderlichen physischen Eigenschaften, um einigermaßen attraktiv zu sein; grüne Augen, volle, aber wohlgeformte Lippen und eine kräftige, gerade Nase. Aber in den Augen flackert kein Funke oder Geist, und der Ausdruck einer tiefsitzenden Niedergeschlagenheit überschattet jede der hageren Konturen. Die Frau im Spiegel bin nicht ich. Sie ist das Gespenst, in das ich mich verwandelt habe, und das will ich nicht mehr sein. Ich will die alte Mascha sein; die, so hoffe ich von ganzem Herzen, noch immer irgendwo in mir verborgen ist und sich dort mit den Fingernägeln festkrallt. Auf dem Weg zurück ins Esszimmer begegne ich Epiphany, die die Suppenschüsseln in die Küche bringt. Sie wirkt besorgt.

»Alles in Ordnung mit dir?«, fragt sie.

Es muss aufhören.

Als ich wieder an den Tisch komme, serviert Stanley gerade Minzrisotto mit Erbsen. Nach ein paar Bissen schnäuzt Hugo sich die Nase in seiner Serviette. Lady T verabscheut »hässliche Schrullen bei Mahlzeiten«, und ich bin mir ziemlich sicher, dass sie so etwas meint. Aber Epiphany ist offensichtlich wild entschlossen, bis zum bitteren Ende die nette Gastgeberin zu spielen, und wendet sich an Hugo.

»Und, Hugo, welches Haus war für dich am schwierigsten zu verkaufen?«

Es gelingt ihr ganz gut, echtes Interesse zu heucheln, wenn man bedenkt, dass Hugo unablässig, begeistert und ausschließlich über sich selbst geredet hat, seitdem er hier ist. Die einzige Abweichung von diesem unermüdlichen, selbstverliebten Monolog war eine gelegentliche Beleidigung oder herablassende Bemerkung, die er auf einen der anderen Gäste abgefeuert hat.

»Ich kann jede Immobilie verkaufen.«

Warum überrascht uns das nicht?

»Es ist ein Talent«, fährt er fort, »das mir gegeben ist. Man muss einfach nur wissen, was man den Käufern erzählt und was man besser verschweigt.«

»Aber gibt es jetzt nicht so eine Art Leitfaden, der uns Normalsterbliche vor den Listen der Makler mit ihren verführerischen Beschreibungen, clever beschnittenen und retuschierten Fotos schützt?«, fragt Helen, die seit Kurzem mit dem Gedanken spielt umzuziehen.

»Man munkelt, dass so etwas existiert, mir raubt es jedenfalls nicht den Schlaf.«

Hugos Benehmen degeneriert proportional zu der Menge Wein, die er in sich hineinkippt. Ganz abgesehen davon, dass auch Höflichkeit anscheinend nicht zu seinen Stärken zählt. Er fährt fort, uns in eifriger Mission Glanz und Gloria seiner Berufung darzulegen.

»Ich hatte schon ein paar heikle Momente im Leben, das kann ich euch sagen.«

»Und ich bin mir sicher, da werden noch einige auf ihn zukommen«, flüstere ich Edward zu.

Hugo legt eine Kunstpause ein, um die großen Ärmelaufschläge an seinem entsetzlichen rosa Hemd zu richten, und mir fällt auf, dass seine Manschettenknöpfe die Wörter »geschüttelt« und »gerührt« tragen; 007 wäre ja so stolz.

»Einmal traf ich etwas zu früh zu einer Hausbesichtigung ein. Während ich auf die Käufer in spe wartete, beschloss ich, mir die Dessousabteilung im Elternschlafzimmer anzusehen. Ich hatte die Verkäufer kennengelernt, und die Frau war echt sexy. Ich tippte auf *La Perla*, *Agent Provocateur* und ein bisschen *Ann Summers* für die schlüpfrigen Wochenenden unterwegs. Ich bin so was wie ein Experte für Damenunterwäsche; besonders wenn es darum geht, sie auszuziehen.«

Hugo zwinkert mir zu. Schon wieder. Aber diesmal wird es begleitet von einer verschwitzten Hand, die meinen Oberschenkel drückt. Jetzt hätte ich Hugo am liebsten einen wirklich harten Schlag versetzt. Meine Reserven an Freundlichkeit sind aufgebraucht und es ist nur noch Luft im Tank. Edward unterdrückt einen Lachanfall und Epiphany leert rasch ihr Weinglas. Albert starrt unverwandt in sein Risotto und Roni himmelt Hugo an, ungeachtet dessen, dass alle anderen ihn offensichtlich für einen arroganten, lüsternen Schwachkopf halten. Hugo ist scheinbar der Überzeugung, wir alle bewunderten seinen Wagemut, und fährt ungehindert fort: »Jedenfalls wollte ich gerade loslegen, da kam die Frau überraschend nach Hause und erwischte mich beinahe.«

»Das ist ja schrecklich!« Stanley lehnt sich auf seinem Stuhl zurück und schüttelt ungläubig den Kopf.

»Das kannst du wohl sagen, Mann! Ich hatte gerade mal schnell in einer Schublade gekramt, bevor sie hereinstürmte.«

Stanley beugt sich vor und starrt Hugo an. »Willst du damit ernsthaft behaupten, es sei für jemanden in deiner Position vertretbar, die persönliche Habe deiner Kunden zu durchwühlen?«

»Ich würde sagen, das bringt der Job mit sich, Mann. Boni sozusagen.«

Kurz tritt ein verlegenes Schweigen ein, in dem wir scheinbar alle bis auf Roni versuchen zu ergründen, ob wir die Etikette wahren müssen oder ob die rote Linie überschritten ist und, ungeachtet der Ratschläge von Lady T, die Samthandschuhe jetzt abgelegt werden können. Stanley entscheidet als Erster.

»Tja, ich würde das als schmierige Schlüpferfummelei bezeichnen«, sagt er leise und schüttelt angewidert den Kopf.

Hugo ist jetzt etwas verwirrt. Ihm ist noch nicht in den Sinn gekommen, dass jemand ernsthaft seine absolute Fabelhaftigkeit anzweifeln könnte, vor allem, da er umso überzeugter davon ist, je mehr Wein er zu sich nimmt.

»Mach dich locker, Mann. Riskier mal was.«

Hugo spricht jetzt ein bisschen langsamer in dem heroischen Versuch, die Wörter nicht ineinanderfließen zu lassen, doch seine Sätze gleiten von einer Zunge, die durch übermäßigen Alkoholgenuss glitschig geworden ist, und seine Bemühungen sind vergeblich.

»Ich hole das Dessert«, zischt Stanley und beißt die Zähne zusammen.

Kurze Zeit später gleicht Hugo auf unheimliche Weise Michail Gorbatschow. Nachdem er sich halb bewusstlos getrunken hat, ist er vornüber in seinen Nachtisch aus schwarzer Johannisbeercreme gestürzt, und nachdem ihn die sorgsame Roni wieder aufgerichtet hat, trägt er nun ein ziemlich flottes lila Muttermal quer über der Stirn. Als Zigarren und Kaffee an der Reihe sind, schnarcht er laut und schwankt auf seinem Stuhl gefährlich hin und her. Nur Roni ist es zu verdanken, dass er nicht umkippt; sie prüft und stabilisiert ihn wie eine Bauchrednerin ihre Puppe.

Lady T gibt den Rat, falls bei Tisch ein Malheur passiere, solle es »so weit wie möglich von Gastgeber, Gastgeberin und Gästen ignoriert werden«. Gern ignorieren wir Hugo, bis auf Roni natürlich. Sie erzählt uns etwas über ihr neues Hobby, Raq Sharqi, was offenbar eine Art ägyptischer Bauchtanz ist, und stellt uns für das nächste Mal eine Vorführung in Aussicht.

»Bei Gott!«, flüstert Helen. »Lieber hätte ich eine Blasenentzündung.«

Schließlich bestellt Roni ein Taxi und versucht, Hugo auf die Beine zu stellen. Albert eilt ihr galant zu Hilfe und hält ihn aufrecht, während Roni ihm den Mantel über die Schultern legt. Als Albert Hugo zur Tür führt, ergreift Roni meinen Arm.

»Es tut mir so leid. Er hat es nicht so gemeint – das mit den

Hunden statt Kindern. Er ist einfach nur betrunken.« Sie wirkt ehrlich bestürzt und ich fühle mich furchtbar. Edward springt in die Bresche.

»Sei nicht albern, Liebes!«, sagt er, legt ihr den Arm um die Schultern und drückt sie tröstend an sich. »Es war weinseliges Gerede. Wir konnten ihm ohnehin keinen Sinn abgewinnen.«

Ich umarme sie, bevor sie Hugo und Albert die Auffahrt hinunter folgt.

»So lebhaft war Albert den ganzen Abend nicht. Und das alles haben wir Hugos Aufbruch zu verdanken!«, bemerkt Edward, während Epiphany und ich spektakulär scheitern bei dem Versuch, nicht darüber zu kichern, wie Hugo sich verzweifelt an Albert klammert, der zunehmend peinlich berührt und verärgert wirkt. Lord Byron, der die Szene mit deutlicher Verachtung betrachtet, läuft Hugo hinterher und hebt, als er ihn erreicht hat, das Bein. Niemand sonst scheint es bemerkt zu haben. Ich habe das Gefühl, Lady T würde in diesem Fall dafür plädieren, Diskretion zu wahren, und schweige.

Nach Hugos und Ronis torkelndem Aufbruch gratulieren wir Epiphany zu ihrer außergewöhnlichen Freundlichkeit angesichts extremer Provokation und danken sowohl ihr als auch Stanley für ihre Gastfreundschaft. Noch ein Taxi kommt für Helen und Albert, und inmitten der herzlichen Umarmungen und Küsse zum Abschied zwinkert Albert, der wie üblich den ganzen Abend fast kein Wort von sich gegeben hat, mir zu und murmelt: »Dieser Hugo! Der ist ein komplettes Arschloch.«

Edward und Lord Byron begleiten mich nach Hause. Es ist klar, kalt und ruhig, und unsere Schritte hallen auf der Straße wider, während wir Arm in Arm unter dem weiten, sternenklaren Himmel dahinschlendern.

»Alles in Ordnung?«, fragt mich Edward, als wir mein Eingangstor erreichen.

»Aber sicher.«

Ich drücke je einen Kuss auf seine Wangen und einen auf Lord

Byrons Kopf. Edward umarmt mich fest und schaut mir dann in die Augen, als suchte er nach etwas. Einen flüchtigen Moment lang habe ich das Gefühl, dass er noch etwas sagen möchte. Die unausgesprochenen Worte hängen zwischen uns wie ein Hauch in der Nachtluft, dann sind sie verschwunden. Vielleicht habe ich sie verscheucht. Edward wartet, bis mein Schlüssel in der Tür steckt, und macht sich dann mit Lord Byron auf seinen kurzen Heimweg.

»Übrigens«, rufe ich ihm hinterher, »hat dein Hund Hugo ans Bein gepinkelt.«

Ich höre ihn lachen, während er die Straße hinuntergeht.

12

Heute beträgt die Temperatur im Becken 8,5 Grad, der Himmel ist zementfarben, es regnet in Strömen. Und heute brauche ich Schmerz, um mich zu bestrafen. Denn morgen ist Heiligabend, und daher gehört es sich, dass alle Welt froh ist. Wir alle müssen kratzige Pullover anziehen, mit Schneemännern oder Pinguinen oder Rentieren drauf. Wir müssen Geflügel, Pasteten und Pudding in uns hineinstopfen, bis wir platzen. Wir müssen an Weihnachtsknallbonbons ziehen, *Doctor Who* anschauen und so tun, als gefielen uns die gefütterten, duftenden Kleiderbügel, die unser geiziger Kollege uns beim Wichteln zurückgeschenkt hat. Und wir müssen Snowballs trinken. Das gehört sich so. Und das werde ich tun, versprochen. Ich werde versuchen, froh zu sein und nicht darauf zu achten, wenn sich die Schuldgefühle wie üblich anschleichen. Aber um für morgen zu bezahlen, muss ich heute ertrinken. Fast.

Nur zwei andere sind im Pool, von der Australierin keine Spur, doch diesmal bin ich auf sie vorbereitet. Meine Lunge drückt und brennt, während das kalte, tiefe Wasser mich beruhigt, aber ich passe auf, dass ich nicht zu lange bleibe. Diese Lektion habe ich vor einigen Jahren auf härteste Weise gelernt. Nach einer Minute und fünfundfünfzig Sekunden auf meiner Taucheruhr stoße ich durch die Wasseroberfläche und schwimme ans niedrige Ende.

Der Regen prickelt auf meiner Gänsehaut, während ich zu den Umkleideräumen haste. Angezogen verlasse ich sie wieder mit dem Buch unter dem Arm. Mit jenem Buch, das ich mitgenommen habe, falls ich die Australierin treffe. Wie Sie sehen, bin ich süchtig. Und wie die meisten Suchtkranken bin ich hinterhältig. Das Buch trägt den Titel *Techniken zur Verbesserung Ihrer Gesangskunst.*

Auf dem Parkplatz springt Edith Piaf beim ersten Versuch an und ich lobe sie in den höchsten Tönen. Im Radio singt ein Schulchor »Rudolph the Red-Nosed Reindeer«. Ich schalte auf einen anderen Sender. Mein kleiner Junge hat es nicht in die Schule geschafft. Er hatte nur zwei Weihnachtsfeste. Sein erstes als winziges Baby, und beim zweiten war er kaum alt genug, um zu wissen, was vor sich ging. Da habe ich ihm das Schaukelpferd geschenkt; mit Edward zusammen. Er war zu klein, um allein darauf zu reiten, aber wenn ich ihn im Sattel festhielt, strampelte er und quietschte vor Vergnügen. Er hatte keine Ahnung, dass Weihnachten war, aber er mochte sein Geschenk. Behutsam lege ich den ersten Gang ein, dann den zweiten und fahre vom Parkplatz. Endlich hat es aufgehört zu regnen, und die blasse Wintersonne schimmert schwach hinter den düsteren Wolken. Ich muss mich ranhalten. Haizum hat in einer halben Stunde einen Termin beim Tierarzt zum Krallenschneiden. Ich hatte den Rücksitz aus Edith Piaf entfernen lassen, als ich sie kaufte, um Platz für Haizum zu schaffen. Er war entzückt über das auf ihn zugeschnittene Transportmittel. Ich bin mir ziemlich sicher, dass er das Auto für sein Eigentum hält und mich für die Chauffeurin.

Geduld am Steuer gehört nicht unbedingt zu meinen Stärken, und die Frau im Wagen vor mir reizt mich bereits. Sie trödelt, erreicht kaum dreißig Stundenkilometer. Edith spuckt im dritten Gang. Die Frau soll aufhören, mit ihrem Beifahrer zu reden, und sich auf das Fahren konzentrieren. Die Ampel vor uns steht auf Grün, aber wir werden sie nicht erreichen, bevor sie umspringt. Meine Knöchel werden weiß am Lenkrad und mir juckt es in den

Fingern, endlich auf die Hupe zu drücken, aber ich kann mich beherrschen. Trotzdem brülle ich. Sie kann mich nicht hören, also wo ist das Problem? Ich fühle mich danach besser. Natürlich springt die Ampel auf Rot, als wir hinkommen, und ich beende meine Schimpftirade mit einem dreifachen Kraftausdruck. Der Mann auf der Spur neben mir schaut neugierig. Ich hoffe, er kann nicht Lippen lesen. Vielleicht sollte ich wieder so tun, als würde ich singen. Ich wette, die Frau hat den Leerlauf eingelegt und die Handbremse angezogen, und ich wette, sie hat noch nie im Leben eine Handbremsenwende gemacht. Das war das Erste, was ich ausprobierte, nachdem ich meinen Führerschein bestanden und Dad mir seinen Mini anvertraut hatte. Er hat den Kratzer von dem Zusammenstoß mit einem Poller erst nach zwei Tagen bemerkt. Der Wagen vor mir hat eine kleine Delle im hinteren Kotflügel. Da ist wahrscheinlich jemand reingefahren, als die Frau zu lange zauderte.

Wir schaffen es gerade noch rechtzeitig zum Tierarzt und müssen dann eine halbe Stunde im Wartezimmer zubringen, während die beiden diensthabenden Tierärzte sich durch ihre Listen kämpfen und den vorweihnachtlichen Ansturm von Tierbesitzern bewältigen müssen, die nicht gern ein überzogenes Feiertagshonorar zahlen wollen. Haizum wäre lieber woanders. Er macht aus seinen Gefühlen keinen Hehl, heult und versucht, auf meinen Schoß zu klettern. Ein Verhalten, das etwas lästig sein kann, wenn ein zitterndes, einhundertachtzig Pfund schweres Wrack von Wolfshund es an den Tag legt. Die Frau, die neben mir saß und einen keck aussehenden Minidackel auf dem Schoß hielt, ist auf die gegenüberliegende Seite des Raums umgezogen und schnalzt missbilligend mit der Zunge. Eine kurze Pause tritt ein, dann furzt *irgendjemandes* Hund. Zunächst fällt es fast nicht auf; ein flüchtiger, beißender Luftzug, der kaum die Nasenflügel belästigt. Doch er verwandelt sich rasch in etwas viel Schlimmeres. Es riecht eindeutig nach Rosenkohl. Sehr weihnachtlich. Natürlich sagt niemand etwas, aber ich habe den Dackel in Verdacht, dessen Besitzerin offensichtlich äußerst nieserisch (Wort des Tages – *Niesreiz verursachend*) auf den Geruch reagiert. Aber ich glaube, das ist ein Ablenkungsmanöver, das die Schuld des Dackels nur bestätigt. Haizums Termin dauert etwas länger als fünf Minuten und ist eine schmerzfreie Prozedur, die wie üblich mit einer Handvoll Keksen belohnt wird. Auf dem Weg nach draußen stolziert er munter an den Patienten vorbei, die noch immer warten, bevor er durch die Drehtür hinaus auf den Parkplatz springt.

Zu Hause lässt er sich vor dem Kamin nieder, um sich von seiner Qual zu erholen, während ich den kleinen Weihnachtsbaum schmücke, den ich gestern spontan gekauft habe; ein echter, weil ich den Duft mag, und als Beweis dafür, dass ich mein Leben ändern will. Ich bin mir nur noch nicht sicher, wie. Ich habe keinen Plan, aber so ein Gefühl. Ein Gefühl, dass mein Leben, so wie ich jetzt lebe, nicht reicht. Nicht mehr. Und nur ich kann es ändern.

Das ist der erste Baum, den ich gekauft habe, seitdem mein kleiner Junge gestorben ist. Am ersten Weihnachtsfest ohne ihn wollten Mum und Dad, dass ich den Tag bei ihnen verbringe, aber ich lehnte ab. Ich sagte ihnen, alles sei in Ordnung. Ich müsse einfach nur allein sein. Hohe Festtage und Ferien waren wie der Bohrer eines Zahnarztes an einem entzündeten Zahn. Und Weihnachten war am schlimmsten. Weil sich an Weihnachten alles um Kinder dreht – Adventskalender, Weihnachtskonzerte, Besuche beim und vom Weihnachtsmann, Krippenspiele. Mein Gott – man kann alldem nicht ausweichen. Daher habe ich an jenem ersten 25. Dezember, voller Selbstmitleid und wütend über die unablässige, festliche Fröhlichkeit, Weihnachten umgebracht. Ich zündete auf dem Kaminrost im Wohnzimmer ein Feuer an und verbrannte Stück für Stück die gesamte Weihnachtsdekoration im Haus. Ich warf jede Weihnachtskarte in die Flammen, danach jedes ungeöffnete Geschenk, das ich bekommen hatte. Ich starrte in das Inferno, das ich bereitet hatte, und sah zu, wie Papier sich verzog und zerbröselte, Plastik schmolz, Folie sich auflöste und Glas Sprünge bekam und zerbrach. Und ich trank Wodka. Viel Wodka. Edward kam vorbei, als ich die Flasche halb geleert hatte und drauf und dran war, einen großen Weihnachtsstern anzuzünden – ein Geschenk von einer wohlmeinenden Nachbarin. Er hat es keiner Menschenseele verraten. Aber er sagte auch, wenn ich jemals wieder so etwas machte, würde er allen erzählen, dass ich nicht nur betrunken gewesen sei, als ich alles in Brand steckte, sondern mir auch in die Hose gemacht und auf den Teppich gekotzt habe. Ich glaube, das stimmte nicht, war mir aber nie ganz sicher, und daher nahm ich Edward beim Wort und beschränke mich seitdem auf Freudenfeuer im Freien.

Als kleines Mädchen war ich immer für den Weihnachtsbaum zuständig gewesen. Dad wand zuerst die Lichterketten um die Äste und steckte den Engel auf die Spitze, und dann gehörte der Baum mir. Ich bin das einzige Kind von zwei Einzelkindern. Meine Eltern waren überglücklich und, wie ich vermute, ein wenig überwältigt, als ich geboren wurde. Ich wurde nicht direkt verwöhnt, wuchs aber an einer sehr langen Leine auf. Als ein geistreiches Kind voll eigenartiger Ideen und lebhafter Träume inszenierte ich im Alleingang Theaterstücke und Pantomimen für meine Eltern und ein Publikum aus ausgesuchten Puppen und Teddybären, und die Freunde in meiner Vorstellung übertrafen zahlenmäßig bei Weitem meine echten. Ich gehe davon aus, dass meine großartigen, gescheiten, konventionellen Eltern ziemlich verblüfft waren über die wilde, skurrile Tochter, die ihre kombinierten Gene zustande gebracht hatten. Wenn ich mit dem Weihnachtsbaum fertig war, glich er für gewöhnlich einer Explosion in einer Lamettafabrik, und in einem Jahr versah ich ihn von oben bis unten mit Wäscheklammern. Ich muss ihnen zugutehalten, dass sie nie etwas an meinem Werk verändert haben. Nie warteten sie, bis ich sicher ins Bett gebracht war, um ihn dann ein wenig zu justieren, damit er einer normalen Weihnachtstanne ähnlicher war.

Dieses Jahr werde ich den Baum für Gabriel schmücken, um die Leere ein wenig aufzufüllen, die nie gesammelte Erinnerungen an nie erlebte Weihnachtsfeste hinterlassen haben. Aber auch in der Hoffnung, dass vielleicht ein zukünftiges Weihnachtsfest ein frohes sein wird.

13 Alice

Alice war eine sehr vorsichtige Fahrerin. Besonders wenn Mattie im Auto saß. Und heute kannte sie den Weg nicht genau, weshalb sie umsichtiger fuhr als sonst.

»Mach schon, Mum! Ich komm' zu spät.«

Mattie beugte sich auf dem Beifahrersitz vor, als könnte er dadurch die Fahrt beschleunigen. Sie waren unterwegs zu Matties Fußballspiel in einer Schule am anderen Ende der Stadt. Der Anstoß war in fünfundvierzig Minuten, aber Mattie musste mindestens eine halbe Stunde vorher da sein. Alice spähte durch die schmutzige Windschutzscheibe auf die Straßenschilder und versuchte, sich zu orientieren. Wenigstens hatte es aufgehört zu regnen. Als sie an einer Ampel anhielten, bat Alice ihren Jungen, noch einmal die Wegbeschreibung zu lesen. Endlich! Direkt vor sich sah sie den Namen einer der Straßen, nach denen sie suchten. Mattie wippte ungeduldig mit den Schuhen im Fußraum. Er sehnte sich danach, alt genug zu sein, um selbst zu fahren, aber er wollte sich bestimmt nicht von seiner Mum unterrichten lassen. Sie war zu langsam; viel zu vorsichtig. Sie würde ihn wahrscheinlich das erste halbe Jahr auf einem Parkplatz im Kreis fahren lassen.

Sie erreichten die Schule gerade noch pünktlich, und Alice hatte kaum geparkt, als Mattie schon aus dem Wagen sprang und losrannte, die Sporttasche über seine Schulter geworfen. Alice blieb im Auto sitzen. Es hatte keinen Sinn, jetzt auszusteigen und in der Kälte herumzustehen. Im Übrigen könnte sie anderen Eltern über den Weg laufen und sich gezwungen sehen, Banalitäten auszutauschen. Alice war lieber mit sich allein. Sie schaltete das Radio ein. Ein Kinderchor sang Weihnachtslieder. Mattie hatte eine wunderschöne Singstimme gehabt, doch er war letztes Jahr aus dem Schulchor ausgeschieden, als sein Schuljungensopran mit Beginn der Pubertät Kapriolen schlug. Jedenfalls wuchs er schnell heran, und mit seinen Freunden abzuhängen und zu kicken oder Fahrrad zu fahren war neuerdings viel reizvoller, als einen dreistimmigen Akkord für das örtliche Musikfest zu proben. Alice ließ den Motor wieder anspringen und drehte die Heizung auf. Sie suchte in ihrer Handtasche nach ihren Handschuhen und erblickte den braunen Briefumschlag, den sie eingesteckt hatte, ohne ihn zu öffnen, als er mit der Morgenpost gekommen war. Ihr Magen kippte wie eine Wippe, wenn das Gegenüber absteigt. Sie hatte Angst, ihr früheres Leben könnte sie am Ende eingeholt haben. Dass es an der Zeit war, für das, was sie getan hatte, zu bezahlen. Aber es war Weihnachten und sie wollte es sich nicht ruinieren lassen. Sie würde ihn nach den Feiertagen öffnen. Wahrscheinlich war es sowieso etwas Harmloses. Also alles in bester Ordnung.

Der Regen hatte wieder eingesetzt; nicht stark, aber es reichte, um pitschnass zu werden. Er platschte auf das Wagendach und rann in kleinen Bächen über die Windschutzscheibe. Alice schaute auf ihre Uhr und seufzte. Zwanzig Minuten bis zum Anstoß, und dann noch einmal neunzig Minuten an der Auslinie in der Kälte stehen und Mattie anspornen. Alice hatte es bevorzugt, ihm beim Krippenspiel oder Weihnachtskonzert zuzusehen. Im Gegensatz zu Alice war Mattie ein geborener Darsteller und stand gern im Rampenlicht. In seiner Rolle als Wirt hatte er stürmischen Beifall geerntet, als er improvisierte und zu Josef sagte: »Wissen Sie denn nicht, dass Weihnachten ist? Da haben wir am meisten zu tun!« Sie zog ihre Handschuhe an und knöpfte ihren Parka bis zum Hals zu.

Sie tröstete sich mit dem Gedanken, dass sie an diesem Abend nach dem Essen den Baum schmücken würden. Er war künstlich, sah aber wie ein echter aus, nadelte nicht und musste nach dem Dreikönigsfest nicht entsorgt werden. Immer schmückten sie den Baum zusammen, und Alice beging dieses spezielle Weihnachtsritual gern mit ihrem Sohn. Als Mattie klein gewesen war, hatte Alice immer gewartet, bis er im Bett war, und dann den Schmuck etwas gleichmäßiger über den Baum verteilt. Er hängte ihn gern zu einem Klumpen zusammen, je nachdem, wie hoch er mit den Armen kam, aber jetzt war er größer als Alice, und es war seine Aufgabe, den Stern auf die Baumspitze zu stecken.

Das Spiel endete null zu null. Mattie hatte das einzige Tor geschossen, doch es wurde vom Schiedsrichter, der Lehrer an der Schule der gastgebenden Mannschaft war, nicht gewertet. Er war noch immer wütend über die schreiende Ungerechtigkeit, als er seine Sporttasche auf den Rücksitz schleuderte und die Wagentür zuknallte. Alice hatte keine Ahnung, ob die Entscheidung des Schiedsrichters gerecht war, aber sie war sich ziemlich sicher, dass die gelbe Karte, die er ihrem Sohn infolge seines aggressiven Protests gezeigt hatte, vollkommen gerechtfertigt war. Sie hatte gespürt, dass einige der anderen Eltern verstohlen in ihre Richtung schauten, und ihre Wangen röteten sich. Der Mann, der neben ihr stand, der Vater eines Mannschaftskameraden von Mattie, schüttelte fassungslos den Kopf.

»Der verdammte Schiri braucht eine Brille. Das Tor Ihres Sohnes hätte gelten müssen.« Alice war ihm für seine Unterstützung dankbar.

Mattie ließ sich mit finsterer Miene auf den Beifahrersitz fallen. Sie wollte an diesem Abend nicht mit ihm streiten.

»Der verdammte Schiri braucht eine Brille!«, wiederholte sie. Mattie hörte sie selten fluchen und wusste nur zu gut, dass sie nichts von Fußball verstand. Das Grinsen, gegen das er sich in seinem Teenagerstolz mit aller Macht zur Wehr setzte, brach sich schließlich doch Bahn und der Sturm legte sich.

»Können wir heute Abend Fish 'n' Chips essen?«

Alice schnallte sich an und drehte den Zündschlüssel.

»Klar, können wir.«

14 Mascha

So scheint mir Sterben jetzt besonders schön
Ach, schmerzlos mich zu lösen in die Nacht

In liebevoller Erinnerung an Marie,
geschätzte Tochter von Maud und Francis
Endlich von ihrem Schmerz befreit
und friedvoll bei den Engeln schlafend

Ich denke oft über die kleine Marie nach. Ich hoffe, dass sie, nachdem sie endlich ihrem Schmerz entronnen ist, etwas Aufregenderes anstellt, als friedvoll bei den Engeln zu schlafen. Ich stelle mir gern vor, wie sie mit ihnen tanzt, auf einem Trampolin hüpft oder Pony reitet. Ihr Grab mit den eingemeißelten Lilien auf dem Stein, der an diesem Nachmittag im silbernen Sonnenlicht des letzten Tages eines alten Jahres glitzert, ist eines von vielen, das ich regelmäßig besuche. Auf dem Grab steht die weiße Marmorfigur eines schlafenden Mädchens, bei dem zwei Engel wachen. Jede einzelne seiner zarten Locken wurde dem kalten, harten Stein so sorgsam abgerungen, dass es den Anschein hat, als würden sie noch von der leichtesten Brise zerzaust. Wie üblich kann ich auch heute nicht widerstehen, den schlafenden Kopf zu streicheln. Das Kind sieht aus, als könnte die sanfteste Berührung es wecken; so nah am Leben und doch so lange tot.

Natürlich ist Keats aus dem Zusammenhang gerissen worden. Eigentlich zieht er Selbstmord in Betracht. Im selben Gedicht heißt es: »Im Dunkel lausche ich; und wie Verlangen / Mich oft schon fasste nach dem stillen Grab«.

Mich auch.

Seit dem Tod meines geliebten Jungen hat es Zeiten gegeben, in denen ich daran gedacht habe. Nicht auf die phantasievolle und romantische Art, wie Keats sie beschreibt, sondern schlichtweg als praktischste Alternative. Einfach um ein Leben zu beenden, das ich nicht mehr wollte. Ich wollte nie Kinder haben. Mein Sohn war weder geplant noch war sein Vater meine große Liebe gewesen. Beide waren ein Fehler. Aber während der eine sein Funkeln so schnell verlor wie Weihnachtslametta am Neujahrstag, entzündete der andere einen unerwarteten Funken der Angst und Aufregung. Ich überschlug mich förmlich, um es durchzuziehen. Ich hätte mir keine Sorgen machen müssen. Meine Angst wandelte sich, wie das Sandkorn in einer Auster, zu einer Liebe, so rein und makellos wie eine Perle, sobald ich sein zerknautschtes Gesicht sah. Er war ein Engel, und ich gab ihm den Namen Gabriel. Aber ich habe mich nicht über Nacht in die Moderatorin der *Sesamstraße* verwandelt. Ich hatte nicht die Absicht, mich in einem vorhersehbaren Leben »einzurichten«, und war noch immer nicht versessen auf Kinder, stattdessen wurde dieser winzige Junge mein Leben. Ich liebte ihn wie verrückt, als Ausgleich dafür, dass ich ihn zunächst eigentlich nicht gewollt hatte.

Sein Tod war meine Apokalypse.

Nach dem anfänglichen, schneidenden Schmerz gab es Tage, die von Dunkelheit, Abgrund und Benommenheit gekennzeichnet waren, und dann setzte die Qual wieder ein. So begann das unkontrollierbare Karussell sich endlos zu drehen. Unerträgliche Tage der Hölle auf Erden, wenn ich würgte und schrie, bis meine Kehle blutete, gefolgt von sinnlosen Tagen als lebende Tote, an denen ich nicht einmal aus dem Bett kriechen konnte. Als Gabriel starb, war ich nicht da. Am Ende habe ich ihn im Stich gelassen. Ich werde nie erfahren, ob er um Hilfe geschrien oder gekämpft hat. Ob es schnell und schmerzlos ging oder langsam und qualvoll. Das, was ich nicht wusste, quälte mich und drohte mir den Verstand zu rauben, und daher erkundete ich möglichst viel davon. Ich wurde Expertin im Ertrinken.

Nächstes Jahr muss ich mich beim Schwimmen noch mehr anstrengen.

Dieser wunderbare Friedhof, auf dem die kleine Marie beerdigt ist, wurde 1855 eröffnet. Das weiß ich, weil ich gepaukt habe. Ich verbringe hier so viel Zeit, dass ich beschlossen habe, mich nützlich zu machen. Ich habe vor, mich als ehrenamtliche Helferin für den Friedhof zu melden. In Anbetracht meiner angeborenen Abneigung, mich irgendwo anzuschließen, möchte ich nicht in Komitees sitzen; ich möchte einfach nur etwas tun, um zu helfen, am liebsten allein. Ich kann mir ganz gut vorstellen, Leute über den Friedhof zu führen und auf besonders interessante Gräber hinzuweisen. Aber bevor ich meine Dienste anbiete, will ich sichergehen, dass ich dem Job auch gewachsen bin. Deshalb übe ich, was ich vortragen könnte. Ich könnte meinen Rundgang zum Beispiel mit der Erläuterung beginnen, dass der Friedhof so angelegt wurde, um »natürlich« auszusehen, mit seinen mäandernden Wegen und der zwanglosen Anpflanzung von Bäumen. Das Ziel sei gewesen, einen Landschaftspark mit Aspekten des heimeligen und vertrauten Friedhofs zu schaffen, um den viktorianischen Vorstellungen vom beschaulichen Grab und dem bezwingbaren Tod zu entsprechen. Obwohl ich wahrscheinlich eine etwas geschmeidigere Ausdrucksweise finden muss, wenn ich meine Touristen nicht zu Tode langweilen will, noch bevor sie das Tor durchschritten haben.

Maries Eltern haben sie wahrscheinlich jede Woche besucht, um das Grab sauber zu halten. Es muss ihnen Trost gespendet haben, und ich komme nicht umhin, sie darum zu beneiden. Aber jetzt gehört sie auch zu meiner Familie. Sie ist eine aus meiner »Familie auf der anderen Seite«, wie Edward die Menschen bezeichnet, deren Gräber ich regelmäßig besuche. Ich habe sie im Lauf der Jahre aus verschiedenen Gründen adoptiert. Manche, weil mich die kurzen Angaben auf den Grabsteinen gerührt haben; andere, weil mich die Schönheit des Grabmals angezogen hat; wieder andere, weil sie trist und längst vergessen wirken und einen Besucher brauchen. Und nur, weil ich kein Grab für meinen eigenen Sohn habe.

Mein zweiter Besuch heute gilt dem lieben kleinen Colin, der 1913 mit elf Jahren starb und dem wenigstens der Schmerz erspart blieb, seinen Vater nur zwei Jahre danach in den Schützengräben des schrecklichen Ersten Weltkriegs zu verlieren. Seinen Grabstein ziert ein eingemeißelter Gänseblümchenkranz, und er trägt die Inschrift »Die Seelen der Gerechten sind in der Hand Gottes«. Hoffentlich.

Pionier W. W. Ralph ist fast am Ende einer Grabreihe beerdigt, die sich direkt von der Kapelle bis zum Park zieht. Ich besuche ihn anstelle seiner Mutter Sarah, die mit Sicherheit inzwischen selbst verstorben ist, nur für den Fall, dass sie noch nicht wieder mit ihm vereint ist. Pionier Ralph starb 1917 in Mesopotamien im Alter von zweiundzwanzig Jahren an einem Hitzschlag. Er wurde auf dem Britischen Friedhof in Bagdad beigesetzt, und ich halte es für unwahrscheinlich, dass Sarah oder sein Vater Thomas ihn jemals dort haben besuchen können, weshalb sie ein Grabmal auf meinem Friedhof haben errichten lassen. Ich stelle mir ihren jungen Sohn im fieberhaften Delirium vor, wie er von den kühlen, tröstenden Händen seiner Mutter auf seinem Gesicht und einem Glas eiskalter, selbstgemachter Limonade träumt, während er unter dem schweißdurchnässten Laken eines Betts in einem Militärkrankenhaus Tausende Meilen von der Heimat entfernt stirbt. Natürlich ist es durchaus möglich, dass Sarah eine furchtbare Gewitterziege war und Pionier Ralph von einem großen

Glas Bier und einer letzten leidenschaftlichen Nacht mit einer vollbusigen Frau namens Gloria geträumt hat. Aber ich stütze meine Meinung über ihren Charakter auf die einzigen Hinweise, die ich habe, nämlich die geschmackvolle Gestaltung des Grabsteins und die rührenden Worte, die an ihn erinnern.

Es wird jetzt kühl, und ich will nach Hause gehen. Edward gibt heute Abend eine Party, und Haizum und ich sind eingeladen. Ausnahmsweise freue ich mich auf Silvester. In Wahrheit versuche ich ausnahmsweise, mich darauf zu freuen, statt mich nach der Vergangenheit zu sehnen. Wieder ist mir ein Jahr zwischen den Fingern zerronnen, aber ich bin fest entschlossen, dass das nächste anders wird. Haizum legt den Kopf schief, als ein Gesangsfetzen vorbeischwebt. Er dreht sich um, sucht nach der Quelle des Geräuschs und zieht mich hinter sich her. In der Ferne steht eine Gestalt auf einem höher gelegenen Teil des Friedhofs. Sie hat die Arme weit ausgebreitet und hält den Kopf hoch. Sie singt. Sie singt tatsächlich. Sie sieht aus wie Sally. Ich bin zu neugierig, um wegzugehen, und nähere mich auf Umwegen, um nicht zu stören oder (um Himmels willen!) neugierig zu erscheinen. Es *ist* Sally. Anscheinend tritt sie vor einer Gruppe italienischer Gräber auf, die mit Laternen und leuchtenden Seidenblumen bedeckt sind, und wendet sich an die Grabsteine, als wären sie ihr Publikum. Ich erkenne die Melodie, aber der Text ist italienisch, gelegentlich unterbrochen von einem englischen Schimpfwort. Es ist eine bizarre Szene, eigenartig schön. Ich weiß nicht, ob ich bleiben oder mich verdrücken soll. Als Sally einen besonders hohen Ton trifft, beschließt Haizum einzustimmen, wirft den Kopf nach hinten und heult laut auf, was jede Chance auf einen diskreten Rückzug gründlich versaut. Sally sieht uns und grüßt mich mit leichtem Nicken, aber sie ist völlig in ihre Musik vertieft, und Haizum fährt fort, sie leidenschaftlich zu begleiten. Bei ihrem abschließenden Crescendo erhebt sich ein Schwarm Krähen aus dem Wipfel einer Tanne, und Sally verneigt sich tief vor dem Klang der klatschenden Flügel.

Die Krähen fliegen in Richtung Park davon. Sally nimmt eine rote Rose von einem Grab, hebt ihre Tasche vom Boden auf und kommt auf uns zu. Die Sonne steht jetzt tief über dem Horizont und strahlt golden durch die bleierne Wolkendecke. Haizum begrüßt Sally mit seiner Zuneigung für alle, die er mit Nahrung in Verbindung bringt, und versucht, auf der Suche nach Brot seine Schnauze in ihre Tasche zu schieben.

»Hey, du Scheißkerl.« Sie rubbelt über seinen Kopf und angelt eine Kruste für ihn heraus. Sie reicht mir die Rose, nimmt mich am Arm – was mich überrumpelt – und führt mich zum Tor.

»Sie haben wunderschön gesungen«, sage ich.

»Er aber auch!«, erwidert sie und deutet mit ihrem Kinn auf Haizum.

Diese Frau sollte mich eigentlich zu Tode erschrecken. Sie brüllt und flucht, singt Toten etwas vor, stiehlt Blumen von Gräbern und ist offensichtlich ein bisschen plemplem. *Und* sie fasst mich an (man denke nur an meine Abneigung gegen unerwünschte Umarmungen). Aber ich glaube, sie gefällt mir. Sie ist wie eine ungezogene beste Freundin in der Schule, die andere zu Unfug anstiftet, aber immer Rückendeckung erhält. Vielleicht könnten wir ein Duo bilden, und meine Friedhofsführungen würden dank Sally musikalische Intermezzi einschließen. Im Park warten die Krähen auf der Wiese, und Sally wirft ihnen das Brot zu, als würde sie die Saat ausbringen. Sobald ihre Tasche leer ist, wird es dunkel und der Park schläft unter einer Decke aus Schatten ein. An der Bushaltestelle verlasse ich sie und wünsche ihr alles Gute zum neuen Jahr. Sie bückt sich und küsst Haizum auf den Kopf. Dann dreht sie sich um und winkt mir zu.

»Scheiß die Wand an und hoch die Tassen, Marie!«

Besser hätte ich es auch nicht sagen können.

15

Heute beträgt die Temperatur im Becken 6,5 Grad, und heute Morgen gehe ich schwimmen, nicht ertrinken. Ich werde zehn Bahnen hinter mich bringen und mir dann einen kleinen Milchkaffee und einen Blaubeermuffin gönnen, bevor ich zur Arbeit gehe. Seit meiner Erleuchtung auf Epiphanys Dinnerparty habe ich versucht, mich zu ändern. Weihnachten war schwer wie immer, mit Erinnerungen, die sich in ein »Davor« und ein »Danach« teilen. Selbst die glücklichen, als mein Junge noch lebte, sind inzwischen schwarz umrahmt wie Todesanzeigen. Aber ein neues Jahr ist angebrochen, und alles wird anders. Es ist nicht leicht. Noch immer bin ich süchtig, und an manchen Tagen unterliege ich den unnachgiebigen Gelüsten. Dann kann es sein, dass man mich wieder einmal am tiefen Ende des Beckens unter Wasser entdeckt. Aber heute nicht. Heute ist das Prickeln des kalten Wassers auf meiner Haut anregend und erinnert mich mit jedem Schwimmzug daran, wie lebendig ich bin. Und glücklich, dass es so ist. Im Becken sind nur eine Handvoll anderer Schwimmer. Epiphany würde der Mann auf der Bahn neben mir sehr gefallen. Mit seinen breiten Schultern und kräftigen Beinen pflügt er, um es mit ihren Worten auszudrücken, wie ein Olympionike durch das Wasser.

Das Hochgefühl nach einem Bad in derart kaltem Wasser ist

berauschend, und ich bin enttäuscht, als meine zehn Bahnen geschafft sind, aber meine Finger werden an den Spitzen allmählich weiß, und es wird Zeit, dass ich aus dem Becken steige. Abgetrocknet und angezogen, bestelle ich mein Frühstück bei Flo, die im Café des Schwimmbads bedient.

»Nach dem Schwimmen in dem eiskalten Wasser brauchst du ein deftiges, warmes Frühstück«, ruft sie, als sie meinen Kaffee mit geschäumter Milch zubereitet. Flo ist die Mutter der Kompanie und erteilt allen Gästen im immer gleichen sachlichen Ton Ratschläge, ob sie wollen oder nicht.

»Ich gehe davon aus, dass du genau das bestellen willst«, sagt sie zu dem Mann, der hinter mir darauf wartet, bedient zu werden. Es ist der Olympionike.

»Nächstes Mal, Flo«, antwortet er grinsend.

»Das sagst du immer. Lass mich raten – Americano zum Mitnehmen?«

Ich nehme meine Bestellung mit an einen Tisch, von dem aus ich das Schwimmbecken sehen kann, während Flo seinen Kaffee zubereitet. Ich gebe es nicht gern zu, aber ich bin enttäuscht, dass er ihn mitnehmen will. Angezogen sieht er genauso gut aus, und seine Stimme klingt warm. Na, eigentlich meine ich sexy. Plötzlich wird mir klar, dass ich ihn anstarre, und ich richte meine Aufmerksamkeit auf das Lehrbuch für Gesang, das ich bei mir habe, falls die Australierin auftaucht. Während ich müßig die Seiten umblättere, fällt mir Sally ein, wie sie den Italienern auf dem Friedhof etwas vorsingt. Ich bin sicherlich keine Expertin, aber meiner Einschätzung nach kann sie sehr gut singen. Ich fühle mich unwillkürlich zu Sally hingezogen. Jedes Mal wenn ich in den Park oder auf den Friedhof gehe, stelle ich fest, dass ich unter den dunklen Baumkronen oder zwischen den Grabsteinen nach ihrer zerlumpten Gestalt suche in der Hoffnung, dass sie mit mir spricht oder, falls ihre Wörter verhuddelt (Wort des Tages – *durcheinander, verworren*) sind, einfach mit mir spazieren geht. Ihre Eigenarten spenden einen seltsamen Trost, als würden sie meine eigenen entschuldigen oder wenigstens abschwächen.

Als der Olympionike gegangen ist, den Kaffee in der Hand, kommt Flo herüber, um den absolut sauberen Tisch neben mir abzuwischen.

»Das wär genau der Richtige für dich«, sagt sie und zwinkert mir zu. Wie gesagt: Ratschläge, ob gewollt oder nicht. Und jetzt werde ich auch noch rot.

16 Alice

Während die kalte, samtene Flüssigkeit in ihre dicke Vene eindrang, lehnte sie sich zurück ans weiche Kissen. Das war der furchtbare Ort, an den der braune Umschlag sie geführt hatte, den sie erst nach Weihnachten hatte öffnen wollen. Damit könnte der Einsturz ihrer sorgsam konstruierten Welt beginnen. Sie würde versuchen, es so lange wie möglich vor Mattie zu verbergen, doch ihre Vergangenheit hatte sie endlich eingeholt, und jetzt würde sie einen grausam hohen Preis bezahlen müssen. Das Hier und Jetzt entglitt ihr, und ihr Verstand wurde in ein Vakuum gesogen, bis er sich in einem Netz aus verwobenen Erinnerungen an die ferne Vergangenheit verfing.

Einen Kuss auf dunkle, feuchte Locken drücken und die zehn winzigen Finger und Zehen zählen, als sie Mattie zum ersten Mal im Arm hält. Die Krankenschwester hatte gelächelt und gesagt, er wiege dreitausendvierhundert Gramm …

Ein Frühlingsmorgen vor so langer Zeit, und Mattie weint am Fluss. Sie hatte ihm seine heißen, salzigen Tränen von den Wangen geküsst. Brotstücke zum Füttern der Enten steckten noch zwischen seinen pummeligen Fingerchen, und eine winzige weiße Feder …

Mattie in einer Schuljacke, zu groß; seine erste. Glänzende schwarze Schuhe und graue Strümpfe, die knapp unter seinen knochigen Knien umgeschlagen waren. So aufgeregt, dass er endlich zur Schule ging. Bis dahin hatte sie ihn in ihrer Nähe gehalten; vielleicht zu nah. Nur er und sie. Als dieser Tag kam, wusste sie, dass sie ihn loslassen musste. Den ganzen Tag wartete sie auf seine Rückkehr …

Die Feier zu Matties sechstem Geburtstag. Seine Freunde aus der Schule kamen, und es gab Spiele – Stille Post und Reise nach Jerusalem. Dann das kleine Mädchen im blauen Kleid, das weinte, wenn es nicht gewann. Oder war es ein rotes Kleid gewesen? Sie hatte Käsestangen gemacht und einen Kuchen mit einem Zug darauf.

Wieder in der Wirklichkeit war ihr Arm kalt und sie bewegte sich auf dem Stuhl, schob sich weiter zurück, doch ihr Verstand blieb, wo er war, klammerte sich an die Erinnerungen, die vorüberzogen.

Schwimmenlernen im örtlichen Schwimmbad. Sie hatte ihn an den Händen gehalten, während er mit seinen kleinen starken Beinen wie wild um sich trat und vor Freude juchzte. Blaue Badehose mit einem roten Streifen. Zuerst Schwimmflügel, die er aber bald nicht mehr brauchte. Er konnte wie ein großer Junge alleine schwimmen …

Er war immer so ein guter Junge; ein glücklicher Junge. Sie muss eine gute Mutter gewesen sein, weil er immer glücklich war. Sie backte ihm einen Geburtstagskuchen und brachte ihm das Schwimmen bei. Und er war nicht gestorben wie all die anderen.

17 Mascha

Die meisten würden das hier einen schönen Frühlingsmorgen nennen. Ich hasse den Frühling. Was ich nicht will. Ich möchte, dass mein Herz mit den Narzissen tanzt wie das von William Wordsworth. Stattdessen trotte ich trübsinnig daher wie Pus Freund I-Aah. Sobald die Bäume frische Blätter zur Schau tragen, Blüten austreiben und die Sonne wärmer und heller wird, fallen Schatten über meine Welt. Während ringsumher neues Leben entsteht, kann ich nur sehen, wie zerbrechlich es ist. Für mich ist der Frühling ein Vorbote des Untergangs.

Im Park werden Entenküken, hauchzarte Federbällchen nur, von leichten Brisen über den Teich geweht. Ich befürchte, dass sie von ihren Eltern getrennt und von einer vorbeikommenden Kanadagans oder einem räuberischen Hecht verschlungen werden. Die Felder sind voll krummbeiniger Lämmer, die, wollig und knopfäugig, unsicher hinter ihren Müttern hertorkeln. Kinder, die mit der Schulklasse die Höfe besuchen, werden sie liebkosen, doch in nur wenigen Wochen werden sie zusammengetrieben, verängstigt und verwirrt auf Lastwagen geladen und zum Schlachthaus gefahren (das besuchen die Schulklassen nicht). Weißes Schaffell bekommt rote Flecken, Lammkeulen auf einem Teller. Frühlingslamm. Kein Wunder, dass ich kein Fleisch esse. Und dann gibt es das Pferderennen Grand National.

Eine Koppel voll edler Pferde; feurige Augen, glänzendes Fell und spielende Muskeln. Aber Beine aus Glas. Lange, zarte, brüchige Beine aus Glas. Schnell gebrochen, selten geheilt. Das Grand-National-Turnier; immer das letzte Rennen für irgendein Pferd. Darauf kann man wetten.

Ich hasse den Frühling.

Mein Arbeitsplatz ist in einem dieser großen viktorianischen Häuser, die auf den Park hinausgehen. Der Kies knirscht unter meinen Füßen, während ich die Auffahrt zur großen Haustür hinaufgehe, makellos in britischem *Racing Green* gestrichen und mit Briefkasten, Türknauf, Klopfer und Klingelzug aus echtem Messing verziert. Helen, unsere Empfangsdame, ist widernatürlich stolz darauf, sie auf Hochglanz zu polieren. Regelmäßig mault sie, sie sei nicht angestellt, um zu putzen, weigert sich aber, das Messing Dorothy zu überlassen, die dafür da ist.

Die imposante Diele ist geschmackvoll in gedämpften Farben von Farrow & Ball gehalten und hat einen in kompliziertem Mosaik gekachelten Boden. Die Buntglaspaneele zu beiden Seiten der Tür filtern das eindringende Sonnenlicht und verursachen einen Tanz von Mustern und Farben auf den Kacheln. Ein großer gotischer Garderobenständer ragt an der Wand links von der Eingangstür empor und zwei üppige grüne Palmen (liebevoll als »ledige Tanten« bezeichnet) in Keramiktöpfen thronen auf Mahagonihockern und flankieren den Treppenaufgang in der Mitte. Links von dieser Treppe befindet sich das Wartezimmer, in dem eine Sammlung prächtiger Ohrensessel steht, ein quadratischer Couchtisch mit Glasplatte, auf der Ausgaben von *Homes & Gardens*, die *Lady* und das Männermagazin *GQ* liegen (unter dem Helen die Ausgaben der *Hello!*, *OK!* und *People's Friend* versteckt). Daneben ist ein schillerndes, großes rechteckiges Aquarium mit einem Schwarm träger tropischer Fische zu bewundern. Am anderen Ende des Raumes, dem Fenster gegenüber, befindet sich ein Tresen aus poliertem Holz, hinter dem Helen sitzt. Sie telefoniert.

»Tut mir leid zu hören, dass Sie so starke Schmerzen haben ... und Sie können jederzeit kommen? Nun, wir könnten Sie um halb drei heute Nachmittag noch reinquetschen, wenn es eilig ist.« Die Veränderung in ihrem Tonfall ist fast unmerklich, doch ihr Gesicht zeigt deutlich, wie verärgert sie ist. »Sie sind dann beim Friseur?« Sie legt die Hand über den Hörer und zischt in meine Richtung: »Also eher keine ›unbeschreibliche Qual‹, sondern vielmehr ›ein leises Stechen‹?«

Die Parkklinik bietet drei Arten von Therapie an: Psychotherapie, Physiotherapie und Akupunktur. Helen sagt, wir sollten uns »Stammeln, Streicheln, Stechen« nennen. Ich bin die Psychotherapeutin. Nachdem ich aus der Stadtverwaltung ausgeschieden war, habe ich mich umschulen lassen und mir endlich meinen Abschluss in Psychologie zunutze gemacht. Epiphany sagte, es sei, als wäre eine Brandstifterin zur Feuerwehrfrau geworden, aber in Wahrheit gehörte es zu meinem Überlebensplan. Als Gabriel starb und ich meine Ausbildung im Ertrinken anfing, ging ich einmal zu weit und wäre fast gestorben. Das Wasser war sehr kalt und ich blieb zu lange unten. Jemand zog mich gerade noch rechtzeitig heraus, und ich gab vor, es wäre nur ein dummer Unfall gewesen. Aber ich wusste, dass es mehr war, und ich zog eine wertvolle Lehre daraus. Ich bin eine Überlebende – ich will nicht sterben. Das Problem war, dass ich meinen Emotionen schutzlos ausgeliefert war – mir mangelte es an Kontrolle, und manchmal konnte meine Trauer meinen Willen außer Kraft setzen.

Also ließ ich mir einen Überlebensplan einfallen. Als Erstes kaufte ich mir Haizum. Ihn würde ich nie verlassen – er ist jetzt meine große Liebe. Zweitens ließ ich mich zur Psychotherapeutin ausbilden. Ich lernte, meine Gefühle zu verstehen, und erlangte dadurch ein gewisses Maß an Selbstkontrolle. Ich habe niemandem erzählt, dass ich einmal fast ertrunken bin, nicht einmal, als ich selbst als Teil meiner Berufsausbildung in Therapie war. Ich mag vieles sein, nicht alles ist erfreulich – ungeduldige Fahrerin, ehemalige Brandstifterin, Keks-Tunkerin –, aber eins ist sicher:

Ich gebe nicht so schnell auf. Und Ertrinken, ob nun mit Absicht oder infolge von Unvorsichtigkeit, fiele auf jeden Fall unter Aufgeben. Mein Überlebensplan war gut genug, um mich am Leben zu halten. Doch jetzt will ich mehr. Ich möchte nicht, dass mein Leben vom Tod eines anderen bestimmt wird, auch wenn es der meines einzigen Sohnes ist. Haizum hat mich vom Sterben abgehalten, aber jetzt will ich wieder leben, statt nur zu überleben. Selbst im Frühling.

Die Klinik gehört Georgina, der Physiotherapeutin, die in einer großen Wohnung im ersten Stock zusammen mit einer Vogelspinne namens Marion und einem Graupapagei namens Moriarty wohnt (sie behauptet, die beiden seien eine viel bessere Gesellschaft als ihr Ex-Mann und im Schlafzimmerbereich wesentlich unproblematischer). Georgina ist eine beeindruckende Amazone Ende fünfzig mit silbergrauem Haar, das zu einem wilden Bubikopf geschnitten ist, und stechenden blauen Augen. Sie schreitet durch die Klinik wie eine begeisterte Wanderin, spricht wie eine altmodische Ansagerin bei BBC Radio 4 und ist der Chef-Waldkauz für die Waldkauz-Pfadfinderbande im Ort, deren Feen, Kobolde und Elfen sie vergöttern. Ich habe sie nie anders gekleidet als in ihrem weißen Kittel und/oder Kampfhose und *Dr. Martens*-Stiefeln gesehen, und im Winter einer Auswahl weiter Pullover, die aussehen, als hätte sich eine Schar wütender Mäuse darin eingerichtet.

Im Gegensatz dazu ist die Akupunkteurin, Fennel, eine nervöse, spillerige Frau, die einer Bohnenstange mit Hut gleicht. Schmückendes Beiwerk für ihre tristen Twinsets und langen, engen Cordröcke sind grellbunt gestreifte Strumpfhosen (gerade eben sichtbar über ihren Gesundheitsschuhen mit Kreppsohle) und baumelnde folkloristische Ohrringe, von denen sie meint, dass sie ihrem Stil ein gewisses *joie de vivre* verleihen. Sie irrt sich. Sie sieht aus wie eine verrückte Stoffpuppe, und ich gehe ihr tunlichst aus dem Weg. Ich würde ihr nicht zutrauen, einen Knopf anzunähen, geschweige denn Nadeln in mich zu stecken.

Mein Beratungszimmer liegt hinter dem Wartezimmer und hat eine schöne Aussicht auf den Garten. Ich beschreibe den Raum gern als »gemütlich«, Helen bezeichnet ihn eher als »chaotisch«. Aber das Durcheinander ist beabsichtigt und sorgfältig angelegt. Ich weiß genau, wo alles ist, und niemand darf etwas umstellen. Wenn, dann würde ich es merken. Da steht ein großer Schreibtisch aus Nussbaumholz, dessen polierte Oberfläche fast vollständig unter einem Laptop zwischen Büchern, Papierstapeln, einer Schale voll alter Glaskugeln, Fotos von meinem geliebten Jungen und Haizum sowie einem schweren Bakelit-Telefon verschwindet. Auch eine junge Zimmerpalme ist vorhanden, die Nichte einer der ledigen Tanten, in einem angeschlagenen, blau lackierten Übertopf, verziert mit ziemlich lüstern wirkenden Putten, sowie eine große Schneekugel, die eine Ansicht von Paris enthält. Wenn ich nach dem Gespräch mit einem besonders schwierigen Patienten gestresst bin, liegt die kalte, glatte Kuppel besänftigend unter der Hand, und ein paar Drehungen des Schlüssels und zwei leichte Schüttelbewegungen bringen eine zauberhafte, von Musik untermalte Welt zutage, in der ich mich verlieren kann, bis meine mürrische Miene verschwindet. Ich bin auch bekannt dafür, dass ich außergewöhnlich mühsame Patienten auffordere, in die Tiefen der Kugel zu schauen und sich einen Augenblick lang zu entspannen, womit ich mir Zeit erkaufe, um etwas auch nur entfernt Konstruktives auszugraben, das ich ihnen sagen kann, wenn die einzigen Worte, die mir auf Anhieb in den Sinn kommen, lauten: »Um Himmels willen, verpiss dich und werd erwachsen!«

Gegenüber der Tür befindet sich ein prächtiger offener Kamin mit glänzenden grünen und dunkelblauen Kacheln und einer geschnitzten Holzeinfassung. Darüber hängt ein großer gerahmter Druck einer vom Winde verwehten Frau in einem sich bauschenden Kleid und einem Strohhut mit breitem Rand, die zwei Windhunde an der Leine führt. Im Hintergrund sind Hügel zu sehen, darüber ein strahlend blauer Himmel mit kissenartigen, cremefarbenen Wolken. Es ist ein herrliches Gemälde von Charles Wellington Furse mit dem Titel *Diana of the Uplands*, und ich werde nie müde, es zu betrachten. Hinter meinem Schreibtisch steht ein ziemlich abgenutzter Drehstuhl und davor zwei bequeme Stühle mit hohen Lehnen und ein weiches Sofa. Auf einem kleinen runden Couchtisch zwischen einem der Stühle und dem Sofa befinden sich eine Schachtel Papiertaschentücher, eine Kanne Wasser und ein Glas. Und in der unteren Schublade meines Schreibtisches liegt eine Flasche Wodka.

Die Sprechanlage auf meinem Schreibtisch brummt, und Helen kündigt die Ankunft meines ersten Patienten an. Die Menschen, die ich empfange, kommen aus sehr unterschiedlichen Gründen zu mir. Manchen helfe ich sogar bei Trauerfällen. Das sind die Patienten, mit denen es mir nicht so gutgeht. Nachdem ich bei der Bewältigung meines eigenen Verlusts so kläglich gescheitert bin, habe ich immer das Gefühl, eine fettleibige Ernährungsberaterin oder ein Gehirnchirurg mit Tattergriffeln (Wort des Tages – *zittrige Hände oder Finger*) zu sein. Ich bin ein strapaziertes, aber wahrhaftiges Klischee, wie der Bauherr, der nie den Ausbau seiner eigenen Küche schafft, oder der Friseur, der nie die Zeit findet, sich selbst die Haare zu föhnen. Der heutige Patient heißt Errol Greenman, und das einzige Problem, das ich mit ihm habe, ist mein Bemühen, keine Miene zu verziehen. Ich öffne die Tür, um ihn zu begrüßen; er kommt herein und nimmt auf dem weichen Sofa Platz. Wie gewöhnlich trägt er ein schlichtes graues Hemd, Jeans-Schlaghosen und einen Pullunder, der aussieht, als hätte ihn seine Mutter gestrickt. Er ist dreiundvierzig, wohnt noch immer bei seinen Eltern und hatte noch nie eine Freundin. Oder einen Freund. Oder Freunde. Er sammelt Action-Man-Figuren und nimmt gern an Action-Man-Treffen teil. Er isst nur weiße, rote oder braune Nahrung und nimmt niemals zwei unterschiedliche Nahrungsmittel auf dieselbe Gabel. Erstaunlicherweise ist nichts davon der Grund, aus dem Errol mich aufsucht.

»Errol, erzählen Sie mal: Wie ist es denn diese Woche gelaufen?«

Errol seufzt und schüttelt den Kopf. »Furchtbar. Es ist jede Nacht passiert. Ich bin so wund, dass ich kaum laufen kann, und ich mache mir Sorgen, dass meine Eltern es herausbekommen. Die wären entsetzt!« Wenn er spricht, bilden sich zwei Kugeln schafskäseartiger Spucke in seinen Mundwinkeln und ziehen sich wie Bänder, wenn er den Mund aufmacht.

Ich nicke ihm aufmunternd zu und bitte ihn fortzufahren.

»Ich frage mich allmählich, ob ich mich mit Handschellen ans Bett fesseln soll, bevor ich einschlafe«, verkündet er dramatisch.

Ich beiße mir auf die Unterlippe, um das Lächeln zu unterdrücken, das mein professionelles Auftreten zu vernichten droht.

»Nun, es könnte womöglich helfen. Aber ich bin mir nicht sicher, ob es ratsam ist. Sagen Sie mir genau, was passiert ist.«

»Dasselbe wie sonst auch. Es ist immer dasselbe. Um zehn Uhr abends trinke ich meine Milch, gehe ins Bett und lese eine Viertelstunde, dann mache ich das Licht aus. Das Nächste, was ich weiß, ist, dass sie mich mitgenommen und Schreckliches mit mir gemacht haben, und wenn ich aufwache, bin ich in der Diele, in der Küche oder im Bad. Demnächst werden sie mich noch im Garten liegen lassen oder überhaupt nicht mehr zurückbringen!«

»Und wie kommen Sie darauf, dass die Ihnen Schreckliches angetan haben?«

Errol wirkt verschüchtert und ringt theatralisch die Hände.

»Die Prellungen. Die tun so weh, und sie waren noch nicht da, als ich schlafen ging. Und Dienstagnacht, als ich wach wurde«, er senkt die Stimme zu einem Flüstern, »hatte ich ein Malheur in meiner Schlafanzughose.«

An dieser Stelle muss ich einfach den Blick abwenden und so tun, als machte ich mir Notizen. Errol tut mir echt leid, ehrlich, aber man kann ihm nur schwer helfen. Seine Mutter hat mir bestätigt, dass Errol sich die Prellungen holt, wenn er sich im Dunkeln an den Möbeln stößt. Mit seiner Erlaubnis (unter dem Vorbehalt, sein besonderes Problem nicht zu erwähnen) habe ich mit ihr gesprochen, und sie sagte mir, er täte es seit frühester

Kindheit. Aber es ist sehr schwierig, einem chronisch Somnambulen zu helfen, der darauf besteht, er sei kein Schlafwandler, vielmehr werde er Nacht für Nacht von Außerirdischen entführt. Ich könnte ihm die Installation von Überwachungskameras vorschlagen, was Errol beweisen würde, dass er auf seinen nächtlichen Reisen höchstens bis in die Wohnung seiner Eltern im Parterre gelangt und eher nicht nach draußen. Aber ich vermute, diese Entführung durch Außerirdische, wenn auch nur ein Produkt seiner Phantasie, ist das Aufregendste, was Errol passiert, und es könnte eher grausam als nett sein, sie ihm zu rauben, bevor er etwas ähnlich Spannendes findet, um sie zu ersetzen. Mein Job ist nicht so leicht.

Es gibt Tage, an denen wäre ich gern *Diana of the Uplands*.

18

Haizum springt aufgeregt durch den Park auf mich zu und hat etwas Rotes im Maul. Rutschend kommt er gerade noch rechtzeitig zum Halt, um mich nicht anzurempeln, und fährt fort, seine Beute zu ermorden. Es ist Sallys Wollmütze. Besorgt schaue ich mich um, suche nach ihrer verlotterten Gestalt und erblicke eine Gruppe Jugendlicher, die drüben am Teich einen Kreis bilden, johlen und jemanden schubsen, den ich nicht sehen kann. Aber ich weiß sofort, dass es Sally ist. Ich packe Haizum am Halsband und gehe entschlossen zu ihnen hinüber (weniger *Diana of the Uplands* als vielmehr Attila der Hunne). Es sind fünf Jungs um die fünfzehn, in durchhängenden Jeans, Kapuzenpullovern und protzigen Turnschuhen, mit denen sie sich cool vorkommen. Sally taumelt in dem hässlichen Ringelreihenkreis herum, das Gesicht rot angelaufen und völlig durcheinander vor Wut. Sie wedelt zornig mit den Armen, doch die Schläge, die sie austeilt, werden von ihren viel jüngeren Angreifern locker abgefangen.

Meine Stimme ist ruhig und gelassen, hat jedoch einen Unterton, den ich gern als indiskutables, stählernes »Legt euch nicht mit mir an« bezeichne. Meine gewaltige Wut macht mich absolut unbesiegbar.

»Was zum Teufel denkt ihr euch eigentlich dabei?«

»Was mischst du dich hier ein, Schlampe?«

Das kommt vom Anführer, der auf den ersten Blick nicht weiter auffällt. Er sieht genauso aus wie die anderen. Ein bisschen attraktiver vielleicht – etwas größer und großkotzig. Aber dann bemerke ich seine Augen. Die trüben, eisblauen Augen eines toten Fisches. Als hätte sein Leben bereits alle Gefühle aus ihm herausgesaugt, und zurückgeblieben ist ein leichenkalter Roboter. Ich höre förmlich die sich duellierenden Banjos aus dem Film *Beim Sterben ist jeder der Erste*, dem dieser Junge direkt entsprungen zu sein scheint. Haizum mag seinen Tonfall nicht. Er baut sich zwischen mir und dem Jungen auf und zieht die Lefzen hoch, um seine gefährlichen Zähne zu zeigen. Das geht mit einem rasselnden Knurren einher, das auch dem Coolsten in die Glieder fährt. Die anderen Jugendlichen lösen den Kreis allmählich auf und treten zurück. Der Anführer bleibt, den Blick noch immer fest auf meine Augen gerichtet. Haizum tritt vor und ich lege meine Hand an sein Halsband. Unterhaltung ist zwecklos.

»Verpiss dich einfach, bevor mein Hund dir an die Kehle springt.«

Ich spüre, dass er diese Reaktion nicht gewohnt ist. Er kennt Angst, Beleidigung oder Wut von seinen Opfern. Kontrollverlust. Als er sich umdreht und den anderen Kapuzenjacken folgt, blafft er mich über die Schulter hinweg an: »Dich merk' ich mir. Scheißnutte!«

»Gut so. Solltest du auch.«

Sally ist in einem erbärmlichen Zustand. Mit tröstenden Worten, der Rückgabe ihrer Mütze (dank Haizum mit ein paar Löchern) und einem Becher süßem Tee aus dem Café im Park bringe ich in Ordnung, was eben geht. Überraschenderweise ist ihr Verwechslungsschalter aus, und sobald sie sich mehrfach mit Verve die Nase geputzt, ein bisschen Tee getrunken und eine ziemlich dünne Selbstgedrehte geraucht hat, kann sie mir zusammenhängend erzählen, was passiert ist.

Bei ihrem üblichen Nachmittagsbesuch, um die Krähen zu füttern, waren ihr die am Teichrand versammelten Jungen aufgefallen. Sie hatte die Enten flattern und laut quaken gehört. Sie ging hinüber, um nachzusehen, und stellte fest, dass die widerlichen kleinen Scheißer mit leeren Bierdosen und speziell zu diesem Zweck vom Hof des Parkwächters entwendetem Bruchgestein auf die Enten im Teich zielten.

»Ich hab' ihnen zugerufen, sie sollen aufhören, und damit gedroht, die Polizei zu rufen, aber sie haben mich nicht beachtet. Der Fiese – hält sich für den King vom Scheißhaufen – hat mir einfach nur ins Gesicht gelacht.«

Sie trinkt einen Schluck Tee und Haizum legt seinen Kopf tröstend in ihren Schoß (wahrscheinlich ist er auf der Suche nach Futter).

»Aber dann merkte ich, dass sich seine Aufmerksamkeit auf mich richtete. Er hatte sich etwas Neues ausgedacht.«

Ihre Stimme bebt leicht, und sie fängt an, sich die nächste Zigarette zu drehen. Sie hatte richtig gelegen. Als er ein weiteres verletzliches Opfer vor sich hatte, mit dem er seinen Spaß haben konnte, hetzte er sein Pack auf sie. Sie hatten ihr die Mütze runtergerissen und sie sich über Sallys Kopf hinweg zugeworfen, um sie dann im Gras liegen zu lassen. Sie hatten ihr die Brottüte weggenommen, und zwei von ihnen hatten sie an den Armen festgehalten, während der Anführer ihre Nase packte und ihr mit Gewalt das Brot in den Mund stopfte, bis sie Angst hatte, ersticken zu müssen. Schließlich bildeten sie einen Kreis um sie und schubsten sie grob hin und her, riefen Beleidigungen und Obszönitäten, weideten sich an ihrer Not.

»Wenn Sie nicht gekommen wären, meine Liebe, mit dem großen Scheißer hier, dann wäre mir bestimmt etwas Schreckliches zugestoßen.«

Sally besteht darauf, mir einen zweiten Becher Tee zu bezahlen, und Haizum bekommt ein Schottisches Ei als Belohnung für sein ritterliches Benehmen. Sie fragt nach meinem Namen.

»Mascha.«

Lächelnd tätschelt Sally mir die Hand.

»Das erklärt, warum Sie immer auf dem Friedhof sind! Sie sind die junge Dame von Mr Tschechow – in Trauer um Ihr Leben, ohne Zweifel.«

Ich muss das Thema wechseln. Das ist heikles Terrain für mich.

»Und was ist Ihr Vorwand?«, frage ich. »Ihr schöner Gesang ist für die Toten vergebens.«

Sally lacht. »Die sind das beste Publikum, das ich je hatte! Im Übrigen«, ihr Gesicht ist jetzt wieder ernst, »ist Singen nie vergebens. Und es ist die einzige Musik, die man immer und überallhin mitnehmen kann.«

Ich versuche Sally zu überreden, den Vorfall bei der Polizei zu melden, aber sie beharrt darauf, dass es keinen Zweck habe.

»Die würden mich nicht anhören, sobald meine Wörter verrücktspielen. Die werden mich bloß für einen bekloppten alten Traktor halten, bei dem ein Rad ab ist. Und ich bin miserabel drauf, wenn ich aufgeregt bin. Ich werde schimpfend und fluchend durch die ganze Abteilung rennen. Am Ende werden sie mich wegen Hausfriedensbruch anzeigen!«

So traurig es ist, wahrscheinlich hat sie recht. Und selbst wenn die Übeltäter auf wundersame Weise angeklagt und für schuldig befunden würden, würde ihre sogenannte Strafe vermutlich nur auf Beratungssitzungen zum Thema »Verantwortung« oder zwanzig (A-)Sozialstunden hinauslaufen. Ich schaffe es, von der jungen Frau hinter der Theke im Café ein wenig altes Brot zu schnorren. Ich gehe mit Sally durch den Park, um die Krähen zu füttern, und dann trennen wir uns am Musikpavillon, um unseren jeweiligen Heimweg anzutreten.

»Vielen Dank, meine Liebe. Sie und Ihr wunderbarer Hund sind meine Schutzengel.« Lächelnd winkt sie mir zu und macht sich auf den Weg nach Hause, wo immer es sein mag.

Die Sonne scheint noch warm und die Bäume stehen in voller Blüte.

Ich hasse den Frühling.

19

Sie trägt ihren Mantel aus karamellfarbenem Pelzimitat offen, und bei flüchtigem Hinsehen erkennt man durch ihre helle Chiffonbluse das Leopardenmuster ihres aufreizenden BHs. Die prächtigen Brüste, die er umfängt, wackeln keck, während sie auf ihren Kitten Heels durch die Gänge stolziert. Nachdem ich Haizum zu Hause abgesetzt habe, bin ich zum Laden weitergegangen, um Zigaretten zu kaufen. Ich rauche neuerdings nur selten, aber ich tobe noch immer wegen der armen Sally und spüre das Bedürfnis nach einem medizinischen Glas Wein und der einen oder anderen Zigarette. Jetzt gerade fasziniert mich diese klassische Sexbombe, die mindestens siebzig sein muss. Sie sieht aus, als wäre sie der Star in einem Film über ihr eigenes Leben und genösse jede Minute. Sie ist umwerfend. Ihr langes platinblondes Haar ist zu einem sexy unordentlichen Knoten hochgesteckt, sie trägt eine mehrreihige Perlenkette und hat ihr Make-up noch dicker aufgetragen als Roni. Ihre Augen sind schwarz umrandet, die Grundierung könnte das Fundament für einen kleinen Bungalow sein, und ihre Lippen sind zu einer perfekten roten Schnute geschminkt. Aber irgendwie hat das bei dieser Frau weniger den Effekt einer Liebesdienerin als vielmehr einer Hollywoodgröße alter Schule.

Ich komme nicht umhin, ihr zu folgen. Ich bin in ihr Kielwasser geraten. In ihrem Einkaufskorb liegen frische Lachssteaks, Crème fraîche und Dill. Das Gleiche packe ich in meinen. Ich wünschte, ich könnte sie ganz und gar nachahmen. Ich möchte sie sein. Sie wird ihre Tage niemals in einem Pflegeheim beenden. Ich folge ihr zum Weinregal und versuche, auf Abstand zu bleiben, fühle mich aber unwiderstehlich angezogen. Sie entscheidet sich für eine Flasche Prosecco. Als sie weitergeht, nehme ich eine Flasche derselben Marke aus dem Regal. Plötzlich dreht sie sich um. Ich spüre, wie meine Wangen rot anlaufen. Von jetzt auf gleich habe ich mich von einer Einkäuferin in eine Stalkerin verwandelt.

Sie geht zurück zum Regal, nimmt noch eine Flasche und legt sie in ihren Korb. »Immer gut, noch eine auf Vorrat zu haben«, sagt sie lächelnd. Ich komme mir vor wie ein Schulmädchen, das vor seinem absoluten Schwarm steht. Ich kann nur nicken. Als sie sich wieder in Bewegung setzt, bleibe ich, wo ich bin, und gebe vor, die italienischen Rotweine zu inspizieren in dem Versuch, Haltung zurückzugewinnen. Ich frage mich, wo sie sich bisher versteckt hatte. In all den Jahren, in denen das hier mein Eckladen war, habe ich sie noch nie gesehen. Wenn, dann würde ich mich erinnern. Garantiert. Als ich beim Hundefutter herumeiere, kommt ein weiterer Kunde in den Laden. Elvis.

Sofort wird deutlich, dass ihn die rätselhafte Frau auf ähnliche Weise fasziniert. Sie steht jetzt an der Kasse und schenkt ihm ein heißes Lächeln, das ein Feuer entfachen könnte. Sogleich brennen seine Wangen. Mit offensichtlichem Zögern nimmt er einen leeren Einkaufskorb und entfernt sich. Die Frau entschuldigt sich bei der Kassiererin und erklärt, sie habe etwas vergessen.

»Gehen Sie ruhig vor«, sagt sie zu mir und lässt ihre Einkäufe auf der Theke liegen. »Ich muss schnell etwas holen.«

Als ich vor dem Laden stehe, erlaube ich mir noch einen begehrlichen Blick auf Elvis' Fahrrad und gehe nach Hause. Ich brauche eine Zigarette.

20

Heute beträgt die Temperatur im Becken 12,6 Grad, Sonnenlicht blitzt und funkelt auf der unruhigen Wasseroberfläche, während ich zu meiner fünfzehnten Bahn ansetze. Mit dem wärmeren Wetter wird das Freibad voller, aber noch ist es zu kalt für planschende Kinder im Becken. Während der Schulferien werde ich morgens schwimmen, sobald das Freibad seine Tore öffnet. Kinder im Wasser machen mich nervös.

Ich schwimme neuerdings immer mehr; länger und öfter. Die Tiefe ruft mich noch immer auf, Buße zu tun, aber ich versuche, nicht hinzuhören. Ich werde schneller, um die Frau zu überholen, die auf der Bahn neben mir schwimmt. Sie ist eine ungeschickte Schwimmerin und schlägt platschend auf das Wasser ein. Sie legt mehr Begeisterung als Leistung an den Tag und durchpflügt das Wasser so anmutig wie ein Tretboot mit Schlagseite. Als ich es schaffe, an ihr vorbeizuziehen, schlucke ich durch ihre besonders weit ausholende Kraulbewegung eine Ladung Wasser, bevor ich entkommen kann.

Der Olympionike steht am Beckenrand und rückt seine Taucherbrille zurecht. Unwillkürlich stelle ich fest, während ich auf ihn zuschwimme, dass er in seiner Badehose genauso attraktiv aussieht wie Daniel Craig in seiner. Ich darf nicht vergessen, Epiphany davon zu berichten. Vielleicht aber auch nicht. Ich möchte nicht, dass sie einen falschen Schluss zieht. Vielleicht wäre es aber auch der *richtige*. Nach zwanzig Bahnen steige ich aus dem Becken und ziehe meine Bademütze vom Kopf. Ich habe dichtes Haar, und wenn es in einer hautengen Lycrakuppel eingepfercht ist, sieht mein Kopf seltsam missgestaltet aus, ungefähr wie ein Blumenkohl. Wieder befreit, fällt es mir in langen, lockigen Strähnen auf die Schultern. Die Locken, die mein Sohn von mir geerbt hatte und die er sich nach Möglichkeit nicht mehr von mir bürsten lassen wollte. Der Olympionike pflügt jetzt durch das Wasser, geschmeidig wie ein Seehund, und das Tretboot macht eine Pause, prustend und schnaufend klammert es sich auf der tiefen Seite an den Beckenrand.

Im Café wird Flo von einer Gruppe Mütter mit Kleinkindern auf Trab gehalten. Während ich darauf warte, dass ich an der Reihe bin, müht sich die Frau vor mir mit einem kleinen Jungen ab, der ihr mit aller Macht entkommen will, und mit einem quengeligen Baby in einem Buggy, das beide Socken ausgezogen und auf den Boden geworfen hat. Der kleine Junge reißt sich von der Frau los und stürzt zur Tür, woraufhin sie ihr Portemonnaie fallen lässt und die Münzen auf dem Boden herumrollen. Eine der anderen Mütter, die bereits Platz genommen hat, springt auf und sammelt den zappelnden Ausreißer ein, während ich seiner Mutter helfe, den Inhalt ihres Portemonnaies aufzuheben. Als ich ihr die Münzen reiche, treffen sich unsere Blicke, und ich sehe eine junge Frau, deren Gesicht vor Erschöpfung aschfarben ist. Sie jedoch sieht jemanden, den sie wiedererkennt.

»Ich kenne Sie.«

Das wird peinlich. Ich habe keine Ahnung, wer sie ist. Ich lächle unsicher, spiele auf Zeit und versuche, mich zu erinnern, weiß aber genau, dass es mir nicht gelingen wird.

»Sie haben den großen Hund.« Das bin ich. Aber wer ist sie?

»Sie haben meinen kleinen Jungen gefunden, als er mir auf dem Friedhof weggelaufen ist. Er ist hingefallen und hat sich den Kopf angestoßen?«

Jaydens Mum. Sie bittet Flo um eine Tasse Kaffee und ein Glas Milch.

»Sie haben mich wahrscheinlich für eine schlechte Mutter gehalten, weil ich meinen Jayden verloren habe.«

Schuldig im Sinne der Anklage, aber das werde ich kaum zugeben.

»Kommen Sie, ich hole das Tablett für Sie.«

Ich trage es an den Tisch, an dem Jayden selig mit dem Finger in verstreutem Zucker malt. Seine Mum stellt das Glas Milch vor ihn hin.

»Sag hallo, Jayden. Das ist die Frau mit dem großen Hund.«

Er wird sich nicht erinnern. Das liegt Monate zurück. Jaydens Augen leuchten auf und er klatscht in die Hände.

»Hund! Hund!«

Seine Mum zieht müde einen Stuhl unter dem Tisch hervor und setzt sich.

»Jayden ist vernarrt in Hunde. Aber wir können keinen halten. Nicht in der Wohnung.«

Ihren Tränensäcken und der blassen Haut nach zu urteilen, hätte sie kaum die Kraft, einen Goldfisch zu versorgen, geschweige denn einen Hund. Als ich mich umdrehe und sie ihren Getränken überlassen will, berührt sie meinen Arm.

»Ich bin keine schlechte Mum.« Ihre Stimme ist dabei ruhig, mit einem scharfen Unterton, und ich sehe, wie Trotz in ihren Augen aufblitzt.

»Ich habe nicht gesagt …«

Sie unterbricht mich. »Das war auch nicht nötig. Es stand Ihnen ins Gesicht geschrieben.«

Sie nimmt einen Schluck Kaffee, ehe sie fortfährt.

»Ich habe das Grab meiner Mutter besucht. Wir hatten sie erst eine Woche vorher bestattet, und plötzlich überkam es mich …« Ihre stockende Stimme verrät mir, dass der Schmerz noch immer dicht unter der Oberfläche liegt. »Gerade war er noch da, und als ich aufschaute … Na ja, Sie haben gesehen, wie schnell er ist.«

Ich spüre, wie ich rot werde. Ich lächle, bin aber verlegen. Schäme mich. Ich habe meine Voreingenommenheit mit meiner Trauer begründet und mich auf den Pfad der Selbstgerechtigkeit verirrt. Diese Frau hat mich darauf gebracht.

»Es tut mir so leid wegen Ihrer Mum« ist das Einzige, was mir dazu einfällt. Jaydens Mum nickt mir zu, wendet sich dann an ihre Freundinnen, und ich bin entlassen. Ich möchte sofort nach Hause, aber Flo hat zugeschaut, und ich weiß, sie wird mich nicht ohne Kommentar ziehen lassen. Also gehe ich an die Theke und bestelle einen großen Becher Tee.

»Ich bringe ihn dir rüber.«

Ich setze mich an den Tisch, der am weitesten von den Frauen mit ihren Kindern entfernt ist, baue sorgfältig mein Buch vor mir auf und starre nach draußen auf das Becken, in dem der Olympionike noch immer schwimmt. Ich frage mich, ob er alleinstehend ist. Mir kommt in den Sinn, mich etwas länger an meinem Tee festzuhalten in der Hoffnung, dass er nach dem Schwimmen ins Café kommt, aber ich verwerfe den Gedanken schnell, da ich schon gefährlich nahe dran bin, zu spät zur Arbeit zu kommen. Im Übrigen ist der Pullover, den ich trage, ungefähr so schmeichelhaft wie ein Teewärmer. Er ist eingelaufen und die Ärmel sind viel zu kurz. Falls, und das ist ein gewaltiges »Falls«, ich versuchen sollte, eine Begegnung mit einem so unbestreitbar heißen Typen wie dem Olympioniken einzufädeln, sollte ich wenigstens dafür sorgen, dass ich nicht wie ein Stück aus dem Ramschverkauf aussehe. Flo kommt eifrig herüber und knallt einen Becher dampfenden braunen Tee auf den Tisch.

»Ich leg' dir noch ein Rosinenbrötchen dazu. Du siehst aus, als könntest du es gebrauchen.«

»Danke, Flo.«

Sie nimmt das Buch zur Hand und schaut auf den Titel, offenbar überrascht und höchst amüsiert.

»*Die viktorianische Art zu sterben*. Ich fass' es nicht! Das ist nicht besonders lustig. Du solltest es lieber mit Schmonzetten versuchen.«

»Es ist Recherche. Ich werde Fremdenführerin auf dem Friedhof.«

Flos Gesicht ist ein Bild der Bestürzung. Der Geruch nach Verbranntem zieht sie wieder an ihre Theke, bevor sie ihrem Entsetzen Luft machen kann, aber sie kommt schon bald mit meinem Rosinenbrötchen zurück.

»Es ist ein bisschen schwarz an den Rändern, aber ich habe dick Butter draufgestrichen.« Sie zögert. »Was ist da passiert?« Sie deutet fast unmerklich mit dem Kopf zu Jaydens Tisch hinüber.

Der Preis für ein Rosinenbrötchen.

Ich seufze. »Wir hatten ein Missverständnis. Es ist zwar schon eine Weile her, aber ich glaube, sie hat sich über mich geärgert. Ich war wohl ein bisschen rüde.«

Flo tätschelt mir die Hand.

»Mach dir nichts draus, Liebes. Das ist Schnee von gestern.«

An der Theke bildet sich eine Schlange. Flo gibt mir einen letzten Ratschlag und kehrt an ihren Posten zurück.

»Iss dein Rosinenbrötchen, bevor es kalt wird.«

21 Alice und Mattie

In dem Wald, da steht ein Haus,
schaut ein Reh zum Fenster raus,
kommt ein Häschen angerannt,
klopfet an die Wand:

»Hilfe, Hilfe, große Not,
sonst schießt mich der Jäger tot!«
»Liebes Häschen, komm herein,
reich mir deine Hand!«

Alice wachte verschwitzt auf und zitterte vor Kälte. Die Übelkeit überkam sie in kleinen, aber beständigen Wellen, und hin und wieder löste ein bestimmter Geschmack oder Geruch einen Brechreiz aus. Ihre Gliedmaßen fühlten sich schwer wie Blei an – aufgedunsen und geschunden von dem giftigen Cocktail, der sich durch ihre Adern schlängelte. Tatsächlich bestand sie jedoch nur noch aus Haut und Knochen. Ihre Kleidung schlotterte erbärmlich um die hervorstehenden Hüftknochen und Schultern, und ihr Gesicht hatte die Farbe roher Kutteln. Warum zum Teufel tat sie sich das an? War es das wirklich wert? Und was war mit Mattie? Er gab den Maulhelden und tat, als ginge es ihm gut, aber sie sah die Angst in seinen unruhigen Augen.

»Ife, ife.« Die Wörter schwammen in ihrem Kopf wie altes Treibholz, das ans Ufer gespült wird. Als Mattie klein war, spielte er immer ein Spiel. Er riss die Augen weit auf und gab vor, Angst zu haben. Mit den Zeigefingern zeichnete er Bilder in die Luft und flüsterte: »Ife, ife.« Immer dasselbe, und sie verstand nie, was er meinte. Immer und immer wieder, stets an derselben Stelle eine Pause in der verzweifelten Hoffnung, sie möge die fehlenden Stücke einfügen. Aber es war ein Puzzle, das sie nie löste, ähnlich wie das um die winzigen weißen Federn, die sie zuweilen in seinen Taschen fand.

Rückblickend war vielleicht schon damals seine Angst real gewesen und nicht vorgetäuscht.

Mattie setzte sich unter einen Baum und fischte eine Zigarette und Streichhölzer aus seiner Tasche. Sam hatte ihm zwei gegeben. Er hatte seiner Mutter eine ganze Packung stibitzt.

»Der fällt das gar nicht auf«, prahlte er. »Die hat immer jede Menge im Haus rumliegen.«

Sam hatte ihm das Rauchen beigebracht. Eigentlich schmeckte es ihm nicht, aber er fühlte sich cool dabei. Wenn er nicht gerade husten musste. Die Zigarette verlieh ihm das Gefühl, so zu sein wie die anderen Jungen in der Schule. Denn das hatte er nicht oft. Es war schwer zu erklären, aber er kam sich ein wenig abgesondert vor, als gäbe es an ihm ein winziges Teil, das fehlte oder ihn von den anderen unterschied. Ein gefährliches Gen, wie eine stumpfe Zacke an einer Stichsäge, die den perfekten Schnitt verhindert.

Mattie konnte sein Haus sehen. Er befand sich in dem Wäldchen, das unten an ihren Garten grenzte, doch um hierher zu gelangen, hatte er den Weg an der Straße entlang nehmen müssen. Das Endstück des Gartens war undurchdringlich, ein übles Gewirr aus Nesseln und Brombeeren. Er hatte einmal vorgeschlagen, es doch zu lichten. Dann hätten sie mehr Platz, und er könnte mehr Kaninchen bekommen, doch seine Mum hatte die Idee verworfen. Er steckte die Zigarette zwischen die Lippen und entzündete ein Streichholz. Er zog vorsichtig, bis das Ende der Zigarette aufglomm, und blies dann den Rauch aus, ohne zu inhalieren. Mattie kam hierher, um zu rauchen, *weil* er das Haus von hier aus sehen konnte. Irgendwie verstärkte das die Trotzhaltung gegenüber seiner Mutter und verlieh dem Verbotenen noch einen zusätzlichen Kitzel. Er paffte noch einmal, atmete aber ein wenig Rauch in seine Lunge ein. Seine Mutter war das Problem. Allein dieser Gedanke bereitete ihm Schuldgefühle, aber es war so. Sie war diejenige, die ihm das Gefühl des Andersseins vermittelte. Sie war nicht wie die Mütter der anderen Kinder in der Schule. Er schnippte die Asche ab und sah zu, wie die grauen Flocken durch die Luft stoben und sich auf dem moosigen Boden niederließen. Dabei hatte er sie durchaus lieb. Natürlich, und sie liebte ihn. Das wusste er ohne jeden Zweifel. Aber manchmal kam es ihm so vor, als liebte sie ihn zu sehr, zu extrem, als wäre er ihr einziger Grund zu leben. Sie winkte ihm immer noch jeden Morgen nach, wenn er zur Schule ging, als würde sie ihn nie wiedersehen, und wartete jeden Nachmittag am Fenster darauf, dass er nach Hause kam. Dafür war er jetzt zu alt. Das war nicht normal. Es war ärgerlich und auch ein bisschen gruselig, was er allerdings niemals zugegeben hätte.

Der Nachmittag war heiß und stickig gewesen, der kühle Schatten und die Ruhe im Wald waren besänftigend. Er zog noch einmal an der Zigarette, fester als beabsichtigt, sein Husten polterte durch die Stille und schreckte eine Taube in der Nähe auf. Mattie drückte die Kippe aus und ruckelte unbehaglich an der rauen Baumrinde hin und her. Er war inzwischen zu spät dran, zögerte aber immer noch, nach Hause zu gehen. Vielleicht würde sie heute nicht nach ihm Ausschau halten. In den letzten beiden Wochen hatte sich etwas verändert. Sie hatte sich verändert. Sie sah anders aus, und Mattie machte sich Sorgen, da sie manchmal konfus erschien, als wäre sie selbst bei den einfachsten Tätigkeiten ihrer häuslichen Routine unsicher. Mahlzeiten standen zu spät auf dem Tisch, und zweimal hatte er sie dabei ertappt, wie sie ungewaschene Sachen in den Trockner stecken wollte. Er fragte sie ständig, ob alles in Ordnung sei, was sie immer bejahte. Mattie sah auf seine Uhr. Noch fünf Minuten, dann würde er gehen. Er holte tief Luft. Von der Zigarette war ihm etwas übel geworden. Vielleicht war es aber auch die Vorstellung, nach Hause zu gehen.

22 Mascha

Der Wald ist dunkel und kalt, Gewehrschüsse zerreißen krachend die Stille. Ich bin in der Hütte, das Häschen kauert draußen; drückt sich flach auf den Boden und macht sich möglichst klein. Ich bekomme die Tür nicht auf. Ich kratze und schabe und trete und schreie. Meine Finger bluten, meine Fingernägel brechen ab. Mein Atem geht schnell, ohne etwas zu bewirken; Angst hat die Luft dünn werden lassen. Noch ein letzter Schuss, dann ist Ruhe. Die Tür geht auf. Der Jäger hat den perfekten Schuss direkt auf den Hinterkopf gesetzt. Aber der Körper ist nicht der eines Hasen, sondern eines kleinen Jungen. Gabriel.

Und dann werde ich wach.

Die Einzelheiten meines Albtraums sind immer dieselben, doch das Entsetzen nimmt durch die Vertrautheit nicht ab. Die leuchtenden Ziffern der Uhr auf meinem Nachttisch zeigen 3.37 Uhr, und Haizums Schnarchen ist das einzige Geräusch, das die Stille durchbricht. Ich stehe auf, und er ist sofort wach und an meiner Seite. Meine Finger tasten nach seinem warmen Kopf, und er seufzt trübsinnig und leckt meine salzige Hand. Ich bin von kaltem Schweiß durchnässt, meine Schlafanzughose klebt an meinen jetzt zitternden Gliedern. Auf der anderen Seite des Treppenabsatzes steht die Tür zu Gabriels Zimmer offen, und ich kann die Silhouette des Schaukelpferds im Mondlicht sehen. Ich wünschte, es würde schaukeln. Gabriels Geist wäre besser als gar kein Gabriel. Haizum folgt mir über den Treppenabsatz und ich setze mich auf den blanken Holzboden neben das Schaukelpferd. Während ich es anstoße, schließe ich die Augen und versuche, meinen kleinen Jungen auf dem Rücken sitzen zu sehen, wobei ich das rhythmische Knarren des Schaukelns nutze, um alte Bilder heraufzubeschwören. Nicht die erstarrten Oberflächen der Fotos, sondern lebendige, atmende Erinnerungen – Filmszenen eines vergangenen Lebens. Als Gabriel starb, sammelte ich selbst die winzigsten Fetzen ein, die bewiesen, dass er hier gewesen war, und hütete sie wie Schätze. Ich fand einen halb aufgegessenen Pudding unter einem Sofakissen. Bewahrte ihn auf, bis sich eine dicke Schicht Schimmel darüberlegte und er zwischen meinen Fingern zerbröselte. Hätte ich Haizum damals schon gehabt, hätte der Pudding nie so lange gehalten. Er hat sich zu meinen Füßen niedergelassen, schiebt seinen beträchtlichen Körper jedoch unruhig auf den unbequemen Bodendielen hin und her. Schließlich lasse ich das Schaukelpferd zur Ruhe kommen. Ich bin kalt und steif, will mich aber noch nicht bewegen. Und dann höre ich es. Die rasselnden, lebhaften, fröhlichen Klänge jenes Songs von T. Rex, den ich Gabriel immer vorgespielt habe, als er noch in meinem Bauch um sich trat. »I Love to Boogie«. Den mochte ich, seitdem ich den Film *Billy Elliot* gesehen hatte. Gabriel ebenso. Sobald er stehen konnte, wackelte und kicherte er und wedelte mit den Händen, wenn er ihn hörte. Auch er tanzte gern Boogie. Ich weiß, dass die Musik nur in meinem Kopf ist, aber sie wird nicht dort bleiben. Kurz darauf bin ich unten und T. Rex dröhnt aus vier Lautsprechern. Ich wünschte nur, ich könnte mich überwinden, im Schlafanzug zu tanzen.

23

Edward war Gabriels Vater. Er ging mit mir zu den Geburtsvorbereitungen und hielt meine Haare zurück, wenn mein Kopf, von morgendlicher Übelkeit heimgesucht, in der Toilettenschüssel steckte. Edward ging unruhig auf dem Flur vor dem Kreißsaal auf und ab, in dem ich in den Wehen lag, und er war der Erste, der Gabriel in den Armen hielt und auf der Welt willkommen hieß. Er wechselte Windeln, las Geschichten vor, fütterte mitten in der Nacht und sagte mir, dass alles wieder gut würde, wenn mir vor lauter Schlafmangel schwindlig war und frisch Erbrochenes vom Baby an mir klebte. Edward war in jeder Hinsicht Gabriels Vater, nur nicht in biologischer; ein unwesentliches Detail, das für keinen von uns von Bedeutung war.

Edward ist auch der Bruder, den ich immer haben wollte, den meine Eltern aber nicht hinbekamen. Wir sind uns sehr ähnlich; beide emotional kompliziert. Nicht auf die mondäne Greta-Garbo-ich-möchte-allein-sein-Art, sondern auf eine ungeschickte, frustrierende und manchmal selbstentfremdende Weise. Zum Beispiel finden wir beide das Eingeständnis irgendeiner persönlichen Schwäche ebenso peinlich, als würde man vor Millionen von Zuschauern auf dem Weg, einen Oscar entgegenzunehmen, auf High Heels umknicken und voll aufs Gesicht schlagen. Keine Miene verziehen trifft es nicht einmal annähernd; Leichenstarre schon eher. Ich habe Edward unverhohlen und in aller Öffentlichkeit am Ende des Films *Die Eisenbahnkinder* weinen sehen. Man muss nur »Daddy, mein Daddy« in Jenny Agutters Tonfall sagen und seine Augen werden feucht. Aber vor sechs Jahren, als seine große Liebe Rupert, der fünfzehn Jahre lang sein Partner war, ihn verließ, um mit seinem Reiki-Therapeuten ein Antiquariat in Hay-on-Wye zu eröffnen, verzog Edward keine Miene, wie Prinz Charles beim Rumbatanzen. Und auch nicht, als Gabriel starb. Ertrinken ist eine stille Angelegenheit, und wir wickelten unsere Trauer fest ein in erstickende Selbstbeherrschung. Es hat den Anschein, als hätten wir unabhängig voneinander den stillen Schwur getan, nicht über unsere innere Verwüstung zu sprechen, um uns gegenseitig zu schützen. Heute glaube ich, es war ein Fehler, aber es ist eine gemeinsame, unserer gegenseitigen Zuneigung entsprungene Schwäche, die uns bindet und unsere Freundschaft so kostbar macht.

Heute treffe ich Edward zum Lunch, aber ich muss vorher noch ein paar Besuche abstatten. Die meisten Menschen fühlen sich auf einem Friedhof deplatziert, wenn sie nicht gerade an einer Beerdigung teilnehmen oder das Grab eines geliebten Angehörigen besuchen, aber er ist froh, mich hier zu treffen. Im Gegensatz zu den Viktorianern, die diesen Ort geschaffen haben, scheinen die Leute der Meinung zu sein, dass Friedhöfe makabre Orte sind, und sich auf ihnen erholen zu wollen im besten Fall gruselig, im schlimmsten eine Provokation des Schicksals. Aber vielleicht ist es die Konfrontation mit ihrer eigenen Sterblichkeit, die sie beunruhigt. Schließlich ist es die einzige Gewissheit, die uns allen gemein ist. Und wenn wir noch so fit, fabelhaft, reich, gelenkig, brillant, tapfer, lustig oder pingelig mit dem Zähneputzen sind, wir werden alle sterben. Das mag zwar nicht gerecht erscheinen, aber so ist es nun mal. Wie Thomas Grey uns in Erinnerung ruft: »Die Wege zum Ruhm führen ausnahmslos ins Grab.«

Oder vielleicht ist es die Angst vor den Toten selbst. Als ich noch klein war, haben wir sonntagnachmittags mit meinen Großeltern immer eine Spazierfahrt über Land unternommen. Immer wenn wir an einem Friedhof vorbeikamen, kurbelte mein Großvater das Fenster herunter und rief: »Irgendwelche Beschwerden?«

Er bekam nie eine Antwort und sagte, das sei ein gutes Zeichen dafür, dass die Toten ein ziemlich zufriedener Haufen seien, und als seine Zeit gekommen war, starb er friedlich im eigenen Bett ohne Schmerz und Angst.

Ich bin hier, um mehr Mitglieder meiner Familie auf der anderen Seite zu besuchen. Die strahlende Sonne steht hoch und wirft durch das Blätterdach gesprenkelte Farbschattierungen auf den Weg. Die scharfkantigen Schatten der Grabsteine bilden ein Schachbrettmuster auf dem Gras, und hoch oben am wolkenlosen Himmel segeln Schwalben und schießen herab. Haizum schreitet müßig vor mir her, schwer keuchend, die Zunge hängt ihm aus dem Mund. Die Ersten auf meiner Runde sind Charity und Edwin Guntrip, auf halbem Weg den Hügel hinauf liegen sie zusammen begraben neben einem herrlich duftenden Rosenbusch, der die warme Luft mit seinem verlockenden Aroma erfüllt. Seine Äste beugen sich unter samtenen Blüten, und ich kann nicht widerstehen, eine für einen Freund zu stehlen. Charity und Edwin hätten nichts dagegen. Das Paar war einander verbunden, und die Inschrift auf ihrem schlichten grauen Grabstein sagt mir, dass sie 1953 im Abstand von sechs Monaten im Alter von neunundsechzig und einundsiebzig Jahren starben. In ihrem Garten gediehen Blumen und Obst; weiche dunkelrosa Himbeeren, die sich an Reihen aus kerzengeraden Stöcken emporrankten; üppige schwarze Johannisbeeren, säuerliche kleine rote Johannisbeeren und dicke hellgrüne Stachelbeeren. In ihrem Schrebergarten pflanzten sie Kohl, Zwiebeln, Möhren, Stangenbohnen und ein paar neue Kartoffeln an. Charity setzte den Kessel auf den kleinen Campingkocher in ihrem Schuppen und machte Tee, während Edwin das reife Gemüse erntete; nach ihrem Tee schoben sie alles in einer Schubkarre nach Hause. Edwin lachte, weil Charity aus blauen, gemusterten Stofffetzen Vorhänge für das Fenster im Schuppen gemacht hatte; sie sagte, es sehe gemütlicher aus, und im Stillen gab Edwin ihr recht. Sie hatten einen Wellensittich namens Churchill. Ihr Grab war total vernachlässigt, als ich zum ersten Mal daran vorbeikam, aber jetzt ist es gepflegt und mit fröhlichen Ringelblumen und flatternden Petunien bepflanzt, die hoffentlich Charitys und Edwins Zustimmung finden. Manchmal plaudere ich kurz mit ihnen über meinen Garten. Ich erzähle ihnen, was Haizum ausgegraben hat, ob der Boskop-Apfelbaum Früchte trägt oder nicht (er ist ziemlich launisch), und bitte sie um Rat wegen der schwarzen Flecken auf den Rosen. Und nein, sie geben mir keinen, aber ich möchte sie gern miteinbeziehen. Heute berichte ich, dass mein Stachelbeerstrauch Blattwespen hat, und lasse sie darüber nachdenken.

Anschließend besuche ich Ezra Maltravers, weil ich nicht glaube, dass es sonst jemand tut – selbst wenn noch jemand leben würde, der ihn kannte. Ezra war ein Hochstapler, ein hoffnungsloser Glücksspieler und ein unverbesserlicher Frauenheld. Er hatte einen kecken Schnurrbart und trug einen Trilby-Hut, der für meinen Geschmack etwas zu sehr glänzte. Seine Augen waren zu schmal für einen Gentleman, und seine Lippen waren zu feucht. Lady T liefert eine Liste von Verhaltensweisen unter der Überschrift »Fehlerhaftes Benehmen«, dazu gehört »unerfreulichen persönlichen Schrullen frönen«. Das hat Ezra bestimmt getan. Er ist mittellos und allein gestorben. Ich besuche ihn, weil er auf seinem Totenbett vielleicht bereut hat, aber niemand da war, um es zu hören. Ich besuche ihn, weil niemand perfekt ist und weil er einen tollen Namen hat. Ich hoffe nur, es stellt sich am Ende nicht heraus, dass er ein Handelsreisender mit quer gekämmten grauen Strähnen über der Glatze, Regenmantel und Thermosflasche war. Sie fragen sich vielleicht, woher ich alle diese Details über meine Familie auf der anderen Seite weiß. Die schlichte Wahrheit ist, dass ich nichts weiß. Was ich also nicht weiß, erfinde ich, obwohl ich mir nicht sicher bin, ob das als echte Fremdenführerin noch erlaubt wäre.

Mein letzter Besuch für heute gilt Rose. Rose hat Geburtstag, weshalb ich ihr einen kleinen Briefbeschwerer aus Glas mitgebracht habe, der eine perfekte hellrosa Rosenblüte enthält. Die Rose im Briefbeschwerer ist Rose Hannah – so stelle ich es mir vor –, die nie die Chance hatte aufzublühen. Vielleicht haben sich Rose Hannah und die kleine Marie gefunden, und sie hüpfen mit den anderen Engeln zusammen auf dem Trampolin. Rose Hannah Shakespeare, »Doll«, starb 1899 im Alter von vier Jahren – »Auf tragische Weise ertrunken«.

Auf welche Weise auch sonst? In vielen Ländern zählt Ertrinken auch heute noch zu den häufigsten Todesursachen bei Kindern. Nur ein paar Zentimeter Wasser sind nötig. Kinder können in Badewannen, Eimern und sogar Toiletten ertrinken.

Roses Grabstein war dick mit Efeu überwuchert und beherbergte mehr als dreißig Schnecken, als ich ihn entdeckte. Zehn Minuten brauchte ich, um zu schneiden und Schnecken umzusiedeln, bis ich einen schönen Grabstein aus weißem Marmor freigelegt hatte, verziert mit eingemeißelten Tauben und Rosen und beschriftet mit den Worten »Unsere kostbare Tochter ›Doll‹ – entsetzlich vermisst, aber liebevoll in Erinnerung behalten«.

Edward und ich haben eine Lieblingsbank für unseren Lunch. Sie befindet sich oben auf dem Hügel, auf dem der Friedhof errichtet ist, und bietet eine wunderbare Aussicht auf den Park, die Stadt und die Landschaft dahinter. Die Gräber hier liegen weit auseinander und gehören zu den ältesten auf dem Friedhof. Die Inschriften vieler Grabsteine kann man nicht mehr lesen, und manche Steine neigen sich ziemlich trunken nach vorn, nach hinten oder zur Seite, weshalb wir diesen Bereich liebevoll das »Feld der Trunkenheit« nennen. Ich frage mich manchmal, ob seine Bewohner ebenso schief liegen und sich an den Rand ihrer Särge klammern – ob nun aus Hartnäckigkeit oder Verzweiflung, kann ich nie entscheiden.

Edward hat seinen Platz schon eingenommen und sonnt sich, während wir über die Wiese auf ihn zugehen. Er sieht in himbeerfarbener Weste und mit tadellosem Panamahut sehr elegant aus. Haizum ist hocherfreut, Lord Byron zu treffen, und reißt mich beinahe zu Boden in seiner Begeisterung, ihn zu begrüßen. Edward schenkt mir ein Lächeln und nimmt kurz meine Hand, als ich mich neben ihn setze. Ich reiche ihm die Rose, die ich gestohlen habe. Er hat Sandwiches mit Ei und Mayonnaise für uns vorbereitet und kaltes gebratenes Hühnchen (biologisch, freilaufend und in einer Umgebung aufgezogen, die vom Tierschutzverein und den Hühnern genehmigt wurde) für Haizum und Lord Byron. Ich reiche ihm eine Serviette; eine ordentlich gestärkte weiße Leinenserviette, immer eingedenk der von Lady T aufgestellten Verhaltensregeln, die Papierservietten ganz bestimmt nicht für gut befunden hätte.

»Ich habe zwei Bitten an dich.«

Edward wirkt ungewöhnlich ernst, und mich überkommt ein kalter Schauer, als wäre die Sonne hinter einer Wolke verschwunden. Doch schon bald blitzen seine kühlen grünen Augen wieder schelmisch auf, und ich bin beruhigt.

»Spuck's aus. Aber eins sage ich dir gleich, ich schlafe weder mit Schwulen noch werde ich dir eins meiner Kleider leihen.«

Edward zieht verächtlich eine Augenbraue hoch, beißt in sein Sandwich und schüttelt beinahe unmerklich den Kopf. Ich wünschte, ich könnte die Augenbraue ebenso gekonnt hochziehen. Ich habe es vor dem Spiegel probiert, aber er ist um Längen besser als ich.

»Du schmeichelst dir in beiderlei Hinsicht.«

Ich versuche mich an der verächtlichen Augenbraue, schaffe aber nur einen Lachanfall, den Mund voll Eiersandwich. Alles andere als elegant, und keinesfalls von Lady T empfohlen.

»Ich hätte gern, dass du mich zu einer erstaunlich haarsträubenden Inszenierung von *Der Mikado* begleitest.«

»Warum? Ich meine, warum gehst du hin, wenn es erstaunlich

haarsträubend ist? Und warum willst du es mir dann *auch* noch aufbürden?«

»Ich unterstütze einen guten Freund, der die Rolle des Oberhofscharfrichters spielt. Er sagt, es sei die schlimmste Inszenierung seit eh und je und dass mit Sicherheit faule Eier und Obst fliegen werden. Er sehnt sich nach einem freundlichen Gesicht im Publikum. Dafür brauche ich eine gute Freundin, die mich bei einer unweigerlich qualvollen Erfahrung unterstützt und mich, wenn nötig, am Ende wiederbelebt.«

»Es wäre mir eine große Freude.«

Ich bin versucht zu fragen, wer der Freund ist, aber ich kenne Edward. Wenn er freiwillig keine Information preisgibt, dann hat er für gewöhnlich einen guten Grund dafür. Jedenfalls werde ich es früh genug herausfinden.

»Soll ich meinen besten Kimono anziehen?«

Zwar kann ich ihn nicht nach seinem Freund fragen, aber eine kleine Hänselei gestatte ich mir. Edward macht wieder die Augenbraue, kann aber den Anflug eines Lächelns auf seinem sonnengebräunten Gesicht nicht unterdrücken.

24

Die hochfliegenden Töne des »Lacrimosa« aus Mozarts *Requiem* sind eine recht eigenartige Begrüßung, als ich durch die Eingangstür in die Praxis trete und Haizum geradewegs in mein Zimmer führe. An diesem Morgen habe ich keine Patienten, und Haizums kummervolle Blicke haben mich erweicht, und so leistet er mir Gesellschaft, während ich langweiligen, aber wichtigen Papierkram aufarbeite.

Ich überlasse es Haizum, die Kissen auf dem Sofa neu zu ordnen, und kehre ins Wartezimmer zurück, um Helen zu begrüßen. Ihre Musikwahl sagt mir, dass sie nicht allein ist. Eine unangenehme Frau namens Mrs Sweetie sitzt dort und entspricht dem genauen Gegenteil ihres Namens. Nicht unbedingt höflich zur »Empfangsdame«, hält sie sich immer kerzengerade und sieht aus, als steige ihr ein nach Fischeingeweiden stinkender Furz in die Nase. Sie hat ein unvorteilhaftes Gesicht, das auch durch kalte Augen und dünne Lippen nicht freundlicher wird. Ständig zieht sie eine Schnute, als wollte sie jemanden oder etwas kritisieren. Sie ist eine Patientin von Fennel, und Fennel ist ihr genehm. Der Grund für »Lacrimosa« ist Mrs Sweeties Pelzhut. Echtes Fell von ermordeten Tieren. Sie trägt ihn das ganze Jahr über. Im Herbst und im Winter verbindet sie ihn mit einem kamelhaarfarbenen, langen Wollmantel mit Pelzkragen. Im Frühling und im Sommer trägt sie ihn zu schön geschnittenen, glänzenden Baumwollkleidern, die sie gekonnt so arrangiert, dass sie schlecht sitzend und hässlich aussehen. Ich vermute, sie trägt den Hut auch zum Badeanzug, wenn sie auf der Terrasse ihrer neu erstandenen Villa in Südfrankreich liegt. Sie erzählte einer angemessen ehrerbietigen Fennel alles darüber, die es uns ihrerseits weitersagte. Wir waren nicht annähernd so beeindruckt, wie es von uns erwartet wurde.

Helen meint, alle, die echten Pelz tragen, sollten zur Strafe eingesperrt, skalpiert und gezwungen werden, eine Variation von gemischten Exkrementen zu essen. In Ermangelung des entsprechenden Strafgesetzes unterwerfen wir Mrs Sweetie jedoch musikalischer Folter, obwohl ich vermute, dass ihr die Ironie dieses speziellen Stücks verborgen bleibt. Helen dreht die Musik lauter. Fennel folgt mir ins Wartezimmer und führt Mrs Sweetie mit sich fort wie ein besorgter Collie, der ein verirrtes Schaf einsammelt. Helen legt eine andere CD ein.

»Sie kam heute zwanzig Minuten zu früh, deshalb habe ich andauernd den Wiederholungsknopf auf dem CD-Player gedrückt. Meinst du, sie hat es gemerkt?«

»Schwer zu sagen. Sie hat nicht sehr munter ausgesehen, allerdings wirkt sie auf mich immer so, als hätte sie eine Wespe verschluckt.«

Ich erzähle Helen von meinem Lunch mit Edward und unserer bevorstehenden Verabredung.

»Und, wer ist dieser ominöse Freund?«

Bevor ich antworten kann, klingelt das Telefon, und Helen braucht die nächsten zehn Minuten, um einen Termin für einen neuen Patienten zu vereinbaren. Je länger es dauert, sich auf einen geeigneten Tag und die Uhrzeit zu einigen, umso spitzer wird Helens Tonfall. Nach acht Minuten beißt sie die Zähne zusammen und hat an zwei Bleistiften die Spitzen abgebrochen. Schließlich feuert sie ihren Gnadenschuss ab.

»Vielleicht kommen wir besser voran, wenn Sie Ihren Mann bitten, persönlich Kontakt mit uns aufzunehmen. Dann haben wir die Chance, einen Termin zu vereinbaren, den er auch einhalten kann. Vermutlich verfügt er über genügend Grundkenntnisse, ein Telefon ohne Hilfe bedienen zu können, und hat wenigstens einen voll einsatzfähigen Finger?«

Helen trennt nach dem ersten Satz die Verbindung, aber ich frage mich, ob ihre mentale oder manuelle Geschicklichkeit sie nicht eines Tages im Stich lässt und ein ahnungsloser Patient den unzensierten Zorn ihrer gelösten Zunge mitbekommen wird. Sie schaut mich mit hochgezogenen Augenbrauen an.

»Und?«

»Ich habe wirklich keine Ahnung. Und du weißt doch, wie Edward ist. Er hat diesen Frag-nicht-Ausdruck. Aber ich habe auf jeden Fall den Eindruck, dass es wichtiger für ihn ist, als er zugibt. Ich bin wirklich neugierig und kann den großen Abend kaum erwarten.«

Helen spitzt die Bleistifte.

»Gut, ich will alles darüber wissen.«

Georgina schreitet ins Wartezimmer und nimmt den Stapel Patientenakten an sich, den Helen für sie vorbereitet hat. Sie blättert sie durch, wobei sich ihre Miene bei jedem Namen und dem dazugehörigen Behandlungsgrund verändert.

»Gar nicht mal schlecht heute. Nur ein Stinker, und ein armer alter Kerl, dessen Sack und Rute auf der Behandlungsliege immer seitlich aus seinen Boxershorts herausfallen. Du meine Güte, er ist Mitte achtzig und sollte inzwischen lange Unterhosen tragen.«

Als Haizum Georginas Stimme vernimmt, schleicht er sich ins Wartezimmer, um sie zu begrüßen. Er weiß genau, dass das Wartezimmer für ihn absolut verboten ist, aber er kann einfach nicht der Versuchung einer Frau widerstehen, die immer Kekskrümel in der Tasche hat und deshalb äußerst anbetungswürdig ist. Die Kekse sind für Moriarty, aber Haizum schafft es für gewöhnlich, ein paar zu schnorren, wenn er Georgina einen schmachtenden Blick zuwirft und ganz leicht, aber durchaus einnehmend mit dem Schwanz wedelt.

»Guten Morgen, du prachtvolles Geschöpf.«

Georgina bückt sich, umarmt ihn stürmisch und belohnt seine Mühen mit ein paar großen Stücken Vollkornkeks.

»Übrigens, Marion ist wieder weggelaufen, also haltet die Augen auf. Und«, damit wendet sie sich an Haizum, »wenn du sie findest, friss sie nicht. Sie schmeckt nicht.«

Ich habe für Spinnen, die größer sind als eine Rosine, nicht unbedingt eine Schwäche, ziehe mich mit Haizum in mein Zimmer zurück und überlasse Helen, bewaffnet mit Kehrschaufel und Handfeger, die Suche nach der flüchtigen haarigen Marion.

25

Haizums Schnarchen ist so laut, dass es Tote aufwecken könnte, und mir wird plötzlich bewusst, wie still es in meinem Zimmer ist. Die letzte Stunde habe ich so getan, als beschäftigte ich mich mit wichtigem Papierkram, aber in Wahrheit habe ich ein prächtiges kleines Buch über die Geschichte der Friedhöfe in Großbritannien gelesen, hin und wieder eine Pause eingelegt, um im Geiste die Gästeliste für meine Phantasie-Wochenendparty auf einem prächtigen Herrensitz auf dem Land durchzugehen. Es ist eine neue Phantasievorstellung, noch im Anfangsstadium, und ich wäge gerade die Präsenz von Jeremy Paxman ab – spielerischer Geist, aber eingebildet –, als mir die Stille auffällt. Haizums Kehlkopfgymnastik hat meine Träumereien den ganzen Morgen begleitet, und jetzt herrscht absolute Stille. Und ich habe so ein dumpfes Gefühl, es könnte *die* Stille sein.

Stimmt.

Ein ohrenbetäubender Schrei von Helen, gefolgt von gedämpftem Bellen und dem wilden Rutschen von Klauen über den gefliesten Boden im Flur verwandelt meinen Verdacht in Gewissheit. Ich schließe mich Helen bei der Verfolgung des äußerst erregten Haizum an, der im Kreis rennt, hurtig (Wort des Tages – *sehr schnell*), durch das gesamte Parterre mit etwas Grauem, Pelzigem im Maul.

»Ich glaube, der Mistkerl hat ein Eichhörnchen gefangen!«, keucht Helen. »Es muss durch den Schornstein gefallen sein.«

Helens Theorie von dem Eichhörnchen in der Rolle des Weihnachtsmannes überzeugt mich nicht unbedingt. Wir drängen Haizum im Wartezimmer in die Ecke. Er hat die Kiefer fest um seine pelzige Beute geschlossen und schaut uns aufgeregt an. Er überlegt sich seinen nächsten Schachzug.

»Haizum! Aus! Lass los! Sitz, verdammt noch mal!«

Ich hätte einen perfekten Stabsfeldwebel abgegeben. Ich könnte schwören, dass auch Helen kurz davor war, sich zu setzen. Haizum, der meinen Tonfall als den erkennt, mit dem ich Versicherungsmaklern, die mir ungebeten am Telefon etwas aufschwatzen wollen, eine Variation von »Verpiss dich!« entgegenschleudere, gehorcht mir aufs Wort. Leider hat er Helen mit seinen Eskapaden beim Füttern der Fische gestört. Der Deckel vom Aquarium ist noch offen, und Haizum lässt Mrs Sweeties Hut ins Wasser fallen. Innerhalb von dreißig Sekunden hat Haizum sich in Helens Augen von einer Nullnummer in einen Helden verwandelt – vom ruchlosen Eichhörnchenmörder zum Pelztierschützer. Helen und ich prusten los wie zwei Teenager über ein Foto von ihrem Vater in Unterhose, das sie bei Instagram gepostet haben. Mrs Sweeties Hut schwimmt jetzt im Aquarium wie eine hässlich mutierte Seeanemone; Haizum sitzt daneben und sieht so eingebildet aus wie Jeremy Paxman.

»Komm schon, Helen, krieg dich wieder ein! Wir müssen ihn herausholen, bevor er die Fische verschreckt.«

Noch mehr hilfloses, hysterisches Gelächter, das sämtliche Gliedmaßen verrenkt, den Atem raubt und Tränen in die Augen treibt, bis der ganze Körper weh tut. Nach einigen Fehlversuchen bekommen wir uns so weit in den Griff, dass es uns gelingt, den Hut mithilfe von Helens Lineal aus dem Wasser zu fischen. Der sieht jetzt aus wie eine ertrunkene Ratte.

»Gut, wir haben zwanzig Minuten, bis ihre Behandlung zu Ende ist. Hat Georgina einen Föhn?«

Helen schaut mich ungläubig an.

»Hat die Queen einen Balconette-BH? Sei nicht albern. Sieht Georginas Frisur jemals so aus, als hätte sie eine Bürste, ganz zu schweigen von einem Föhn?«

»Na ja, die Queen hat garantiert einen Balconette ... aber schon gut.«

Ich schicke Helen ins Nachbarhaus, um sich dort einen Föhn zu leihen, und mache mich daran, das überschüssige Wasser aus dem Hut zu entfernen, wringe ihn abwechselnd über dem Waschbecken aus und schleudere ihn im Kreis über meinem Kopf. Etwa so, als trocknete man Kopfsalat in einem Geschirrtuch, falls man keine dieser Salatschleuderdinger aus Plastik besitzt. Helen kommt dank unseres achtzigjährigen Nachbarn mit einem ziemlich antik aussehenden Föhn in Rosa zurück – der Farbe der von der staatlichen Versicherung bezahlten Kinderbrillengestelle aus den Sechzigerjahren. Ein Funkenregen kommt aus der Steckdose, als wir den Stecker einstöpseln, und der Luftstrom, den der Föhn von sich gibt, ist nicht kräftiger als der letzte Atemzug eines Sterbenden und riecht genauso übel. Doch schließlich ist aus der ertrunkenen Ratte wieder ein etwas feuchter Pelzhut geworden, und wir hängen ihn gerade noch rechtzeitig an den Mantelständer in der Diele. Ein ziemlich durchdringender Duft wabert durchs Parterre, eine eigenartige Mixtur aus nassem Fell, Fisch und Angebranntem, aber wir haben keine Zeit mehr, etwas dagegen zu unternehmen. Wir können nur so tun, als wäre er nicht vorhanden.

»Hier riecht es aber komisch.«

Mrs Sweetie marschiert ins Wartezimmer und wird ausnahmsweise einmal (und ich vermute, es wird bei diesem einen Mal bleiben) mit einem strahlenden Lächeln von Helen empfangen, die ihr Geld entgegennimmt und mit aalglatter Höflichkeit den nächsten Termin vereinbart. Helen und ich spähen durch die offene Tür des Wartezimmers und sehen zu, wie Mrs Sweetie ihren Hut vom Ständer nimmt und vor dem Spiegel aufsetzt. Immer wieder schnüffelt sie, rätselt über den eigenartigen Geruch, der in der Diele anscheinend stärker ist, aber ansonsten ist sie offenbar auch nicht klüger. Wir tauschen einen verschwörerischen, triumphierenden Blick, unterdrücken ein Kichern und begeben uns auf eine Tasse Tee in die Küche. Gerade als ich das Wasser aufsetze, ertönt ein markerschütternder Schrei.

Mrs Sweetie hat Marion auf einer der ledigen Tanten gefunden. Hurra!

26

Das zarte Häuflein aus Fleisch und Federn, das ich in den Händen halte, ist noch warm. Aber der Körper ist schlaff, nicht das leiseste Lebenszeichen.

Ich war auf dem Weg durch den Park zum Café, als ich eine unangenehm vertraute Gruppe auf mich zukommen sah. Haizum war an dem Tag nicht bei mir, um als Personenschützer zu dienen, und es war offensichtlich, dass ihr Anführer etwas zu sagen hatte. Ich hielt seinem Blick stand und versuchte, die Wut, die wie Galle in mir aufstieg, in Schach zu halten. Der Anblick seiner toten Fischaugen und sein arrogantes Grinsen, als er über die Wiese schlenderte, reichten aus, um in mir den Wunsch aufkommen zu lassen, ihn zu schlagen.

Ich vergrub meine Hände tief in den Taschen.

Bis er mir das tote Entenküken gab.

»Ich hab' da was für dich. Es gehört deiner Freundin – dieser Idiotin, die Vögel füttert. Dachte, du könntest es ihr zurückgeben.«

Ich war überrumpelt. Kurz bevor mein Hirn sich einschaltete, streckte ich die Hand aus. Als die Flaumfedern über meine Haut strichen, wusste ich genau, was er getan und was ich in der Hand hatte. Das Pack schwachsinniger Halbstarker johlte und lachte, doch ihr Anführer war still und grinste wie Jack Nicholson in *Shining*. In dem Moment vereinte er alles in sich, was ich verabscheue. Ich berührte ihn nicht. Ich sagte nichts. Aber ich trat so nah an ihn heran, dass ich seinen warmen Atem auf meinem Gesicht spürte. Nah genug, um ein Aufflackern von Angst in diesen toten Augen zu sehen. Ich wollte ihn wirklich umbringen, spuckte ihm stattdessen aber ins Gesicht und ging.

Ich habe das Entenküken zum Friedhof gebracht, und jetzt weiß ich nicht, was ich tun soll. Ich sitze auf einer Bank und starre auf den winzigen toten Körper, der sich in meine Handfläche schmiegt, vergieße schluchzend heiße, wütende, beschämende Tränen. Die Wunde, die nie richtig verheilt war, ist ein Stück weiter aufgerissen. Ich konnte das Entenküken ebenso wenig retten wie meinen Gabriel. Ich weine, bis meine Augen rot sind, meine Nase wund ist und mein Herz schmerzt. Dann höre ich auf und brülle »Scheiße!« aus vollem Hals, bis ich mich ein wenig besser fühle (und einer der Friedhofswärter mich hört und besorgte Blicke in meine Richtung wirft). Schließlich bringe ich das Entenküken zu dem besonderen Engel und lege es in seine Hände. Ich weiß, dass es diese Nacht von einem Fuchs gefressen wird, oder auch von den Krähen, aber ich mache es für mich; es ist irgendwie netter und respektvoller, als es auf dem Boden liegen zu lassen oder in einen Abfalleimer zu werfen. Der Friedhof ist fast menschenleer, und zwei Eichhörnchen jagen einander um die Grabsteine in der Nähe des Eisentors. Ihre dicken, buschigen Schwänze zucken vor Aufregung, und eins von ihnen schießt einen Baumstamm hoch, das andere hinterher. Ihre Krallen schaben über die Rinde, während sie wild auf und ab hetzen, rennen, springen und schaukeln; nur aus Spaß, nur weil sie es können.

Während ich durch den Park nach Hause gehe, sammeln sich Sallys Krähen auf der Wiese in freudiger Erwartung ihrer Abendmahlzeit, und auf einmal habe ich das dringende Bedürfnis, Sally zu treffen. Auch wenn sie heute durcheinander sein sollte, möchte ich neben ihr stehen. Ich möchte den Trost spüren, den ihre Anwesenheit spendet. Haizum und ich haben sie zwar vor dem

Jungen mit den Fischaugen gerettet, aber sie gehört im Leben bestimmt nicht zu den Opfern. Ich habe das Gefühl, dass sie viel schrecklichere Dämonen eigenhändig besiegt hat und noch immer jeden Tag über sie triumphiert. Ich weiß nichts über sie, aber ich weiß, welches Gefühl sie mir vermittelt. Sicherheit. Zugleich aber auch einen eigenartigen Wagemut. Sie gibt mir Kraft.

Ich höre sie, bevor ich sie sehe. Sie singt. »Amazing Grace«. Die Krähen zu meinen Füßen springen und schubsen einander, als sie Sally kommen sehen. Es ist zu warm für ihren weiten Mantel, heute trägt sie einen gestreiften Blazer zu einem blauen Samtkleid und ihren üblichen roten Schuhen. Sie lächelt, als sie mich sieht, und reicht mir die Tüte mit Brot.

»Du fütterst die Scheißer, und ich liede mein Sing zu Ende«, sagt sie. Und so bekommen die Krähen und ich ein Ständchen gesungen, während ich Brot ins Gras werfe. Sally singt nicht leise für sich selbst oder auch nur für mich und die Krähen. Sie trällert in die Welt hinaus – zumindest in den Park – und schleudert die Melodie mit ungenierter Freude in die Luft. Passanten gaffen, manche zeigen sogar mit dem Finger auf sie und kichern, aber das kümmert Sally nicht. Mich auch nicht. Ich bin nicht einmal wütend auf die Leute. Mir tun sie leid, weil sie eine Spinnerin sehen, während ich eine Wonder Woman vor mir habe. Ich bin stolz und dankbar, bei ihr zu sein.

27 Alice

Alice widerstand der Versuchung, das Radio zu packen und quer durch das Zimmer zu schleudern. Aber nur knapp. Den Aufprall auf dem harten Boden zu hören und zu sehen, wie es zerbrach und seine blechernen Innereien ausbluteten, wäre für einen Augenblick sehr befriedigend gewesen, aber sie hatte kaum die Kraft, es anzuheben. Die kecke Titelmelodie von *The Archers* erschien ihr heute so penetrant und lästig wie eine Auto-Alarmanlage. Sie versuchte, Matties Abendessen zu kochen, doch es bedeutete schon eine enorme Anstrengung, einfach nur den Deckel zu durchbohren und das Paket in die Mikrowelle zu schieben. Auf der Pappschachtel stand »Nudelauflauf mit Thunfisch und Tomate«, aber der Inhalt sah eher aus wie Kotze. Sie musste es wissen, dachte sie schuldbewusst. Sie hatte in letzter Zeit genug davon gesehen. Sie starrte auf die Zubereitungsanleitung, die auf der Seite der Schachtel in winzigen Buchstaben aufgedruckt war. »Zubereitung« war eine ziemlich hochtrabende Beschreibung für etwas, das eigentlich schlicht »Aufwärmen« war, dachte sie und driftete im Geiste ab von ihrer Aufgabe, wie so oft in letzter Zeit.

Ein hungriger Mattie kam in die Küche und musste feststellen, dass sie mitten im Raum stehen geblieben war und auf die Pappschachtel starrte. Sein Magen drehte sich um, aber nicht vor Hunger. Vor Angst?

Sie hatte sich an dem Tag nicht einmal die Mühe gemacht, sich anzuziehen, und trug noch immer ihren Schlafanzug und einen alten Pullover.

»Mum?«

Sie schaute ihn leicht verwirrt an, als erkenne sie sein Gesicht, könne ihm aber keinen Namen zuordnen.

»Alles in Ordnung, Mum?«

Der Klang seiner Stimme holte sie anscheinend zurück in ihre gemeinsame Realität. In ihre Küche, in der das Abendessen wieder einmal zu spät fertig wurde.

»Natürlich ist alles in Ordnung«, fuhr sie ihn schuldbewusst an, als wäre sie bei etwas Verbotenem erwischt worden.

»Soll ich den Tisch decken?«

Matties Stimme war leise und klang geduldig; eine Eiertanzstimme.

Alice nickte, als sie die Mikrowellentür schloss und mit dem Finger auf die Knöpfe für die Zeitschaltung hämmerte. Von dieser einfachen Aufgabe erschöpft, ließ sie sich auf den nächsten Stuhl fallen und sah zu, wie Mattie Teller und Besteck auftrug. Alice hatte nicht die Absicht, etwas zu essen, aber sie konnte Matties Proteste nicht aushalten, wenn sie es zugab. Er beobachtete die Mikrowelle und seine Mutter, als wären sie beide Granaten, die ihre Zünder verloren hatten. Das Essen war länger in der Mikrowelle, als vorgeschrieben war, und Alice schien es vollkommen vergessen zu haben. Das Pingen der Zeitschaltuhr brachte es ihr in Erinnerung, und sie stand unbeholfen auf.

»Setz dich, mein Schatz«, sagte sie mit mattem Lächeln zu Mattie. »Dein Essen ist fertig.«

Doch als Alice die Tür der Mikrowelle öffnete, waberte eine Rauchwolke in die Küche und setzte den Feueralarm unter der Decke in Gang. Der geronnene Inhalt des Kartons war mit einer knusprigen, blubbernden, nicht essbaren Kruste überzogen. Sie zog mit bloßen Fingern die heiße Schachtel heraus, ließ sie fallen, und auf dem schmuddeligen Linoleum entstand eine Lache.

Alice heulte auf, trat gegen die Schachtel, wobei Fisch- und Tomatenbröckchen auf sämtliche Oberflächen spritzten, und sank zu Boden. Sie umfasste ihre Knie, brach in Tränen aus und begann, sich zu wiegen.

Eine halbe Stunde später hatte Mattie das Chaos beseitigt, sich sein Essen selbst gemacht und Alice mit einem Becher Pfefferminztee vor den Fernseher gesetzt. Er nahm mit einem Tablett neben ihr Platz, und als er sich Bohnen auf Toast schmecken ließ, stieß er sie sanft mit dem Ellbogen an und grinste, als sie sich ihm zuwandte.

»Mach dir nichts draus, Mum. Ich mochte das Thunfischzeug sowieso nicht. Das sah ein bisschen wie Kotze aus, finde ich.«

28 Mascha

Elvis sitzt in der ersten Reihe und trägt ein weißes Smokingjackett, einen rosa Seidenschal, seine übliche Kappe und, wenn ich mich nicht sehr irre, einen Hauch glitzernden Lidschatten. Endlich ist der große Abend da, und Edward und ich sitzen ein paar Reihen hinter Elvis auf den ziemlich unbequemen Stühlen unseres Stadttheaters. Das Gebäude ist im Sommer muffig und im Winter zugig. Der Parkplatz ist schauderhaft und die Bar winzig, aber wir lieben es und wissen außerdem, dass im Zeitalter riesiger Flachbildschirme Provinztheater ebenso regelmäßig schließen wie Dorfpostämter, und wir können von Glück sagen, dass wir es haben.

Laut Programm, das ich Edward bat zu kaufen, wird die Rolle des Ko-Ko, des Oberhofscharfrichters von Titipu, von Marcus McMinn gespielt. Ach – das ist also Edwards »guter Freund«. Ich bin echt gespannt. Es handelt sich um eine Amateurinszenierung, und *Der Mikado* eignet sich perfekt für glorreiche Katastrophen aller Art, die Laiendarsteller produzieren können. Ich bin total neugierig auf den ominösen Marcus und frage mich beiläufig, was genau Elvis hier macht. Ich hatte ihn nicht für einen Fan von Gilbert und Sullivan gehalten. Edward, der heute Abend besonders gut aussieht, wirkt auch ein wenig nervös. Ich ergreife seine Hand und drücke sie, und er schenkt mir ein dankbares Lächeln.

Ich habe keine Ahnung, was hier vor sich geht, aber wie immer, wenn ich unsicher bin, denke ich an Lady T und entscheide mich heute Abend für absolute Diskretion und liebenswürdiges Auftreten. Daher lächle ich und stelle keine Fragen. Was es auch sein mag, es ist wichtig für Edward, und Edward ist wichtig für mich.

Die Lichter gehen aus und im Publikum herrscht erwartungsvolles Schweigen, akzentuiert durch vereinzeltes nervöses Kichern. Das Orchester setzt ein – zwei nicht gestimmte Geigen, eine Klarinette, ein Klavier, ein paar Trommeln, eine Triangel und – oh Wunder –, unglaublich aber wahr, ein Didgeridoo. Wenn ich jetzt anfange zu kichern, werde ich die Kontrolle über meine Blase verloren haben, noch ehe der erste Akt zu Ende ist, daher grabe ich meine Fingernägel in meinen Arm, beiße mir auf die Unterlippe und starre geradeaus. Mit »liebenswürdigem Auftreten« habe ich mir die Messlatte vielleicht etwas zu hoch gehängt. In diesem Moment wäre ich schon damit zufrieden, mich nicht vollends zu blamieren. Die Scheinwerfer gehen an und beleuchten ein Szenenbild, das aussieht wie der Empfangsbereich eines Chinarestaurants. Die Kulisse ist schlicht, eine Holzwand zu beiden Seiten, die mit ziemlich merkwürdig geformten Pagoden bemalt ist, und Männer und Frauen, die Reishüte tragen und mit Essstäbchen winken.

Zwei Japanerinnen in ihren mittleren Jahren mit sehr schwarzen, schräg stehenden Augen und sehr rosenroten Lippen schlurfen in hölzernen Plateau-Flipflops auf die Bühne. Sie tragen weite Kimonos aus billigem Vorhangstoff und schwarze Perücken, die aussehen wie Hüte aus Haaren. Sie bringen verschiedene Requisiten auf die Bühne, darunter einen Baum, einen Busch und eine Bank, wenden sich dem Publikum zu und zeigen mit beiden Händen wie die Assistenten eines Zauberers auf den jeweiligen Gegenstand. Ich rechne schon fast mit einem »Ta-da!«. Der Regisseur dachte offenbar, dies sei ein geschicktes dramaturgisches Mittel, das Stück zu eröffnen. In Wahrheit sieht es einfach nur aus, als hätten sie die Requisiten vergessen.

Endlich ist alles aufgebaut und der Männerchor tritt auf. Diese Männer tragen grellbunte Morgenmäntel aus Nylon, die genug Statik für das gesamte Überlandleitungsnetz enthalten, Schlumpfmützen und Sandalen mit Klettverschlüssen. Sie führen etwas wie einen Holzschuhtanz auf (ohne Holzschuhe) und singen ein wenig, aber ich wage kaum hinzusehen, da ich schon wieder Mühe habe, nicht zu lachen. Manche können offensichtlich nur singen oder tanzen, nicht beides gleichzeitig, weshalb die Vorführung etwas zerfahren ist. Edward kommt mit der Selbstbeherrschung etwas besser klar, aber ich sehe, dass seine Mundwinkel zu zucken beginnen, und seine Hände packen die Armlehnen so fest, dass seine Fingerkuppen weiß werden. Am Ende der Gesang-und-Tanz-Nummer applaudiert das Publikum ziemlich überschwänglich. In ihrer Anleitung für angemessenes Benehmen im Theater merkt Lady T an, dass »unüberlegtes Klatschen nicht nur störend ist, sondern ein Zeichen dafür, dass der Übeltäter ein schlechtes Urteilsvermögen besitzt«; ich vermute hingegen, dass viele Zuschauer verzweifelt versucht haben, hysterisches Gelächter zu unterdrücken, und jetzt die Gelegenheit ergreifen, die Anspannung zu lockern und sich für die nächste Szene zu wappnen. Ich bete nun, dass Edwards Freund ihm zuliebe – und auch mir zuliebe, meine Liebenswürdigkeit hängt am seidenen Faden – es als Ko-Ko besser anstellt als seine Vorgänger. Der Chor der Schulmädchen, der auf die Bühne kommt, trägt nicht dazu bei, meine Beherrschung zurückzugewinnen. Das Alter der »Mädchen« rangiert von postmenopausal bis zu einer Greisin, die fast schon post mortem ist. Zwei rüstigere Chorsängerinnen helfen ihr diskret über die Bühne. Auch diese Damen tragen kitschige Kimonos aus Vorhangstoff, Haarhüte und Plateau-Flipflops (bis auf die Greisin, die hat ihre Pantoffeln im Schottenmuster anbehalten). Eines der »Mädchen« hat etwas mehr Lippenstift als die anderen aufgetragen, und ihr Kimono hat einen ziemlich vulgären Seitenschlitz. Allem Anschein nach nutzt die Darstellerin jede Gelegenheit, um vor Elvis in der ersten

Reihe hin und her zu flattern und zu tänzeln. Es ist die brillante Sex-Sirene aus dem Eckladen, und so wie es aussieht, sind Elvis und sie jetzt ein Paar.

29

Vergiss Yum-Yum, sieht für mich eher nach Big Bum aus.«

Während der Pause trinken wir Wein im Hof des Theaters und lassen die Vorstellung noch einmal Revue passieren. Edward ist sichtlich amüsiert.

»Also, Edward, ich glaube, du bist ein bisschen ungerecht. Die Kimonos haben am Po alle so etwas wie eine Turnüre.«

»Bei ihr sitzt da wohl eher das Hinterteil eines Tourneebusses, meinst du nicht?«

Unwillkürlich muss ich lachen. Die Inszenierung war bisher sehr unterhaltsam, aus den falschen Gründen; die selbstgemachten Kostüme, kreiert von einer pensionierten Handarbeitslehrerin mit einem Überschuss an Vorhangstoff und einem Schlumpffetisch; das wunderliche Orchester und, sehr denkwürdig, Elvis' neueste Flamme. Ich habe im Programm die Namen der Sängerinnen im Schulmädchenchor nachgesehen. Es kann nur Kitty Muriel Peachey sein.

»Ko-Ko ist ganz gut. Ziemlich attraktiv.«

»Mmm ...«

Edward ist damit beschäftigt, eine Zigarette in seine Spitze zu bekommen, und wird ein wenig rot. Ko-Ko war tatsächlich eine Offenbarung. Er sieht nicht nur gut aus, sondern ist als Darsteller ebenso begabt wie charismatisch. Auf jeden Fall trägt er diese Inszenierung im Alleingang (mit etwas Unterstützung von Kitty). Edward zündet seine Zigarette an und nimmt einen tiefen Zug. Er bläst zwei perfekte Rauchringe aus und lächelt, und als ich in seine funkelnden Augen schaue, fällt der Groschen – eigentlich das gesamte Wechselgeld. Edward ist verliebt.

Plötzlich wird mir ganz heiß, und dann steigen mir peinlicherweise auch noch Tränen in die Augen, weshalb ich so tue, als würde ich etwas in meiner Handtasche suchen. Es ist reine Erleichterung, dass ich heulen möchte, und als es mich in einer zweiten Woge trifft, kriege ich einen Schluckauf bei dem krampfhaften Versuch, meine Gefühle unter Kontrolle zu bekommen. Ich trinke einen Schluck Wein und gebe Edwards Rauch die Schuld. Er schaut mich fragend an, sagt aber nichts.

Ich habe immer befürchtet, Gabriel könnte den ursprünglichen Riss in Ruperts Beziehung zu Edward verursacht haben. Nicht der einzige Grund für dessen Flucht nach Hay-on-Wye mit dem Reiki-Lebemann, aber der Auslöser, der alles beschleunigte. Edward hat Gabriel förmlich angebetet, doch Rupert teilte seine Begeisterung nicht. Mag sein, dass er eifersüchtig war. Auch nach Gabriels Tod noch. Seit Rupert hatte Edward niemanden, der von Bedeutung gewesen wäre, was meine bereits beträchtliche Liste von Dingen ergänzt, für die ich mich verantwortlich und daher schuldig fühle. In letzter Zeit allerdings war er launischer. Ich dachte, er übertreibt es vielleicht mit den Espressi, doch jetzt hat es den Anschein, als habe Edward sich durch eine Liebesaffäre verjüngt, was mich sehr für ihn freut.

Im zweiten Akt kommt Mikado persönlich, gespielt von einem recht gutaussehenden und beeindruckenden Mann mit der raumgreifenden Bühnenpräsenz eines Backsteins. Positiv anzumerken sei jedoch, dass er ohne Hilfe gehen kann, annähernd den Ton trifft und seinen Text im Wesentlichen beherrscht. Kitty Muriel flirtet auch weiterhin unübersehbar mit Elvis, sobald sie auf der Bühne ist. Und Edward ist hin und weg. Jedes Mal wenn Ko-Ko erscheint (groß, schlank, dunkles Haar und braune Augen), ist Edward fasziniert. Natürlich gibt er vor, es nicht zu sein, und wenn er mich dabei erwischt, wie ich ihn beobachte, zieht er das Ding mit der Augenbraue durch und weist auf etwas Witziges hin, um mich abzulenken. Aber ich sehe es ihm an.

Die Vorstellung endet mit einem furiosen Chor, der auch die schlurfenden Schulmädchen einschließt (die Greisin benutzt jetzt einen Rollator) sowie die Holzschuh tanzenden Schlümpfe und ein abschließendes Dröhnen des Didgeridoos. Das Publikum ruft die Darsteller mit seinem begeisterten Applaus und Jubelrufen mehrmals vor den Vorhang. Lady T ist der Meinung, dass »das Stampfen mit den Füßen, Pfeifen oder laute Zurufe jedweder Art schlechter Stil« seien, allerdings bin ich mir ziemlich sicher, dass sie niemals einer so erstaunlichen Inszenierung wie dieser beigewohnt hat, und Edward und ich geben uns verzückt allen drei Untugenden hin, in echter Anerkennung der Unterhaltung, die uns geboten wurde, obwohl das meiste davon unbeabsichtigt war. Lachtränen laufen mir über die Wangen und meine Gesichtsmuskeln schmerzen. Und nach zwei Stunden auf einem harten Holzstuhl geht es meinem Hintern nicht besser; Entschuldigung, Lady T – meinem *Gesäß*.

Wir verschwinden in einer Kneipe, wo bald Marcus zu uns stößt, der im echten Leben ein Kurator aus New York ist und kein Oberhofscharfrichter aus Titipu. Er ist genauso charmant, lustig und nett, wie er aussieht. Na ja, soweit ich es nach fünf Minuten in seiner Gesellschaft sagen kann. Ich trinke mein Glas aus, entschuldige und verabschiede mich. Die unterstützende Nebenrolle zu spielen ist mir durchaus geläufig, aber ich werde sie nicht übernehmen. Edward hat womöglich seinen Hauptdarsteller gefunden.

30

Am 13. Januar 1884 hat Doktor William Price das Jesuskind auf einem Hügel in Glamorgan in Brand gesetzt. William war ein Druide, Vegetarier, glaubte an die freie Liebe und war ein Gegner von Tierversuchen. Klingt, als wäre er ein interessanter Mann gewesen. Im Alter von dreiundachtzig wurde er Vater eines Kindes der Liebe mit seiner Haushälterin, und sie nannten es Jesus Christ. Leider lebte Jesus nur ein paar Monate, und William, der die Überreste seines kostbaren Jungen nicht der Obhut von Fremden überlassen und zudem seinem Druidenglauben huldigen wollte, entschied sich für die Alternative einer Do-it-yourself-Bestattung, einschließlich einer Kremierung, die nur teilweise Erfolg hatte. Williams Nachbarn, die zur Kirche gingen, waren zutiefst entrüstet (vielleicht hatten sie saubere Wäsche auf der Leine, die am Ende nach Rauch stank) und verlangten, dass seine pädiatrische Pyrotechnik bestraft werde. Sir James Stephen vom Gericht in Cardiff beschied, eine Kremierung sei erst dann eine Straftat, wenn andere dadurch belästigt würden. Sir James war ein sehr fortschrittlicher Mann, der seine Wäsche ganz offensichtlich nicht selbst wusch.

Das alles ist wahr. Ich habe kein Wort erfunden, und ich glaube, es könnte eine originelle Einleitung für meine Führung über den Teil des Friedhofs sein, in dem die Asche beigesetzt wird.

Ich arbeite jetzt wirklich eifrig an meinem Material, und ich bin mir sicher, dass ein Funke respektvollen Humors nicht schaden wird. Es ist ein flacher Streifen Land oben auf dem Hügel, im Schatten alter Tannen und niedriger Buchsbaumhecken. An einem heißen Tag wie diesem bietet er eine grüne, grabeskühle Zuflucht und beherbergt außerdem den »Zwergenfriedhof«. Ich würde es nicht laut aussprechen, schon gar nicht bei meiner Fremdenführung, aber so heißt er in meinem Kopf. Reihenweise sind kleine Grabsteine so ausgelegt, als kennzeichnete jeder von ihnen das Grab einer sehr kleinen Person. Hier besuche ich Ruby Ivy, Nellie Nora und Elsie Betty, die Kittelschürzen mit Blumenmuster über ihren flachen Busen trugen, Lockenwickler unter ihren Kopftüchern und Spuren eines schweren, arbeitsreichen Lebens auf ihren Händen und Gesichtern. Ruby Ivy fluchte wie ein Kanalarbeiter, Nellie Nora rauchte selbstgedrehte Zigaretten und Elsie Betty hatte eine dritte Brustwarze. Zu ihren Lebzeiten waren sie Nachbarinnen, die sie auch nach dem Tod blieben, und diese Damen sind meine Guatemala-Sorgenpüppchen. Ursprünglich sind Sorgenpuppen winzig klein, tragen bunte Fetzen aus Webmaterial und leben in einem kleinen Beutel. Bevor man zu Bett geht, holt man sie heraus und erzählt ihnen alle Sorgen und Nöte, dann legt man sie unter das Kopfkissen. Während man schläft, sprechen die Puppen die Anliegen wie nächtliche Kummerkastentanten an, und am Morgen wacht man auf und hat die ideale Lösung aller Probleme im Kopf. Ich habe keine echten Guatemala-Sorgenpüppchen – und wenn, würde Haizum sie vermutlich fressen –, finde aber, dass Ruby Ivy, Nellie Nora und Elsie Betty diese Rolle sehr gut ausfüllen. Ich habe mit ihnen über meinen geliebten Jungen gesprochen. Zugegeben, das Problem konnten sie nicht lösen, aber ich konnte es ihnen wenigstens unterbreiten. Sie sind sehr gute Zuhörerinnen. Als Gabriel gestorben war, saß Edward stundenlang auf dem Friedhof neben mir und schwieg, hielt meine Hand und gab vor, es nicht zu merken, wenn ich weinte. Ich revanchierte mich. Ich wusste, dass auch Edward weinte und seine Trauer beinahe so tief saß wie meine, aber wir konnten einfach nicht darüber reden. Also erzählte ich es den Sorgenpüppchen. Manchmal hilft es schon, die eigentlichen Worte an einem sicheren Ort laut auszusprechen, und für mich bedeutet es, dass niemand zuhören kann. Na ja, das heißt niemand, der noch lebt. Heute möchte ich ihnen vom Entenküken erzählen.

Die Luft ist heiß und stickig, nicht das Säuseln einer Brise, und der glühende Himmel in der Ferne kündigt ein Gewitter an. Der stille Schatten des Zwergenfriedhofs spendet eine willkommene Erfrischung nach dem Anstieg auf den Hügel, und ich setze mich ins kühle Gras vor Ruby Ivys Grabstein, dem mittleren der drei. Mein Rücken ist Doris Priscilla zugewandt, die mit Sicherheit einen Schmollmund zieht. Doris Priscilla wohnte in derselben Straße wie die anderen, hielt sich aber immer für etwas Besseres. Sie fluchte nie, trug ihre Lockenwickler nie in der Öffentlichkeit, trank nie Alkohol, außer an Weihnachten (und auch dann nur einen kleinen Sherry), und hängte ihre Unterwäsche nie an die Wäscheleine, »dass alle Welt sie angaffen kann«. Sie dachte, Rauchen sei nur »für Männer und Schornsteine«, und verließ das Haus nie, ohne eine Brosche an den Mantelaufschlag zu stecken und eine Schicht Gesichtspuder auf ihre Stupsnase zu geben. Elsie Betty tat sie leid. Sie glaubte, sie müsse nur »ihr Mieder ein wenig lockern«, aber Ruby Ivy sagte, sie sei eine hochnäsige dumme Kuh und insgeheim womöglich von der dreckigen Sorte, die keine Unterwäsche trug. Mit Doris spreche ich nie.

Nach zwanzig Minuten ist mein Hintern eingeschlafen und am Arm hat mich eine Mücke gestochen, aber alles in allem geht es mir ein bisschen besser. Und ich überlege, ob ich nicht noch ein anderes Thema mit meinen Sorgenpüppchen besprechen soll.

»Ladys, was haltet ihr von der Idee, dass ich einer neuen Beziehung eine Chance gebe?«

Ihr Schweigen veranlasst mich fortzufahren. Ich weiß, die Ladys werden gespannt sein.

»Nicht, dass ich jemanden Bestimmten kennengelernt hätte ...«

»Und ich bin die verdammte Königin von Saba!« Ruby Ivy nahm nie ein Blatt vor den Mund. »Wer ist denn der Glückliche?«

Na ja, sie werden es kaum jemandem erzählen.

»Da ist ein Mann im Freibad, in dem ich schwimme ...«

Ich höre Elsie Betty förmlich kichern. »Dann hast du ihn also schon ohne Kleidung gesehen?«

»Ich habe noch nicht einmal mit ihm gesprochen! Aber er scheint nett zu sein, und ja, okay, er ist auch ziemlich attraktiv. Aber ich weiß nicht einmal, ob er alleinstehend ist.«

»Dann schlag' ich vor, dass du in die Puschen kommst und es herausfindest!« Wieder Ruby Ivy. »Wenn er es ist, und er ist so sexy, wie du behauptest, wird er nicht lange allein bleiben!«

»Von sexy war nicht die Rede!«

»Verdammte Hacke! Wir sind nicht von gestern, weißt du!« Ruby Ivy hat sich in Rage geredet. »Du musst es gar nicht aussprechen – du wirst rot!«

Stimmt. Aber ich glaube, es liegt nur an der Hitze.

»Und schieb es nicht aufs Wetter. Du bist auf jeden Fall scharf auf den Typen.«

Ruby Ivy lässt sich nichts vormachen.

»Und wenn schon – ich habe nicht gesagt, dass es so ist –, ich war so lange nicht mit jemandem aus. Seien wir ehrlich – ich bin nicht gerade ein Schnäppchen. Eine exzentrische alte Jungfer mit einem riesigen Hund, seltsamen Freunden, einem Faible für Friedhöfe und einem Hang zum Ertrinken, die mit Toten redet und eine Ente fährt.«

»Du musst hier nicht um verdammte Komplimente betteln. An dir ist nichts, was ein anständiges Kleid, eine Bürste und ein bisschen Lippenstift nicht richten könnten. Erobere ihn sanft, wenn es zu den schrägen Sachen kommt. Warte, bis er seine Füße unter deinem Tisch hat, oder noch besser, seine Zahnbürste in deinem Badezimmer.«

Danke, Ruby Ivy. Guter Rat, aber ein bisschen voreilig.

»Nun, ich schätze, du solltest ihm eine Chance geben.« Nellie Nora war immer die Besonnene unter den dreien, das verlieh ihren Worten irgendwie mehr Gewicht. »Mach ihm schöne Augen, flirte ein bisschen mit ihm. Warte ab, was passiert. Was hast du zu verlieren?«

Gutes Argument. Nichts außer meinem Stolz.

»Und setz deinen knackigen Arsch in Bewegung, solange du noch deine Figur und die eigenen Zähne hast!« Ruby Ivy hat immer das letzte Wort.

Ich danke den Ladys für ihre Hilfe und strecke die Beine aus, um aufzustehen. Sie sind nach dem langen Sitzen eingeschlafen, und ich stampfe ein bisschen auf, bis das Kribbeln nachlässt. Als ich den Zwergenfriedhof verlasse, begrüße ich Percy Honey und Madge Jessop noch kurz. Percy war ein stiller, vorsichtiger Mann, der sehr stolz auf seinen Rasen war und sein Gartenwerkzeug in Ordnung hielt. Seine Dahlien waren preisgekrönt. Er hat Madge zu seinen Lebzeiten nicht gekannt, war aber überglücklich, danach ihr Nachbar zu sein. Madge Jessop hatte rotes Haar, rote Fingernägel und roten Lippenstift, und sie wusste, wie man einen Mann glücklich machte.

Heute Nachmittag habe ich keine Patienten, und ich habe es nicht eilig, also folge ich dem gewundenen Pfad über den Kamm des Hügels zum Feld der Trunkenheit. Vom Weg aus kann ich die Stadt und das Land dahinter sehen, die beide in der dunstigen Nachmittagshitze flimmern. Als ich den höchstgelegenen Teil des Friedhofs erreiche, fährt eine schwache Brise durch die Gräser und Wildblumen. Hierher kommen die Männer mit ihren Rasenmähern nicht, hier kann das Gras wie eine Weide wachsen, und hier, zwischen den Mohnblumen, Gänseblümchen und Butterblumen, liegt Sally auf dem Rücken und schläft friedlich. Ihre Haare, lang und offen, breiten sich fächerförmig auf dem Gras aus, und sie trägt – unfassbar – ein schönes grünes Abendkleid aus Tüll. Dieser überraschende Anblick erinnert mich an das berühmte Gemälde, das in der Tate Gallery hängt – Ophelia mit fließendem Haar und Kleid, singend, während sie vor einem Hintergrund aus leuchtenden Blumen auf dem Rücken im Wasser liegt und ertrinkt. Dasselbe Gemälde, auf das ich mich bei meiner Führung beziehen möchte, um die Schwierigkeiten zu veranschaulichen, denen sich alle gegenübersahen, die Ende des neunzehnten Jahrhunderts versuchten, in diesem Land die Kremierung einzuführen. Ich versuche, meinen eigenen Vortragsstil zu entwickeln, indem ich Geschichte mit Humor verbinde. (Ich habe mich jetzt tatsächlich den »Freunden des Friedhofs« angeschlossen und meinen Jahresbeitrag geleistet, mich aber noch nicht freiwillig für etwas gemeldet.) *Ophelia* wurde von dem sehr begabten, präraffaelitischen Künstler John Everett Millais gemalt, und ich bin ziemlich überrascht, dass es ihm nicht um die Ohren geflogen ist. Das Gemälde ist vorzüglich, aber ganz und gar kein passendes Motiv für ein Gründungsmitglied der Kremierungsgesellschaft von England, wie Mr Millais eines war. Die Cremation Society wurde 1874 von Sir Henry Thompson gegründet, einem Chirurgen. Er war auch ein Verfechter der Hygiene, und die war sein Hauptargument für die Einäscherung. Daher hätte es für Mr Millais gänzlich unangebracht gewesen sein müssen, ein derart romantisches Bild einer ertrinkenden Frau zu malen. Einer Frau, die sich in der Realität rasch in eine fleckige, aufgedunsene Leiche verwandelt und den Wasserkreislauf mit einer Vielfalt unangenehmer Körperausscheidungen kontaminiert hätte. Genau die Art der Verschmutzung, die Verfechter der Kremierung abstellen wollten. Vielleicht wurde Mr Millais gezwungen, eine Presseerklärung herauszugeben, in der er die schockierende Missachtung von Umweltproblemen bedauert, die er in seinen frühen Werken zur Geltung bringt, wobei er seiner Jugend und einem Übermaß an romantischer Poesie die Schuld gibt.

Da Sally schläft, hampele ich ein bisschen herum, unentschieden, ob ich bleiben oder weitergehen soll. Wenn ich bleibe, störe ich sie womöglich, aber ich bin völlig verzaubert. Die Brise lässt nach, und die Stille wird noch dichter. Die Luft ist zum Schneiden, aber ich kann den bevorstehenden Regen riechen. Das erste Donnergrollen ist kaum hörbar, und die Haare in meinem Nacken richten sich auf. Ich mag ein schönes Gewitter. Sally schlägt die Augen auf und schaut lächelnd zu mir auf, als wäre ich genau der Anblick, den sie beim Aufwachen erwartet hatte.

»Verpiss dich«, sagt sie fröhlich.

»Es gibt Regen.« Ich reiche ihr meine Hand und helfe ihr auf die Beine.

»Wunderbar. Lassen Sie uns da raufgehen und zusehen.«

Sallys unbestimmter Geste entnehme ich, dass sie mit »da rauf« offenbar die Kapelle meint. Sie nimmt mich an die Hand und macht sich mit raschen Schritten auf den Weg, offenbar zappelig vor Aufregung. Wieder donnert es, so laut diesmal, dass es mir durch sämtliche Glieder fährt. Als ich noch klein war, hatte es meine Großmutter gut mit mir gemeint, als sie mir erzählte, dass es so himmlisch donnere, weil Gott seine Möbel verrücke. Offen gesagt fand ich die Aussicht auf eine riesige Kommode, die auf die Erde knallt und mich zu einem Haufen aus Blut und Knochen zermalmt, viel erschreckender als ein rein meteorologisches Phänomen. Große, dicke Regentropfen fallen herab und Sally klatscht begeistert, streckt die Zunge raus, um sie zu fangen. Sie legt den Kopf in den Nacken, um die kühlen Rinnsale zu spüren, die über ihr Gesicht laufen, ohne sich auch nur im Geringsten daran zu stören, dass ihr Kleid nass wird. Wir gelangen unter den Baldachin einer riesigen Konifere, unter dem wir beide Schutz suchen könnten, aber Sally zerrt mich weiter.

»Steh bei einem Gewitter nie unter einem Scheißkerl«, weist sie mich ernsthaft an, als es wieder donnert und Blitze über den Himmel zucken. Ich bin mir ziemlich sicher, dass sie »Baum« meint, und wieder einmal fällt mir ein, dass dies zu den Dingen gehört, die ich als Kind von vermutlich gut informierten Erwachsenen gehört habe, aber überzeugt bin ich noch immer nicht. Wenn der Baum angeblich Blitze anzieht, und man steht darunter, dann gebe ich zu, dass man, wenn er getroffen wird und umfällt, von ihm zermalmt wird. Aber es kann auch sein, dass man nur entsetzlich verstümmelt wird oder sogar mit leichten Schrammen und Brandwunden davonkommt. Wenn man andererseits dem Schutz des Baumes entweicht und im Freien herumsteht, wird der Blitz einen bestimmt leichter treffen und eher töten als ein umstürzender Baum. Ich war immer überzeugt, dass man, wenn man nicht schnell genug irgendwo einkehren konnte, am besten wie der Teufel im Zickzack rennen sollte, um den Blitzen zu entkommen. Schließlich ist ein sich rasch bewegendes Ziel doch bestimmt schwerer zu treffen? Gerade als das Gewitter Fahrt aufnimmt, erreichen wir stolpernd das Vordach der Kapelle. Sallys Aufregung ist ansteckend, und bei jedem Donnerschlag und jedem zuckenden Blitz quieken wir vor Vergnügen und klammern uns aneinander wie Kinder, die einem Feuerwerk zuschauen. Während das Gewitter seinem Höhepunkt zustrebt und der Himmel von einem weiteren Blitz zerrissen wird, dreht Sally sich zu mir und zwinkert.

»Das ist dasselbe Gefühl wie Liebe mit dem richtigen Mann. Es perlt in deinem Kopf, macht deine Beine wackelig und schüttelt, rüttelt und verdreht deine Innereien!«

Als Sally sich auf die Brust schlägt, um ihren Standpunkt zu unterstreichen, fällt mir zum ersten Mal ein kleiner, aber wertvoller Verlobungsring mit Diamant und Opal am Ringfinger ihrer linken Hand auf. Mir war nie in den Sinn gekommen, dass Sally einen Mann haben könnte, einen Liebhaber oder vielleicht sogar einen Verlobten, aber bevor ich sie nach dem Ring fragen kann, zieht sie die Schultern zurück, wirft beide Arme hoch und fängt an zu singen. Blitz und Donner sind eine perfekte Begleitung für ihre mitreißende Interpretation von »O Fortuna« aus der *Carmina Burana*, und wieder einmal bin ich überrascht und einfach begeistert, in Gesellschaft dieser außergewöhnlichen Frau zu sein. Der Regen strömt in Bächen über die Wege den Hügel hinab und sammelt sich zu Schlammpfützen im Gras, damit die

Amseln später darin baden können. Allmählich verzieht sich das Donnergrollen, und die Blitze verkümmern wie eine verbrauchte Wunderkerze. Auch Sallys Vorstellung ist zu Ende, und sie verneigt sich in ihrem durchnässten Kleid tief, während ich enthusiastisch klatsche. Sie hebt ihre alte Leinentasche auf.

»Zeit, zu gehen und mit den schwarzen Vögeln Scheiße zu bauen.«

Noch immer regnet es heftig.

»Sie werden ertrinken!«

Sally dreht sich zu mir um und umarmt mich; kurz, aber so fest, dass es mir den Atem nimmt. »Ist doch nur Wasser!«, erwidert sie.

Als ich ihr zusehe, wie sie durch den Park fortgeht, kommt mir ein Gedanke. Wenn das, was sie sagt, wahr ist, dann war ich nie mit einem »richtigen« Mann zusammen. Meine Beziehungen waren bestenfalls vorübergehende Sturmböen, und das einzige Mal, als mir die Knie weich wurden und meine Innereien in Aufruhr gerieten, war, als mich die Morgenübelkeit überkommen hatte. Es muss schon toll sein, sich von einem Gewitter der Leidenschaft hinwegtragen zu lassen. Und jetzt fällt mir der Olympionike wieder ein! Sally ist inzwischen eine ferne Gestalt, die ohne Eile dahinschlendert und den Regen genießt. Der Saum ihres Kleides schleift durch die Pfützen. Die heiße, feuchte Luft ist weggespült worden, und das regennasse Gras und die Blätter verbreiten ihren frischen Duft. Als Sally das Tor erreicht, ist *meine* Ophelia auch regennass. Nass, aber bestimmt nicht kurz vor dem Ertrinken.

Was Mr John Everett Millais und seine Ophelia betrifft, so muss er ein unentschlossener Kerl gewesen sein. Als er 1896 an Kehlkopfkrebs starb, wurde er in der St. Paul's Cathedral beigesetzt.

31 Alice und Mattie

Sie konnte nicht einschlafen. Zwecklos, es zu versuchen. Die Nacht erstreckte sich vor ihr wie der unendliche Horizont einer Wüste, trostlos und brennend. Ihre Haut war ihr zu eng geworden; sie spannte sich wie Schrumpffolie um Fleisch und Knochen. Sie wollte sie aufreißen, bevor sie riss. Sie wurde immer enger und ihr Fleisch kochte. Sie hatte das Gefühl, in einer Mikrowelle zu stecken. Sie krabbelte unter der Bettdecke hervor, und als sie das Zimmer durchquerte, gebeugt und krumm vor Erschöpfung, erblickte sie sich im Spiegel der Frisierkommode. Das Spiegelbild faszinierte sie und stieß sie zugleich ab. Die Frau, die sie dort sah, war eine groteske Fremde. Durch ihr Schlafzimmerfenster schaute sie zu dem makellosen Vollmond auf, der hoch an einem tintenschwarzen, vor Regentropfen glitzernden Himmel hing. Sie musste nach draußen gehen. Sie kroch hinunter, jeder Schritt eine qualvolle Willensanstrengung, und stolperte schließlich hinaus in den Garten. Nackt auf dem nassen Gras hob sie die Arme zum Mond und ließ den Regen auf ihren brennenden Körper fallen. Sie spürte jeden einzelnen Tropfen kalt und hart auf ihren kahlen Kopf platschen, ungehindert von Augenbrauen oder Wimpern über ihr Gesicht, in ihre Augen und den Mund rinnen. Die Medikamente hatten ihr Hirn zum Sprudeln gebracht. Unzählige Gedanken bildeten sich in ihrem Kopf und platzten wie Seifenblasen.

Mattie hörte, wie die Hintertür aufging. Er sprang aus dem Bett und spähte vorsichtig durch den Vorhang in den Garten. Der Anblick seiner nackten, nassen Mutter, die den Mond anbellte, war ebenso erschreckend wie herzzerreißend. Er konnte es nicht ertragen zuzuschauen, und sie sollte unter keinen Umständen erfahren, dass er sie gesehen hatte. Sie sah aus wie Gollum. Er warf sich wieder auf das Bett und zog sich die Decke über den Kopf.

Alice sank auf die Knie. Ihr Körper war kalt und ausgelaugt, aber ihr Verstand war durchgegangen wie ein Pferd. Sie wollte nur schlafen.

32 Mascha

Heute beträgt die Temperatur im Becken 15,2 Grad, und ich bin die Einzige im Wasser. Ich war hier, sobald das Freibad geöffnet hatte, und in den Umkleidekabinen sind noch andere, also wird meine Einsamkeit nicht lange vorhalten, aber bis dahin ist sie ein Segen. Die einzigen Geräusche sind mein steter Atem und das Wasser, das gegen meinen Körper klatscht. Schwimmen ist zu meiner Therapie geworden, und das Ertrinken habe ich jetzt seit Wochen nicht mehr praktiziert. Das systematische Bewegen der Gliedmaßen ist seltsam tröstend und bringt einen Frieden, den ich sonst nirgendwo finde, auch auf dem Friedhof nicht. Das ist die ultimative Ironie. Selbst wenn im Becken viel Betrieb ist, das Schwimmen ist eine einsame Übung. Ich muss mich auf niemanden einlassen, hier gibt es nur mich und das Wasser, nach dem Schwimmen ist mein Verstand wieder klar.

Als ich zu meiner zwanzigsten Bahn ansetze, sind ein Dutzend andere im Wasser, aber der Olympionike ist nicht darunter. Ich gebe es nicht gerne zu, aber ich bin ziemlich enttäuscht. Er ist der Einzige, auf den ich mich gern einlassen würde. Meine Sorgenpüppchen wären enttäuscht, dass ich noch nicht mit ihm gesprochen habe, aber wenn er hier ist, besteht immer noch die Chance. Ich habe mir sogar zwei Sätze zurechtgelegt, mit denen ich es versuchen könnte, falls sich die Gelegenheit ergibt. Edward ist schuld. Er ist mit Marcus zusammen – so richtig – und scheint so glücklich. Das hat mich auf den Gedanken gebracht, dass es ganz schön sein könnte, wieder einen Mann zu haben. Der Möglichkeit Raum zu geben, nicht alleine alt zu werden. Es ist nun – wie lange? – vier Jahre her seit meiner letzten kurzen Affäre, daher glaube ich kaum, dass ich übertriebene Eile an den Tag lege. Meine Beziehung mit Gabriels Vater war zu Ende, sobald er herausfand, dass ich schwanger war. Er wollte, dass ich abtreibe, und als ich mich weigerte, machte er Schluss. Ich kann nicht behaupten, dass es mir leidtat. Inzwischen war mir klargeworden, was für ein Mann er wirklich war, und er war nicht der Vater, den ich mir für mein Kind wünschte. Als Gabriel jedoch geboren war, packte den Vater die Neugier, und er drang flüchtig in unser Leben ein, machte teure Geschenke und leere Versprechungen. Als Gabriel starb, gab er mir die Schuld. Nur weil ich da war. Seitdem habe ich Schwierigkeiten, außer meinen engsten Freunden jemandem zu vertrauen, und das Feld meiner Beziehungen war ein karges Ödland, durchsetzt von vereinzelten, missratenen (einmaligen) Verabredungen und einer Affäre, die ganze drei Wochen anhielt. Haizum mochte ihn nicht, und wenn ich es recht bedenke, ging es mir nicht anders. Er bezeichnete Haizum als Köter. Das hätte nie funktioniert. Aber jetzt möchte ich das Gewitter in mir spüren, das Sally beschrieben hat. Ich frage mich, ob der Olympionike wohl Hunde mag.

Ich steige gerade aus dem Becken, als das Tretboot kommt. Sie lächelt mir zu, während sie sich langsam ins Wasser gleiten lässt, und ich erwidere ihr Lächeln aus mir unerfindlichen Gründen. Eine kleine Muskelbewegung für sie, eine riesige soziale Interaktion für mich. Ich lächle nie jemanden an, den ich nicht kenne. Als ich mich in der Umkleide aus meinem nassen Badeanzug schäle und mich abtrockne, erblicke ich Mascha im Spiegel. Ich sehe aus, als hätte ich mich gehäutet. Ich starre mit echter Verwunderung auf mein Spiegelbild. Meine Augen funkeln, meine Wangen sind rosa. Meine einst dünnen Arme und Beine sind straff und kräftig. Ich werde kräftiger. Schwimmen macht mich kräftiger. Ich bin jetzt eine ganz andere Frau, verglichen mit der, die ich vor ein paar Monaten im Spiegel in Epiphanys Badezimmer sah.

Im Café bestelle ich mir, sehr zu Flos Verwunderung, einen Flat White und ein vegetarisches Frühstück.

»Da brat mir doch einer einen Storch!«, ruft sie, als sie mein Geld entgegennimmt. »Was ist denn in dich gefahren?«

Ich lächle (schon wieder!). »Ich bin einfach nur vierzig Bahnen geschwommen und kurz vorm Verhungern.«

Nach einem geschäftigen Arbeitstag mit drei neuen Patienten (darunter ein Coulrophobiker – Zufall, Wort des Tages, meint *jemand mit einer unerklärlichen Angst vor Clowns*), freue ich mich auf einen Spaziergang mit Haizum und danach ein Abendessen mit Fish 'n' Chips und einem kühlen Glas Wein. Als ich vor der Haustür nach meinem Schlüssel suche, höre ich das Telefon klingeln. Sobald ich drinnen bin, lasse ich meine Tasche fallen, kämpfe mich mühsam an einem aufgeregten Haizum vorbei und reiße den Hörer hoch.

»Dein Vater ist festgenommen worden.«

Es ist Mum. Das sind verblüffende Neuigkeiten, aber sie scheint nicht besonders aufgeregt.

»Weshalb?«

»Es geht um einen Angriff auf jemanden im Park. Jedenfalls möchte er, dass du kommst und ihn bei der Polizei abholst.«

Mum fährt nicht, aber ich entnehme ihrer dissoziativen Beschreibung »dein Vater« statt »George« oder sogar »Dad«, dass sie nicht geneigt ist, ihn abzuholen, selbst wenn sie einen Führerschein hätte. Nach vielen Ehejahren hat sie sich seinem streitlustigen Umgang mit allem und jedem gefügt, aber gelegentlich macht ihr seine Sturheit doch zu schaffen. Seine wütenden Briefe an Gemeinderäte über den Zustand der Straßen und Bürgersteige, seine Kampagne für die Wiedereinführung von körperlicher

Bestrafung in Schulen, seine Petition gegen die Schließung der Stadtbibliothek, seine zahlreichen Besuche in Arztpraxen, um sich über das unsoziale Verhalten zu beschweren und Verbesserungsvorschläge für die ortsansässigen Sozialdienste einzureichen, haben Mum bisher nicht dazu gebracht, sich in eine einsame Hütte am Rande von Dartmoor zurückzuziehen. Ich stimme zwar nicht immer mit seinen Methoden überein, aber ich bewundere seine Pläne und seinen Elan. Apathie kennt er nicht, ein Wesenszug, der heutzutage ebenso selten wie löblich ist. Eigentlich ist er ein ehrbarer, wenn auch ziemlich altmodischer Mann, was ihn zuweilen ein wenig naiv und daher verletzlich erscheinen lässt in einer Gesellschaft, in der man sich eher um den eigenen Kram kümmert als um die Nachbarn.

Mein Dad kann auch ein schwieriger, mürrischer, sturer und unflätiger alter Mistkerl sein, weshalb ich etwas beklommen meine Autoschlüssel von der Kommode in der Diele nehme. Haizum ist ganz und gar nicht begeistert. Nachdem ich gerade erst nach Hause gekommen bin, ist die Tatsache, dass ich offenbar ohne ihn wieder hinausgehe, in seinen Augen unentschuldbar. Er seufzt tief und verächtlich und geht zurück zum Sofa.

Auf dem Weg zu dem gedrungenen Betonblock aus den Sechzigerjahren, in dem die zuständige Polizeiwache untergebracht ist, gehe ich im Kopf ein paar versöhnliche Nettigkeiten durch, die ich mit Sicherheit dem genervten jungen Polizisten gegenüber vorzubringen habe, der meinen wütenden Vater beaufsichtigt, bis ein verantwortlicher Erwachsener kommt, um ihn abzuholen. Nachdem ich endlich einen Parkplatz gefunden habe, schiebe ich mich durch die schmuddeligen Glastüren in den überfüllten Empfangsbereich der Polizeiwache. Am liebsten möchte ich weglaufen. Es gibt ein groteskes Ticketsystem, ähnlich dem an Delikatessentheken im Supermarkt. Eine breitgefächerte Palette von Bürgern sitzt mit rosa Papierfetzen da und wartet darauf, dass ihre Nummer aufgerufen wird. Darunter sind ein Betrunkener, der sich in einer Ecke abstützt, schreit und versucht, seine Schuhe auszuziehen, »weil sie voll mit Scheißmaden sind« (nach dem Geruch hier drinnen zu urteilen, könnte es stimmen), und zwei dürre Jugendliche, deren Goldketten schwerer aussehen als das, was die beiden zusammen auf die Waage bringen. Sie flüstern miteinander und tippen in ihre Handys. Eine ängstliche Frau in ihren mittleren Jahren versucht verzweifelt, die Schimpftiraden des Mannes in der Ecke zu überhören, und drückt ihre Handtasche an sich, als könnte sie ihr jeden Moment vom Schoß springen. Ich habe nicht vor, mich für meinen Vater anzustellen, als wäre er ein Brathähnchen. Ich gehe direkt zum Schalter, der mit einer Glasscheibe abgeschirmt ist, wobei ich Zungenschnalzen und Gemurmel von Wartenden ernte, und sage dem diensthabenden Polizisten, ich sei hier, um meinen eigensinnigen Vater mitzunehmen. Kurz darauf kommt ein junger und überraschend fröhlich aussehender Polizist, um mich zu holen. Auf dem Weg zu dem Zimmer, in dem Dad wartet, erklärt er mir, Dad sei wegen Angriffs auf einen Minderjährigen angeklagt. Er geht nicht ins Detail, deutet jedoch an, sie hätten mit der Anklage gezögert, aber es sei ihnen nichts anderes übrig geblieben.

»Ich hoffe, er war nicht allzu schwierig.«

»Er war ein bisschen aufgebracht, als er hereinkam, aber inzwischen hat er sich beruhigt.«

»Sie meinen, er hat gebrüllt und geflucht und Sie mit seiner MP bedroht, aber dann nahm er eine Tasse Tee und die Gelegenheit wahr, Ihnen seine Seite der Geschichte zu erzählen.«

»Er ist für sein Alter recht lebhaft, Ihr Vater, so viel kann ich sagen.«

Der Polizist lächelt schuldbewusst, als er die Tür zu dem Raum öffnet, in dem Dad sitzt. Sobald ich ihn erblicke, verpufft jegliche Verärgerung, die vielleicht vorhanden war. Er wirkt körperlich kleiner und gebrechlicher als der Vater, den ich im Kopf habe, und ist nur ein wenig zu erleichtert, mich zu sehen. Sobald wir das Gebäude verlassen haben, läuft er jedoch wieder zu seinem gewohnten Elan und seiner Empörung auf und liefert einen detaillierten Bericht über seinen »Angriff« in seiner üblichen blumigen Sprache, begleitet von energischen Armbewegungen und Kopfschütteln, was bei einem derart eingefleischten Briten eigenartig europäisch wirkt.

Dad gehört einer örtlichen Gruppe für Gartenpflege an, die sich um ein paar kleine Blumenbeete und einen Kräutergarten im Park kümmert; er hat freiwillig einige Beetpflanzen gestiftet und jätet ein bisschen (was für Mum ein ziemlicher Schock war, da er sich standhaft geweigert hat, sich in ihrem eigenen Garten zu betätigen, und lieber in der Hängematte lag). Nachdem es geregnet hatte, wollte er unbedingt jäten gehen; er sagte, aus dem nassen Boden könne man besser Unkraut ziehen. Als er ankam, sah er einen Jungen, ungefähr vierzehn Jahre alt, der den Rettungsring vom Holzständer am See nahm und ins Wasser warf. Anschließend verunstaltete er den Holzständer mit einer Farbspraydose – ein Wort und ein Smiley. »Ertrinke!« Als er Dad näher kommen sah, hörte der Junge nicht auf. Dad brüllte ihn an und bekam zu hören: »Verpiss dich! Blöder alter Wichser!«, dann traf ihn die Farbsprühdose an der Stirn. Dad versuchte, ihn zu packen, doch der Junge sprang auf sein Fahrrad, und Dad warf entrüstet die Pflanzschaufel, die er in der Hand hielt, hinter ihm her. Sie verfehlte ihn, verfing sich aber in den Speichen des Vorderrads, woraufhin der Junge über die Lenkstange geschleudert wurde. Offenbar wollte Dad ihn »festnehmen«, aber »der kleine Scheißer« lief weg, bevor Dad die Chance dazu hatte. Dad wusch sich die Wunde an seinem Kopf in der öffentlichen Toilette und fing an zu jäten. Er habe, sagt er, auf dem Heimweg die Polizei benachrichtigen wollen, aber die Ereignisse überschlugen sich. Etwa zwanzig Minuten später kam der kleine Scheißer mit Daddy-Scheißer und zwei Polizisten zurück, die Dad sogleich wegen tätlichen Angriffs festnahmen.

»Aber warum hast du denen nicht gesagt, dass er zuerst die Dose nach dir geworfen hat?«

»Ich bin doch nicht blöd, meine Kleine. Habe ihnen den

Schnitt gezeigt. Aber dieser kleine Lügenbold behauptet, die Spraydose sei ihm aus der Hand geflogen, als er vom Rad fiel, und habe mich rein zufällig getroffen.«

»Was ist mit dem Rettungsring und dem Graffiti?«

»Er streitet es ab. Niemand sonst hat ihn dabei gesehen, also steht sein Wort gegen meins.«

»Aber was ist mit der Spraydose?«

»Von untergeordneter Bedeutung, mein lieber Watson.«

Der Junge behauptete auch, Dad habe sein Fahrrad gestohlen und damit gedroht, ihn umzubringen.

»Ich habe sein Rad nicht gestohlen, aber ich habe gedroht, den dreisten kleinen Mistkerl zu töten. Sie sollten die Rute wieder einführen, wenn du mich f–«

»Mit dieser Ansicht solltest du nicht unbedingt hausieren gehen, wenn die Polizei dich wieder vernimmt.«

Ich fahre ihn nach Hause und halte neben seinem akkurat gemähten Rasen. Er sieht mich nicht an, legt aber seine Hand auf meine.

»Mein Enkel hätte sich niemals so benommen.«

Und so kommt es, dass alle Straßen uns an denselben Ort zurückführen. Gabriels Grab. Und es ist meine Schuld. Meine Trauer war der Magnet, der alle angezogen und zurückgehalten hat.

Das muss aufhören.

Er drückt mir einen Kuss auf die Wange und steigt aus.

»Sieh zu, dass du etwas Desinfektionsmittel auf den Schnitt gibst, und sag Mum, ich rufe nachher an.«

»Ich wünschte, ich hätte die Hacke in der Hand gehabt. Dann hätte ich den kleinen Fiesling wahrscheinlich getroffen.«

33

Hier kommt die Braut, ganz in … braunem Bombasin

Nicht gerade die romantische Vorstellung eines jungen Mädchens. Aber für eine viktorianische Braut, die das Pech hatte, um einen nahen Verwandten trauern zu müssen, der rücksichtslos genug war, kurz vor dem Tag ihrer Hochzeit zu sterben, ein entsetzlicher Kleiderzwang. Das werde ich bei der Friedhofsführung zum Thema Mode vortragen. Seide, Bombasin, Krepp und feines Wolltuch waren tatsächlich derart unattraktive Stoffe, dass sie im neunzehnten Jahrhundert als angemessen für weibliche Trauerkleidung betrachtet wurden. Trauern war ein kompliziertes, kostspieliges und unglückseliges Geschäft, besonders für Frauen. Eigentlich war es ein Stapel Krepp, von dem eine erstaunliche Vielfalt zur Verfügung stand, um jedem Trauerstil zu entsprechen. Norwichkrepp war fest und sehr gekräuselt; Cantonkrepp war weicher; Crape Anglaise war geprägt und Bombasin war ein billiger Ersatz für Krepp, rau und kratzig. Frauen mussten ihre Fähigkeit zu trauern damit unter Beweis stellen, dass sie triste schwarze Kleider trugen, die mit meterweise knisterndem Krepp besetzt waren, dazu raue schwarze Unterwäsche und mattschwarze Accessoires, während sie zu Hause blieben und Miniaturkunstwerke webten – wozu sie das Haar der Verstorbenen (Kopfhaar, hoffe ich) benutzten –, die dann gerahmt oder in Gedenkschmuckstücke eingesetzt wurden.

Historiker haben versucht, dieses Modediktat als für Frauen günstig hervorzuheben, weil Trauerkleidung die Trägerin als kürzlich verwitwet kennzeichnete und daher Hilfsbereitschaft und Mitleid hervorrief. Mir kam das wieder einmal völlig blödsinnig vor. Vor die Wahl gestellt zwischen einem neuen Kleid, einem Paar roter Schuhe mit mörderischen Absätzen, der Chance, darin zu tanzen, bis man Blasen hat, und dem Verbleib zu Hause, eingezwängt in ein kratziges, schwarzes, hässliches Kleid, um Schmuck aus den Haaren eines Toten zu flechten und zum Zeichen der Trauer schwarz eingefasste Möbelschonbezüge zu besticken, bin ich ziemlich überzeugt, dass die meisten Frauen sich für Ersteres entscheiden würden, um sich aufzuheitern, wenn auch nur vorübergehend. Andererseits hat es bei mir nicht funktioniert, mein Freistiltrauern. Hätte man mir ein Regelwerk aufgestellt, dem ich zu folgen hatte, dann hätte ich meine Zeit vielleicht schon abgesessen und vor Jahren angefangen, mein Leben weiterzuleben.

Bei der Beerdigung heute habe ich keine Frau in Bombasinbluse oder Kreppmantel entdeckt. Es ist hell und sonnig, aber sehr windig, und die Bäume auf dem Friedhof rascheln und schwanken vor dem strahlend blauen Himmel. Auch Haizums Schwanz raschelt und schwankt vor Aufregung. Der Wind macht ihn immer wild. Ich halte mich von der Gruppe fern, die sich jetzt um das frisch ausgehobene Grab versammelt, und gehe den Weg hinauf zur Kapelle. Davor parkt der glänzend schwarze Leichenwagen neben zwei aufreizenderen schwarzen Limousinen. Die Fahrer in ihren Gehröcken, Zylindern und Handschuhen plaudern und lachen leise und genießen eine starke Zigarette in der Sonne. Einer von ihnen kommt mir bekannt vor. Sie nicken uns freundlich zu, als wir vorbeigehen, und einer lächelt und sagt »Guten Tag«. Es ist Elvis.

Von Männern wurde natürlich nicht erwartet, zu viel ihrer wertvollen Zeit und ihrer Mühen auf das Trauern zu verwenden. Nach ein paar Wochen in dunklen Anzügen und der Abstinenz von Kneipengängen waren sie wieder am Start. Ein Witwer konnte sogar wieder heiraten, sobald es ihm gefiel, wenn er eine Frau fand, die verzweifelt genug war, ihn haben zu wollen. Und verzweifelt musste sie schon sein, denn während ihr neuer Mann in kanariengelber Weste oder pfauenblauen Handschuhen herumstolzieren konnte, wenn er wollte, würde man von ihr erwarten, um ihre Vorgängerin zu trauern, was nicht unbedingt ein Anreiz zum Heiraten war.

Ich gehe an der Kapelle vorbei den Hügel weiter hinauf zum Zwergenfriedhof, dann quer über die Wiese zu einer Holzbank, auf der ich mich niederlasse und die Szenerie vor mir betrachte. Von hier aus kann ich sehen, wie die Trauergemeinde zu den Autos zurückkehrt, und niemand trägt Schwarz. Grün und Braun und Blau sehe ich, sogar Rot. Aber kein Schwarz. Wahrscheinlich war es in der Todesanzeige vorgeschrieben – »kein Schwarz«. Kein Bombasin. Heutzutage scheint es üblicher zu sein, bunte Farben zu tragen, um »das Leben der Verstorbenen zu feiern«. Lady T muss sich im Grab umdrehen. Ihr Ratschlag zu diesem Thema ist unmissverständlich: »Lebhafte Farben, ob an einem Mann oder an einer Frau, zeigen eine Missachtung der Gefühle der Trauernden, einen Mangel an Selbstachtung und eine deutliche Unkenntnis der Gesetze des Anstands.«

Sie hätte bestimmt das Gefühl, dass Trauergäste in kräftigen Farben die Sache nicht ernst nehmen, aber mir wäre lieber, die Leute trügen bei meiner Beerdigung ein stylisches, ernstgemeintes Scharlachrot, statt trostloses, langweiliges Schwarz.

Die Bestatter, jetzt ernst und würdevoll mit ihren Zylindern, schließen die Türen der Limousinen mit einem leisen Klacken. Die Wagen schlängeln sich langsam den Hügel hinab, unter dem Bogen des Pförtnerhauses hindurch und zu den Eisentoren hinaus. Als der Trauerzug wieder im Land der Lebenden verschwindet, frage ich mich, ob die trauernde Familie in den langen schwarzen Wagen hinaus in die geschäftigen Straßen schaut, auf denen der Alltag weitergeht und herzlos ihren Verlust missachtet. Ich frage mich, ob einer von ihnen dasselbe denkt wie ich damals: »Wie kann der Rest der Welt so komplett ungerührt von diesem Tod sein? Wie kann alles andere so normal sein?« Aber Tod ist normal. Wir können es nur nicht mehr anerkennen.

Für Gabriel fand keine Beerdigung statt. Seine Leiche wurde nie gefunden. Keine Leiche, kein Begräbnis, das ist die Regel. Daher gab es nur einen Gedenkgottesdienst mit Musik von Puccini und aus *Postbote Pat*, Lesungen von A. A. Milne und Dr. Seuss und überall weiße Rosen. Es war wunderschön. Und es war der schlimmste Tag meines Lebens. Aber der Rest der Welt macht einfach weiter wie sonst auch.

Ich weiß, was Sie jetzt denken. Wenn eine Leiche nie gefunden wurde, woher wusste ich dann, dass Gabriel tot war? Die Polizei versicherte mir, dass es keine andere Möglichkeit gab. Im Übrigen, wozu wäre Hoffnung gut gewesen? Damit hätte ich nur einen Schmerz gegen einen anderen getauscht; den Schmerz des Verlusts und der Schuld gegen den Schmerz der Angst und Unsicherheit. Wo ist er? Bei wem ist er, und was tun sie ihm an? Wenigstens die erste Art des Schmerzes ist konstant und vorhersehbar wie ein nicht aufregender, aber zuverlässiger Liebhaber. Der zweite blitzt auf und verblasst, lodert dann wieder auf wie die launenhaften Aufmerksamkeiten eines grausamen Casanovas, man bleibt jedoch einsam, erledigt und allein zurück.

Ich bin neugierig auf den Neuankömmling auf dem Friedhof. Ich vermute, Lady T würde es als schlechtes Benehmen ansehen, um ein neues Grab herumzuschnüffeln, kurz nachdem es belegt wurde, aber es ist niemand da, und ich könnte im Vorbeigehen einfach mal einen Blick darauf werfen. Statt den Weg zu nehmen, schlendern wir über die Wiese, umrunden den Zwergenfriedhof und kommen an den Honigtöpfen vorbei. Die Honigtöpfe enthalten die Asche derjenigen, die nicht in der Erde begraben werden wollten. Die Konstruktion besteht aus sechseckigen Gedenktafeln, die jeweils vorn an das Fach geschraubt sind, in dem die Urne steht, und somit eine Sammlung von Honigwabenschreinen bilden, die ich »die Honigtöpfe« genannt habe. Hier sind Bert und Effie Perkins zu Hause, die begeisterte Gesellschaftstänzer und Amateurchampions waren. An den meisten Wochenenden reisten sie durch das Land und nahmen an Wettkämpfen teil, und an mindestens drei Abenden in der Woche haben sie geprobt. Jeden Freitagnachmittag um halb fünf verließ Effie die Rezeption des Augenoptikers, bei dem sie arbeitete, und besuchte ihren Friseursalon, um sich ihre platinblonden Haare zu einer spektakulären Hochfrisur toupieren und flechten zu lassen, die robust genug war, um stürmische Winde auf dem Pier in Blackpool unbeschadet zu überstehen, was oft genug der Fall war. Der Tower Ballroom in Blackpool war einer ihrer Lieblingsorte zum Tanzen. Bert war Direktionsassistent in einem Baumarkt, und seine Frisur brauchte lediglich einen Schnitt alle vierzehn Tage beim Barbier und eine großzügige Portion Haargel. Im Alter von achtundsechzig Jahren hat Berts Gicht ihn übermannt, und seine krummen Zehen konnten nicht mehr Tango tanzen. Das Paar verfolgte sein Hobby als begeisterte Zuschauer, bis Bert sechs Jahre später starb. Effie lebte noch weitere zehn Jahre, acht davon grauenvoll verwirrt durch Alzheimer. Sie tanzte durch die Station der Pflegeanstalt, die ihr letztes Zuhause war, den Kopf erhoben, und eine Hand hielt den langen Rock ihres imaginären Kleides, bis ihr jemand eine weitere Tablette verabreichte, die die Musik in ihrem Kopf abstellte.

Als wir das Feld der Trunkenheit erreichen, lasse ich Haizum von der Leine mit strikten Anweisungen, das Bein nur da zu heben, wo es ihm erlaubt ist. Einer der wenigen Grabsteine hier, deren Inschrift noch lesbar ist, gehört Raphael Chevalier, Chirurg und Doktor der Medizin, der 1886 im Alter von zweiundachtzig Jahren starb, was zur damaligen Zeit für einen Mann ein langes, ausgefülltes Leben war. Er war nie verheiratet, aber ein bei den sieben Kindern seiner Schwester beliebter Onkel, und wohnte allein in einem großen Haus mit Blick auf den Park, umsorgt von seiner jähzornigen, aber ergebenen Haushälterin Mrs Bray. Er war mit seinem langen und gesunden Leben eindeutig eine gute Werbung für seinen Beruf (oder vielleicht eine gute Werbung dafür, nicht zu heiraten, keine Kinder zu haben und jemanden fürs Putzen zu bezahlen). Ich bin immer etwas in Sorge, dass Raphaels Grab in Sichtweite der Bank ist, auf der Edward und ich unseren Lunch einnehmen, wenn die Mahlzeit mit Wein einhergeht. Ich befürchte, Raphael könnte die Alkoholmenge zusammenrechnen, die wir verzehren, und in stiller Missbilligung die Augenbrauen hochziehen.

Haizum trottet durch das hohe Gras, bleibt hin und wieder stehen, um sich an einem besonders penetranten Geruch zu erfreuen oder das Bein zu heben. Während ich mich durch die wild zusammengewürfelten Grabsteine schlängle, weht der Wind Gesprächsfetzen einer Unterhaltung zu mir herüber. Ich schaue den Hügel hinab, und auf dem Weg unten sehe ich Kitty Muriel – in einem hellroten Kleid und Peeptoes aus Lackleder – Arm in Arm mit Sally. Sally erblickt mich und ruft. Beim Klang ihrer Stimme galoppiert Haizum zu ihr. Sie bedeutet für ihn Futter, was wichtiger ist als alles andere, und er begrüßt sie ungestüm. Sally bückt sich, um ihn zu knuddeln, doch seine Teilhabe an dieser offen zur Schau gestellten Zuneigung ist nur ein Trick, der ihm erlaubt, seine Nase in ihre Tasche zu stecken und nach etwas Essbarem zu suchen.

»Was für ein prächtiger Hund!«, schwärmt Kitty Muriel.

Ich bin Haizum nur zögernd den Weg hinuntergefolgt. Wieso laufe ich an einem Tag, an dem ich aufstehe und Sachen anziehe, die gerade herumliegen, nicht die Spur von Make-up auftrage und meinem wirren Haarschopf freien Lauf lasse, ausgerechnet einer der glamourösesten Frauen über den Weg, die ich kenne? Sogar Sallys Aufzug hat einen Hauch verwegener Exzentrizität – kein Abendkleid heute, sondern ein wunderschöner Hut mit breitem

Rand und orangefarbenen Blüten sowie hellrosa Gummistiefel. Ich hatte immer meinen eigenen »individuellen« Stil, wie Edward es nannte. Der mag zwar nicht jedermanns Geschmack entsprechen, doch meine stylische Verschmelzung von Altmodischem mit allem, was mir gerade gefiel, war immer einprägsam. Als Gabriel starb, zwang mich niemand, Krepp oder Bombasin zu tragen. Aber mir Gedanken darüber zu machen, was ich anziehen sollte, schien irgendwie frivol, ja sogar lächerlich. Die Extravaganz mag nachgelassen haben, aber normalerweise sehe ich salonfähig aus. Langweilig vielleicht, aber trotzdem salonfähig. Heute sehe ich einfach schlampig und ungekämmt aus. Eigentlich kann ich mich in diesem Zustand nicht vor diesen beiden Frauen zeigen, deren Meinung mir neuerdings und unerklärlicherweise so viel bedeutet. Aber Kitty Muriels Lebensfreude ist einfach unwiderstehlich.

»Haben Sie die Beerdigung gesehen?«, fragt sie stolz.

»Ja.«

»Dann müssen Sie meinen hübschen Mann gesehen haben. Er war der große, dunkle, wahnsinnig Attraktive, der den Leichenwagen gefahren hat. Ich schaue ihm so gern bei der Arbeit zu. Er sieht so tüchtig und würdevoll aus. Und ehrlich gesagt, unglaublich sexy. Natürlich lasse ich ihn nie merken, dass ich hier bin. Ich würde ihn nur ungern ablenken. Das wäre unverzeihlich unanständig von mir.«

Der Wind weht ihr rotes Kleid um ihre noch immer wohlgeformten Beine und rüttelt an ihren Haaren, die nur locker zu ihrem üblichen Knoten gebunden sind, aber die Launen der Natur machen ihr nichts aus. Sie gehört offenbar zu den Frauen, die sie genießen. Diese Frau strahlt den Glanz alter Schule und eine ungenierte Freude aus. Würde man sie in Flaschen abfüllen, wäre ich die Erste in der Schlange der Käufer. Kein Wunder also, dass Elvis vernarrt ist. Ebenso Haizum, was höchst ungewöhnlich ist, weil sie allem Anschein nach nichts Essbares verbirgt. Trotzdem schaut er bewundernd zu ihr auf, als sie seine Ohren krault.

»Kommt, lasst uns den Neuankömmling begrüßen.« Sally nimmt mich am Arm und wir vier setzen uns in Richtung des Grabes in Bewegung. Wir verlassen den schmalen Weg und schlendern über das windige Feld der Trunkenheit. Wie Kitty Muriel ein derart heikles Gelände in ihren Pumps durchschreitet, ist mir ein Rätsel, aber sie ist so trittsicher wie Sally in ihren Gummistiefeln.

»Ich habe Sie in *Mikado* gesehen«, sage ich zu ihr. »Sie waren hervorragend!«

Kitty Muriel lacht laut auf. »Danke, meine Liebe, aber ich war eine schamlose Wichtigtuerin. Wissen Sie, mein wunderbarer Mann saß im Publikum, und ich fürchtete, dass die Inszenierung ein bisschen lahm war. Ich wollte nicht, dass er einschläft.«

»Oh, ich bin mir sicher, die Gefahr bestand nicht!«, versichere ich ihr.

»Die Truppe ist ja ganz nett, aber schrecklich konservativ. Wir brauchen wirklich mehr frisches Blut, so jemanden wie den hübschen Marcus, der vor Kurzem zu uns gestoßen ist. Er war der Oberhofscharfrichter. Er ist sehr begabt, und dazu so liebenswert.«

Ich freue mich sehr, das zu hören, für Edward. »Ich habe ihn kennengelernt. Er ist der Freund eines Freundes.«

»Na dann wissen Sie ja, wie liebenswert er ist.«

Aus irgendeinem Grund beruhigt es mich, dass Kitty Muriel eine so hohe Meinung von Edwards neuem Liebhaber hat.

Nach ein paar Minuten sehen wir das neue, von Blumen bedeckte Grab direkt unter uns. Es befindet sich im alten Teil des Friedhofs und muss daher ein Doppelgrab sein. Ich nehme Haizum wieder an die Leine. Ich kann nicht riskieren, dass er auf die frischen Blumen pinkelt. Er schaut mich so schmollend an wie ein kleiner Junge, der zum Abendessen ins Haus gerufen wurde, bevor sein Fußballspiel zu Ende war. Das Grab ist bereits belegt von Stanley Mortimer Graves (ohne Scherz), geliebt und vermisst von seiner Ehefrau Sheila und den Kindern Robert und Tracy. Den ziemlich grauenvollen Blumenarrangements nach zu urteilen, in denen die Wörter »Nana« und »Mum« mit unnatürlich gefärbten Chrysanthemen hervorgehoben sind, vermute ich, dass es sich bei dem Neuzugang um Sheila handelt. Dad sagt, er hätte auf seinem Sarg gern »Dead« stehen. Ich finde die Idee fabelhaft, befürchte jedoch, dass es einige unserer Verwandten für einen Rechtschreibfehler halten werden.

Kitty Muriel liest die Karten, die an den Kränzen und Sträußen befestigt sind.

»Ich finde, es ist eine Schande, dass so ein Haufen Blumen auf einem Grab sterben muss«, sagt sie und umschließt eine hellrote Rose aus einem der etwas geschmackvolleren Arrangements mit einer Hand. »Dabei kann die arme Sheila sie nicht einmal sehen.«

»Aber die sind ja eigentlich auch nicht für Sheila, oder?« Sally stupst mit der Spitze ihres Gummistiefels sanft an eins der Blumenwörter. »Sie sind für ihre Familie und Freunde, um allen zu zeigen, wie sehr sie Sheila liebten.«

Kitty Muriel richtet sich auf und nimmt wieder Sallys Arm.

»Gut, wenn ich sterbe, möchte ich, dass du an meinem Grab mit einer Flasche Champagner einen Toast auf mich aussprichst! Blumen sind nicht nötig.«

Sally lächelt. »Abgemacht! Und ich hätte es gern auch so.«

Kurz darauf, auf dem Heimweg mit Haizum, denke ich darüber nach, was Sally gesagt hat. Ich habe alle Blumen von Gabriels Gedenkgottesdienst mit nach Hause genommen und sie behalten, bis die Blüten verwelkten, überall Blätter herabfielen und das Wasser, in dem sie standen, grün wurde und stank. Vielleicht kann ich jetzt, nach all den Jahren, aufhören, mich an seinem Tod festzuhalten, und mit Champagner auf sein Leben anstoßen.

34 Alice und Mattie

»Die klitzekleine Spinne kroch in die Regenrinne …«

Das war das erste Lied, das Mattie in der Kinderkrippe gelernt hatte. Die Adern in Alices Armen sahen aus wie Spinnenbeine; schwarz und knotig und dünn. Und sie pochten und schmerzten, ausgelaugt von dem Gift, das immer wieder durch sie hindurchgepumpt wurde. Aber heute war ein guter Tag. Heute würde sie keine Medikamente einnehmen. Draußen schien die Sonne. Eine Frühlingssonne, spröde und hell, aber noch nicht stark genug, um richtige Wärme abzugeben. Alice war noch im Nachthemd und schlenderte mit bloßen Füßen durch den Garten in dem Versuch, sich daran zu erinnern, warum sie dort war. Ein Spinnennetz im Rosmarinbusch zitterte in der Morgenbrise. Alice zerquetschte ein paar der nilgrünen Blätter zwischen den Fingern und atmete den kräftigen Geruch ein. Sie würde Mattie zum Abendessen mit einem leckeren Gericht überraschen. Heute Nachmittag hatte er Fußball (wenigstens glaubte sie, es sei heute Nachmittag) und würde ausgehungert nach Hause kommen. Die Spinne reparierte hektisch den Riss in ihrem Netz, den Alice verursacht hatte, als sie die Blätter pflückte.

»Die klitzekleine Spinne kroch in die Regenrinne …«

An den Rest konnte Alice sich nicht mehr erinnern.

Mattie versuchte, den Heimweg von der Bushaltestelle möglichst in die Länge zu ziehen, doch er wusste, dass er das Unvermeidliche lediglich hinausschob. Es war wie beim Weihnachtsessen, bei dem man alles, was man am liebsten mag, gleich zu Anfang isst; am Ende muss man immer noch den Rosenkohl verzehren. Er wollte ganz und gar nicht nach Hause. Es fühlte sich nicht mehr an wie ein Zuhause. Er wusste nie, welche Alice dort auf ihn wartete. An manchen Tagen war es fast wie immer. Seine Mum hatte geduscht und sich angezogen, sogar Abendessen vorbereitet. Sie fragte ihn, wie es in der Schule gewesen sei, und dann, nachdem er seine Hausaufgaben gemacht hatte, sahen sie vielleicht zusammen fern. Aber an anderen Tagen schien sie beinahe überrascht, ihn zu sehen, als hätte sie vergessen, dass sie überhaupt einen Sohn hatte. Im Haus herrschte Chaos, und Mattie musste sich selbst etwas kochen, während seine Mum im Nachthemd auf dem Sofa lag und sich zwischen Schlaf und Wachsein treiben ließ. Trotz der Protzereien mit seinen Freunden in der Schule kam er sich zu jung vor, um allein damit klarzukommen.

Er wusste nicht, was er tun sollte – und ob überhaupt. Großeltern oder Tanten und Onkel, die er hätte fragen können, gab es nicht. Fast hätte er es seiner Lehrerin in der Schule erzählt. Seine Noten waren ausreichend; nicht allzu katastrophal, aber merklich schlechter als im letzten Jahr, und Mrs Jackson hatte ihn gefragt, ob zu Hause alles in Ordnung sei. Sie war ungefähr so alt wie seine Mum, aber mehr verband sie nicht. Mrs Jackson war eine forsche, selbstbewusste Frau, die im Klassenzimmer hart durchgriff. Aber sie hatte auch eine echte Begabung fürs Lehramt, und das Wohlergehen ihrer Schüler und Schülerinnen lag ihr ebenso am Herzen wie deren Leistung. Die Frage hatte sie vorsichtig und beiläufig gestellt, in die Unterhaltung mit einfließen lassen, als sie an ihrem Schreibtisch eine Klassenarbeit mit ihm besprach, und er hatte sich ihr beinahe anvertraut. Es wäre eine große Erleichterung gewesen, hätte er seine Angst eingestehen können. Angst davor, nach Hause zu gehen, Angst davor, was ihn erwartete, und manchmal sogar Angst vor seiner eigenen Mum.

Mattie hatte Mrs Jackson versichert, alles sei in Ordnung. Hätte er etwas anderes gesagt, wäre er sich wie ein Verräter vorgekommen.

Seine Sporttasche war schwer und grub sich tief in seine Schulter, aber wenigstens hatte seine Mannschaft heute gewonnen und er zwei Tore geschossen. Er fragte sich, ob seine Mum überhaupt noch wusste, dass er spielte. Er schob das Gartentor auf, schlenderte zögernd den Weg zur Haustür hinauf und ließ seine Taschen zu Boden fallen, um den Schlüssel aus der Tasche zu kramen. Als er die Tür aufgeschlossen hatte, umfing Mattie ein köstlicher Duft und sein Herz hüpfte vor Freude. Shepherd's Pie!

35 Mascha

Leise rieselt der Schnee über Paris. Der Eiffelturm gleicht einer Kaskade aus zarten Schneeflocken, das Dröhnen des Stadtverkehrs wird von einer glitzernden weißen Decke gedämpft. Auch die Stimmen, die ich höre, sind gedämpft, aber ich bin nicht mehr in Paris. Ich sitze auf einem Plastikstuhl in einem überheizten, stickigen Raum mit grün-weiß-orangefarbenen Tapeten und einem wild gemusterten Teppich. Ich kneife die Augen fest zu und versuche, Paris wieder heraufzubeschwören, aber die Stadt des Lichts ist in der Dunkelheit verschwunden. Ich sitze an einem Tisch mit blauer Resopalplatte und vor mir steht ein taubenblauer Plastikteller mit einer rosa Praline.

»Sie kommt erst runter, wenn sie es gegessen hat.«

Es klingt, als spräche jemand unter Wasser. Ich bewege den Mund, um etwas zu sagen, aber kein Wort kommt heraus. Etwas fehlt. Die gewohnte Landschaft in meinem Mund ist abgeflacht, weicher, nutzlos. Ich habe keine Zähne. Mein Gaumen brabbelt vergeblich. Ich bringe nur ein paar erbärmliche Saug- und Gurgellaute zustande. Im Vergleich dazu klingt der Elefantenmensch knackig wie ein Nachrichtensprecher bei Radio 4. Frustriert trete ich gegen das Tischbein und werde sofort mit dem Klaps eines Holzlöffels auf meine Fingerknöchel belohnt (dieser Schmerz wird leicht gemildert, weil ich genau in dem Moment feststelle, dass ich ein Paar hellrote Lackleder-Tangoschuhe trage). Ich nehme die Praline und lege sie auf meine Handfläche, betrachte sie ehrfürchtig, als wäre sie ein kostbarer Schatz, bevor ich meine Hand langsam schließe und fest zudrücke, bis eine klebrige Masse aus Creme, Schaum und Zuckerguss zwischen meinen Fingern hervorquillt. Dann öffne ich sie wieder, strecke ruckartig den Arm aus und schwenke ihn im Halbkreis; verziere die Wände und Möbel trotzig mit Kieselrauputz aus Pralinenpüree. In der Ecke sitzt eine arme Seele, deren dürre Gliedmaßen auf einem schmutzigen, muffigen Sessel zusammengefaltet sind. Er ist so alt, so klapprig und vertrocknet, dass er eher einer riesigen Heuschrecke mit Zahnprothesen gleicht als einem menschlichen Wesen. Er hat als mumifizierte Leiche überzeugt, bis ihn ein Pralinenspritzer im Gesicht traf. Seine Zunge kriecht aus seinem Mund und schlängelt sich an seinem Kinn entlang auf der Suche nach dem Krümel, wie eine blinde rosa Schnecke, die nach einem saftigen Salatblatt sucht. In seinem knittrigen Mundwinkel bilden sich Blasen aus Spucke, und seine knochigen Knie fangen vor Aufregung an zu wackeln. Auf der anderen Seite des Zimmers lutscht eine dicke alte Frau in einem hellblauen, geblümten Kleid, deren Fleisch die Farbe und Konsistenz von Erdbeerpudding hat, Pralinenspritzer von der Wand. Die Unterwasserstimme befiehlt dem Pudding aufzuhören, an der Tapete zu lecken, und als ich mich zu der Sprecherin umdrehe, sehe ich eine Frau vor mir, die noch mehr Herzenskälte ausstrahlt als Oberschwester Ratched aus *Einer flog übers Kuckucksnest.* Sie stürzt sich auf mich, nimmt meine zerbrechlichen Schenkel zwischen ihre stählernen Finger und knurrt: »Hol mir die beige-rot karierten Slipper!«

Lieber würde ich sterben, als dieser abscheulichen Schwester meine roten Lackschuhe zu überlassen. Ich nehme eine Kuchengabel vom Tisch, und mit aller Kraft, die ich in meiner Wut aufbringen kann (die überraschenderweise ganz beachtlich ist), versenke ich sie in ihrem sehnigen Unterarm. Ich gehe mal davon aus, dass dies unter Lady Ts Rubrik »hässliche Schrullen bei Mahlzeiten« fallen würde, aber in diesem besonderen Fall ist mir das völlig schnuppe. Ihr Gesicht verzieht sich vor Schreck und Schmerz, und ihre Reaktion ist ein befriedigendes »Ich sterbe …«, aber die Stimme ist anders; schärfer, deutlicher, näher, und der Satz ist noch nicht beendet: »… vor Langeweile in meiner eigenen kleinen Hölle aus häuslichem Überdruss.«

Das Pflegeheim *Happy Endings* verschwindet wie Spucke in der Absaugröhre des Zahnarztes. Ich bin in meinem Beratungszimmer und halte meine Schneekugel in Händen, und das Entsetzliche ist, dass ich offenbar während einer Sitzung mit einer Patientin eingeschlafen bin. Doch das Entsetzliche wird kompensiert durch drei hervorragende andere Tatsachen: Erstens, ich bin aufgewacht und alles war nur ein grausiger Albtraum. Zweitens, die Patientin hat es nicht gemerkt, und drittens, sie ist die Patientin, die ich am wenigsten leiden kann, daher wäre es mir sowieso egal gewesen.

Mrs Celine Hazel Bray (alias Saline Nasenspray) ist eine schlanke Blondine in den Dreißigern mit teuren karamellfarbenen Strähnchen, einem durchtrainierten Körper und perfekt verblendeten Zähnen. Sie hat einen großzügigen, liebevollen Mann, der in einem städtischen Krankenhaus als Neurochirurg Überstunden macht, zwei perfekte, nette kleine Mädchen in einer privaten Vorschule, eine Putzhilfe, eine Kinderfrau, einen Gärtner, einen Personal Trainer und viel zu viel Zeit auf ihre perfekt manikürten Hände verwendet. Außerdem hat sie eine Psychotherapeutin. Mich. Sie braucht keine Psychotherapeutin. Sie braucht einen kurzen Tritt in ihren festen kleinen Arsch, und heute könnte genau der Tag dafür sein.

Saline kam zunächst nur zu mir, weil ein Mitglied aus ihrem Buchclub bei einem Psychologen gewesen war und es »so aufbauend!« fand. Saline wollte den offenbar angesagten Drama-Queen-Bonus einer Therapie den unzähligen essentiellen Anforderungen an die Pflege ihres Selbst hinzufügen. Ich glaube, sie sieht mich als eine Art persönliche Psycho-Stylistin, obwohl sie mich total ignoriert und ihr Leben auf die ihr eigene egoistische und oberflächliche Art weiterführt. Sie braucht mich nicht, sie braucht ein richtiges Leben, mit Hoffnungen und Enttäuschungen, Angst und Aufregung, Misserfolgen und Erfolgen. Sie braucht Raues und Glattes, Höhen und Tiefen, Licht und Schatten. Stattdessen ist sie eingeigelt in sicheres, kostspieliges, exklusives, vorhersehbares, »nur chemisch zu reinigendes« Maulwurfsgrau. Sie ist keine schlechte Frau, nur ziemlich egozentrisch und seicht, die keine Ahnung hat, wie viel Glück ihr zuteilwird. Sie muss eine richtige Mutter für ihre kleinen Mädchen sein, statt eine Kinderfrau einzustellen, die sie nicht braucht. Die Kindheit der beiden ist kostbarer, als ihr klar ist, und sie verpasst einen Großteil davon.

Ich stelle die Schneekugel sorgsam auf meinen Schreibtisch, drehe meinen Stuhl zu ihr um (ich saß seitlich zu ihr, was vielleicht die Tatsache verdeckt hat, dass ich eingeschlafen bin) und wische mir unauffällig über den Mund, falls ich im Schlaf gesabbert habe. Ich schaue ihr direkt in die Augen und hole tief Luft. Wahrscheinlich hätte ich ihr das schon längst sagen sollen, hatte aber nie den Mut. Jetzt sieht es so aus, als könnte ich mich nicht bremsen.

»Ja, Celine, Sie sterben. Wir alle sterben. Wir alle werden am Ende vollkommen, gänzlich und absolut tot sein. Mausetot. Aber wir sind noch nicht tot. Ihr Problem ist, dass Sie zu faul sind, zu ängstlich oder zu dumm, um die Zeit bis zu Ihrem Tod lebendig zu verbringen. Wirklich zu leben. Tun Sie etwas! Statt sich jeden Tag zu frisieren, die Nägel zu lackieren, die Zähne zu richten, den Körper zu trainieren oder den Darm ausspülen zu lassen, tun Sie um Himmels willen was. Vorzugsweise für jemand anderen – zum Beispiel für Ihre kleinen Mädchen, Ihren erschöpften Mann, die kleine alte Frau in Ihrer Straße, oder tun Sie etwas Ehrenamtliches. Die Uhr tickt, Saline (hoppla!), und ich bin sicher, dass es Ihnen zum Zeitpunkt Ihres Todes viel besser gehen wird – und vielleicht schon vorher –, wenn Sie Ihr Leben nicht wie eine eitle und nutzlose Idiotin verschwenden, deren einziger Beitrag darin besteht, Designer-Handtaschen zu besitzen und im Ausland Urlaub zu machen.«

Mir geht es schon viel besser, nachdem ich mir das von der Seele geredet habe. Bei Saline bin ich mir dessen nicht so sicher. Sie starrt mich verwundert an.

»Keine Bange«, höre ich mich sagen, »die heutige Sitzung wird Ihnen nicht in Rechnung gestellt. Obwohl es wahrscheinlich der wertvollste Ratschlag ist, den ich Ihnen je gegeben habe.«

Wortlos nimmt sie ihren lächerlichen, aber sehr teuren Shopper aus Schlangenleder (der mit mehr Messing beschlagen ist als unsere Eingangstür) und trippelt aus dem Zimmer, wobei ihre Pumps indignierte Funken sprühen. Kurz darauf klopft es an der Tür und Helen taucht auf mit einem Tablett, auf dem eine Tasse Tee mit Untertasse und ein Teller voll köstlichem Teegebäck stehen. Sie platziert das Tablett so gut es geht zwischen die Papierstapel auf meinem Schreibtisch und schaut mich fragend an.

»Ich dachte, du könntest das gebrauchen.«

»Du bist ein Engel.«

»Du weißt genau, dass ich das nicht bin. Und du auch nicht, wenn ich an die Laune denke, in der Saline gegangen ist. Was um alles in der Welt hast du ihr angetan?«

»Ich habe ihr einen kurzen Tritt in ihren durchtrainierten, festen kleinen Hintern gegeben.«

»Oh, na dann ist es ja gut.«

Helen überlässt mich meinem Tee und dem Gebäck. Lady T äußert sich nicht dazu, ob man Kekse in Tee tunkt, was ich als stillschweigende Toleranz interpretiert habe. Dennoch bin ich mir nicht sicher, ob sie mit meiner Technik einverstanden wäre. Das Timing ist bei reichhaltigem Teegebäck entscheidend, aber selbst nach jahrelanger Übung schwappt mir am Ende immer noch ein halber Keks in meine Tasse, der dann mit dem Teelöffel herauszufischen ist.

Die Sprechanlage auf meinem Schreibtisch brummt, und

Helens Stimme kündigt meinen nächsten Patienten an. Ein großer, attraktiver Mann Ende vierzig kommt herein und stellt seine ausgebeulte schwarze Aktentasche auf den Boden. Er hat leichtes Übergewicht, die dunklen, glänzenden Augen eines Labradors und braunes, gelocktes Haar, sauber geschnitten und an den Schläfen leicht ergraut. Er trägt einen makellosen dunklen Anzug, ein gestreiftes Hemd und auf Hochglanz polierte, geschnürte Halbschuhe, und er duftet nach teurem Rasierwasser und Pfefferminzbonbons. Er zieht sein Jackett aus und setzt sich auf das weiche Sofa. Es klopft an der Tür, und Helen kommt mit einem weiteren Tablett herein, auf dem ein Becher Tee und noch ein Teller Gebäck stehen. Sie setzt es auf dem Beistelltisch neben dem Sofa ab, und der Mann bedankt sich bei ihr mit tiefer Stimme, die zugleich freundlich und sexy klingt. Helen schenkt ihm ein strahlendes Lächeln und schließt die Tür hinter sich. Der Mann beugt sich vor und öffnet die Aktentasche, aus der er ein ziemlich abgegriffenes gebundenes Buch holt. Er macht es sich wieder auf dem Sofa bequem, trinkt einen Schluck Tee, schlägt sein Buch auf und beginnt, *Pu der Bär* von A. A. Milne zu lesen.

Mr John Paddington ist ein prominenter Anwalt, dessen Unbarmherzigkeit und Sachverstand sowohl innerhalb als auch außerhalb des Gerichtssaals gleichermaßen von allen, die ihn kennen, gefürchtet und respektiert werden. Er pendelt jeden Tag nach London und arbeitet sträflich lange in einem Job, den er liebt und auf den er sehr stolz ist. Er kommt zu einer entzückenden Frau nach Hause, vier ausgelassenen jungen Söhnen und einer geliebten Tochter, die noch ein Baby ist. Sie alle vergöttert er bedingungslos und verbringt jede Minute eines jeden kostbaren Wochenendes als guter Vater und Ehemann mit ihnen. Und deshalb kommt Mr John Paddington einmal in der Woche nur für eine Stunde zu mir. Das hier ist seine einzige Zügellosigkeit; seine Oase des Friedens und der Ruhe. Er will nicht mehr von mir als meine stille Gesellschaft und die Nutzung meines gemütlichen Zimmers (Tee und Gebäck sind Helens Vergnügen, denn sie hat sich ein bisschen in ihn verknallt), in dem er sitzen und *Pu der Bär* lesen kann, ohne befürchten zu müssen, unterbrochen oder belächelt zu werden. Als er zum ersten Mal mit seiner ziemlich seltsamen Bitte zu mir kam, war ich ein wenig zurückhaltend. Warum er nicht in die Bibliothek gehe, wollte ich von ihm wissen. Aber er erklärte mir, er wolle irgendwohin, wo es heimeliger sei, und brauche Gesellschaft, aber nicht zu viel. Er verlangte keine Interaktion, nur körperliche Anwesenheit. Ich fragte ihn, wie er auf mich gekommen sei, und er erwiderte, mein Job sei es schließlich, Menschen zu helfen, ihr Leben auf die bestmögliche Art zu verbringen. Diese eine Stunde pro Woche hat bei ihm genau die Wirkung. Sie ist sein Sicherheitsventil. Sie löst aufgestauten Stress und Druck auf und ermöglicht es ihm, das Leben zu leben, das er sich ausgesucht hat, ohne sich völlig zu verausgaben. Diesen Dienst leiste ich nur allzu gern, nicht ganz ohne Eigennutz, wie ich leider zugeben muss. Manchmal, wenn er liest, beobachte ich, wie sich seine attraktiven Gesichtszüge entspannen. Die Stirnrunzeln glätten sich und in den Augenwinkeln entstehen Fältchen, während sich allmählich ein Lächeln in sein Gesicht schleicht. Manchmal erwischt er mich dabei, wie ich ihn beobachte, und schenkt mir ein Lächeln, bevor er sich wieder seinem Buch widmet. Wenn er dann geht, sieht er immer viel jünger aus; fast wie der Junge, der zum ersten Mal von dem kleinen Bären mit geringem Verstand gelesen hat.

Kurz bevor seine Stunde um ist, schaut Mr John Paddington auf seine Uhr und klappt zögerlich sein Buch zu. Er steckt es sorgsam wieder in seine Aktentasche und windet sich mühsam aus der warmen Umarmung des weichen Sofas. Er zieht sein Jackett an, nimmt wortlos meine Hand und küsst sie zärtlich und dankbar. Dann geht er. Jeder Besuch verläuft gleich. Er ist mein Lieblingspatient.

36

Der Besitzer des Antiquariats ist sehr freundlich. Entweder das, oder er hält mich für eine Irre, die man besser bei Laune hält. Als ich ihm heute Morgen zwei Einkaufstüten voller Bücher über den Tod brachte, benahm er sich, als wäre es das Normalste auf der Welt. Ich schaffe Raum in meinem Leben, um zu leben, weshalb ich meine Bücher über den Tod aussortiert habe. Ein paar kamen ursprünglich aus diesem Laden. Aber ich kann mich an eins erinnern, das nicht einmal er besorgen konnte. *Anleitung für einen heiligen Tod* von Bischof Jeremy Taylor (Erstveröffentlichung 1651) war wohl eins der ersten Selbsthilfebücher. Heutzutage können wir Bücher kaufen, die uns bei fast allem helfen. Man muss dem Kind nur einen Namen geben, und irgendwer hat irgendwo ein Buch darüber geschrieben. Es gibt sogar Bücher darüber, wie man Selbsthilfebücher schreibt. Aber im Jahr 1651 konnte man ein Lehrbuch über das richtige Sterben kaufen – oder vielmehr über die richtige Art zu sterben. Bischof Taylor war so etwas wie die Lady Troubridge des Todes. Sein Buch gehörte einem besonderen Genre zeitgenössischer Literatur an, bekannt als *ars moriendi* – die Kunst des Sterbens.

Damals war ein plötzlicher Tod in mehrfacher Hinsicht bedauernswert für die Verschiedenen. Die Vorbereitung auf den Tod war vorrangig, daher war ein langwieriges Dahinscheiden unendlich viel erstrebenswerter. Das Totenbett war kein Platz für Drückeberger, und der Insasse wurde ermuntert, zu beten, Missetaten zu sühnen, weisen Rat an Kind und Kegel zu verteilen, für ein letztes Porträt Modell zu sitzen und sich liebevoll zu verabschieden. Heutzutage würde das meiste davon wahrscheinlich ein Totenbettplaner erledigen. Der Planer könnte gedruckte Abschiede herausgeben und rührende Ratschläge an Freunde und Familie auf geschmackvollem Trauerbriefpapier, einen persönlichen Einkäufer für das letzte Outfit auftreiben, das letzte Selfie in sozialen Medien posten und eine Auswahl reumütiger Gebete per E-Mail an den Gott Ihrer Wahl schicken. Man müsste am Todestag lediglich fabelhaft aussehen und anmutig sterben.

Zum Eingang meines Friedhofs gelangt man über einen steilen Hang, der bei eisigem Wetter für Leichenwagenfahrer zu einem nervenaufreibenden Wagnis wird und bei strahlendem Sonnenschein wie heute einen anstrengenden Spaziergang bietet. Die schmiedeeisernen Tore bilden das Herzstück des Backsteintorhauses, dessen Bogen die in Stein gemeißelte Auskunft gibt, dass der Friedhof 1855 eröffnet wurde. Wenn ich durch den kühlen Schatten des Torbogens trete, hallen meine Schritte in der Stille. Obwohl der Friedhof über zweihundert Jahre nach der Veröffentlichung von Bischof Taylors Buch eingeweiht wurde, werden die hier beigesetzten Viktorianer es dennoch als eine praktische Anleitung für das Verhalten in Todesfällen verwendet haben, und ich hoffe, diese zahlreichen faszinierenden Informationen in meine Erläuterungen bei der Friedhofsführung einarbeiten zu können. Ich habe mit der Organisatorin der Führungen gesprochen. Brenda Smiley ist die Vorsitzende des Komitees der Friedhofsfreunde, und sie wird ihrem Namen nicht gerecht. Smiley. Sie sieht streng aus, trägt Cordhosen, eine Wachsjacke und immer einen Schal. Sie schien nicht sehr erfreut, als ich ihr meine Dienste anbot. Sie teilte mir mit, Fremdenführerin sei ein sehr begehrter Posten und man werde für gewöhnlich nur dann mit einer derart sakralen Verantwortung betraut (mein Sarkasmus, nicht ihrer), nachdem man sich mit Blätterauflesen und Jäten seine Sporen verdient habe. Ich gewinne den Eindruck, dass sie mich nicht besonders leiden kann. Ein anderes Mitglied des Komitees sagte mir, man sei tatsächlich händeringend auf der Suche nach Fremdenführern, aber niemand möchte Brenda widersprechen. Wir werden sehen. Sie jagt mir keine Angst ein.

Die Sonne scheint warm auf meinen Rücken, und während ich dastehe und mir überlege, welchen Weg ich nehmen soll, fällt mir Sally ein, wie sie schlafend im Gras liegt. Ich hoffe, ich begegne ihr heute. Ich war neulich so verblüfft über ihre unkomplizierte Bereitschaft, Glück zu empfinden, dass ich einen Druck von der *Ophelia* von Millais gekauft und in mein Büro gehängt habe, um mich daran zu erinnern. Das ursprüngliche Modell für die *Ophelia* war die junge Elizabeth Siddal gewesen, von der Millais verlangte, sich in seinem in ein Studio umgewandelten Gewächshaus in eine Badewanne voll Wasser zu legen. Das Wasser wurde nicht sehr erfolgreich von Öllampen und Kerzen gewärmt, die unter der Wanne standen. Mr Millais, der damals von Gesundheits- und Sicherheitsvorschriften sowie der »Sorgfaltspflicht« des Arbeitgebers noch unbehelligt war, fuhr fort zu malen, Tag für Tag, bis weit in den Winter hinein, ohne darauf zu achten, dass Miss Siddal Gänsehaut bekam und ihre Gesichtsfarbe eine alarmierende Blaufärbung angenommen hatte. Eines Tages gingen die Öllampen und Kerzen aus, was Mr Millais in seiner künstlerischen Leidenschaft nicht auffiel. In ihrer stoischen Professionalität (oder weil ihre Lippen zusammengefroren waren) beklagte Miss Siddal sich nicht. Wie nicht anders zu erwarten, zog sie sich eine Lungenentzündung zu, und ihr Vater verklagte Mr Millais erfolgreich auf Zahlung von angeblich fünfzig Pfund. Danach litt sie unter schlechter Gesundheit bis zu ihrem frühen Tod im Alter von nur zweiunddreißig Jahren. Historiker schreiben ihr Ableben unterschiedlichen Gründen zu, unter anderem einer damals modernen Abhängigkeit von Laudanum. Einige behaupten jedoch, sie habe an Tuberkulose gelitten, was sich Mr Millais nach der Affäre mit dem eiskalten Bad im Gewächshaus zweifellos zugutehalten konnte. Tuberkulose war die perfekte Diagnose für die Aussicht auf ein lang andauerndes Sterbebett, und daher ist es durchaus denkbar, dass Mr Millais von seiner Schuld entlastet wurde, denn er hatte ihr ermöglicht, »einen guten Tod« zu sterben. Ich bezweifle jedoch, dass sie es auch so sah.

Ich frage mich, ob Lily Phyllis Phoebe einen guten Tod starb. Heute, im blendenden Sonnenschein, glitzert der weiße Marmor ihres Grabsteins im Licht, und ein Bündel Lavendel, das danebengelegt wurde, duftet in der Hitze. Lily war das erste Mitglied meiner Familie auf der anderen Seite. Ihrem Gedenkstein zufolge hatte sie ein langes Leben und starb als alte Frau, nachdem sie zwanzig Jahre zuvor Witwe geworden war. Ein Engel am Kopfende ihres Grabes, mit gefalteten Flügeln und einem zum Himmel emporgestreckten Arm. Im anderen Arm hält er einen Strauß Lilien. Seine Nase wurde von Vandalen zerstört, und ihm fehlen mehrere Finger, aber er sieht noch immer himmlisch aus.

Die Viktorianer glaubten, der Zustand der Seele eines Individuums sei zum Zeitpunkt seines Todes von grundlegender Bedeutung: der Himmel-oder-Hölle-Moment, in dem eine spontane Entscheidung über den Verbleib nach dem Tod gefällt wurde. Das erscheint mir entsetzlich ungerecht. Man stelle sich nur vor, genau im Augenblick des Todes, nachdem man sich durch all das Beten, Sühnen, Verabschieden und Ratgeben an Familie und Freunde gequält hat, obwohl man stirbt und lieber eine schöne Tasse Tee genießen würde, hat man einen schlüpfrigen Gedanken an George Clooney. Dagegen kann man nichts machen. Er kommt einem einfach nur so in den Sinn, kurz bevor man den Löffel abgibt. Das war's dann – im Handkarren ab in die Hölle.

Der Friedhof ist heute voller Leben. Eichhörnchen jagen die Bäume hinauf und hinunter, Amseln picken im Gras nach Würmern, um ihre hungrigen Küken damit zu füttern, und die Krähen lungern planlos herum. Versteckte Singvögel zwitschern und flöten, in den hohen Kiefern krächzen die Elstern. Auf einer Bank neben der Kapelle erblicke ich eine vertraute Gestalt. Sally erfreut sich an der Aussicht und aalt sich in der Wärme eines späten Sommernachmittags. Sie winkt mich zu sich. Sie sieht gut aus. Ihre Wangen sind rosig, ihr Gesicht ist leicht gebräunt und mit Sommersprossen überzogen. Sie spricht zusammenhängend, aber bald sitzen wir in einvernehmlichem Schweigen nebeneinander. Eine dicke schwarze Krähe, die etwas im Schnabel hält, hockt auf einem Grabstein ganz in der Nähe und beobachtet uns. Ihre Federn sind zerzaust, glanzlos, hier und da grau gesprenkelt. Sie hat, genau wie der Sommer, die jugendliche Frische verloren und wirkt ein bisschen müde und an den Rändern ausgefranst. Das Gras auf dem Friedhof hat von der Sonne rostrote Brandflecken, die Luft riecht nach Heu. Die Blätter an den Bäumen sind noch grün, hängen aber etwas lustlos an den Zweigen, als hätten die Vorboten des Herbstes ihnen die Kraft geraubt. Eine Brise trägt den Duft nach sonnenwarmem Lavendel aus den lilafarbenen, mit Braun durchsetzten Büschen unterhalb des Hügels zu uns herüber. Der Wechsel der Jahreszeit kündigt sich an.

Sally greift in ihren fadenscheinigen Leinenbeutel und holt zwei Krusten heraus, die sie der zotteligen Krähe hinwirft. Die hüpft vom Grabstein und stakst munter über die Wiese. Kurz vor Sallys Füßen lässt sie fallen, was sie im Schnabel hatte, und schnappt sich eine Kruste. Sally hebt den Gegenstand auf und dreht ihn auf der Handfläche herum. Es ist ein Messingknopf.

»Vielen Dank, verehrte Dame!«, sagt sie zu der Krähe und wirft ihr noch ein Stück Brot hin.

Lächelnd dreht sie sich zu mir. »Das ist ein Geschenk«, sagt sie. »Die Leute meinen, nur Elstern mögen kleine Schätze, aber Krähen auch. Die bringen mir oft etwas, Knöpfe, abgerissene Bänder, Kronkorken. Ich glaube, damit wollen sie sich bei mir für mein Brot bedanken.«

Ich lege den Kopf in den Nacken und beobachte die großen, flauschigen Wolken, die über den flachen blauen Himmel segeln wie Galeeren aus Baumwolle. Heute besteht keine Aussicht auf ein Gewitter.

Nach einer Weile habe ich das Gefühl, beobachtet zu werden. Als ich aufschaue, merke ich, dass Sally mein Gesicht genau unter die Lupe nimmt.

»Sie haben Ihre Freude verloren.«

Sie stellt es so nüchtern fest, als spräche sie von einem Handschuh oder einem anderen Alltagsgegenstand, aber ich spüre sofort brennende Tränen in den Augen. Ich gebe mir solche Mühe, mich zu ändern, die Trauer loszulassen, die mich behindert. Und manchmal gelingt es mir auch. Doch Trauer verläuft nicht geradlinig. Sie fährt bei einem bestimmten Geruch oder Anblick oder Klang unerwartet wieder hoch, und an manchen Tagen ist mir noch immer so, als wäre meine Welt eine Patchworkdecke, die sich allmählich auflöst. Aber woher weiß sie das? Wie kann sie sagen, dass ich in manchen Nächten in kalten Schweiß gebadet aufwache, weil ich noch immer die weichen Federn in meinen Händen spüre und die Wut darüber, dass ich nichts tun konnte und niemand bestraft wird; dass ich Angst davor habe, allein alt zu werden und auf Gedeih und Verderb Fremden ausgeliefert zu sein. Kann sie sehen, dass ich trotz meiner Bemühungen, mich zu ändern, fürchte, ich könnte nicht stark genug sein? Dass der Tod meines Sohnes am Ende mein Leben zerstört? Ich habe das Gefühl, dass Sally vieles sehen kann, was anderen entgeht. Sie wartet auf meine Antwort, aber mir fehlen die Worte. Ich nicke.

Sally wartet noch immer. Ihr Schweigen lädt zu einer Erklärung ein, aber ich weiß nicht, wie viel ich von mir preisgeben kann. Ich schaue in den Abgrund.

»Mein kleiner Junge, Gabriel. Er ist ertrunken. Gestorben.«

Sie bleibt einen Moment still sitzen und gibt meinen Worten den Respekt, den sie verlangen. Dann erwidert sie unendlich liebevoll: »Aber *Sie* nicht.«

»Und ich fühle mich so verdammt schuldig, dass ich noch lebe!«, platzt es wütend aus mir heraus. Die lange Zeit unausgesprochene Wahrheit, die das Fundament meiner ständigen Trauer und der Anker ist, der mich an meinen Kummer gekettet hält. »Warum zum Teufel habe ich verdient, glücklich zu sein, wenn ich ihn doch habe sterben lassen?«

Sally ergreift meine Hand. »War Gabriel ein glücklicher Junge?«

Ich denke an sein offenes Lächeln und sein anhaltendes Lachen.

»Würde er wollen, dass Sie traurig sind?«

Er mochte es nicht, wenn ich weinte. Dann fing auch er immer an.

»Hat er Sie geliebt?«

Mir fallen all die Umarmungen und Liebkosungen ein, die nachlässigen Küsse, die er mir auf die Wange drückte.

»Was sollen Sie wohl tun, wenn es nach Gabriel ginge?«

Die Antwort kommt ohne Zögern und von nirgendwo.

»Er würde sich wünschen, dass ich tanze.« Ich kann kaum glauben, dass ich so etwas Lächerliches laut ausgesprochen habe, aber Sally lächelt nur und nickt. Und dann fallen mir all die Male ein, als er auf seinen unsicheren, pummeligen Beinchen herumwatschelte, quiekend vor Lachen, und in die Hände klatschte. Sobald er Musik hörte, die ihm gefiel, tanzte er, aber am meisten gefiel ihm, dass ich mit ihm tanzte.

»Mama tanzen!«, befahl er dann und streckte mir die Arme entgegen. Vielleicht ist es doch nicht so lächerlich. Es ist beinahe so, als hätte Sally die Fragen gestellt, weil sie die Antworten schon kennt. Kurz darauf steht sie auf und stimmt eine Melodie an, die mir entfernt bekannt vorkommt. Dann fängt sie an zu tanzen. Ich weiß nicht, ob ich lachen oder weinen soll, als sie meine Hände nimmt und mich von der Bank zieht. Ich tanze mit einer Stadtstreicherin zu »La Vie en Rose« über einen Friedhof. Sally schaut mich an und lächelt.

»Wenn die Musik für jemanden, den man liebt, zu Ende ist, hört man nicht auf zu tanzen. Man tanzt für denjenigen mit.«

Wir setzen uns wieder auf die Bank, Sally ein wenig außer

Atem nach der Anstrengung. Sie greift in ihre Tasche und holt ein Taschentuch heraus, das sie sorgsam entfaltet. In dem zerknitterten Tuch liegt ein kleiner, zarter goldener Ring, darin eingraviert Blumen und Initialen, die so klein sind, dass ich sie nicht erkenne. Sie reicht ihn mir.

»Der hat meiner Mutter gehört, und ich möchte, dass du ihn hast, weil du mir geholfen hast, obwohl du es nicht musstest. Ich habe ihn unendlich lange gesucht und schließlich gefunden. Ich habe ihn in meiner Tasche gehabt, bis ich dich wiedergesehen habe.«

»Danke.«

Ich streife den Ring über meinen kleinen Finger. Ob es das Tanzen ist, der Ring, die Gesellschaft oder alles zusammen, weiß ich nicht, aber mir ist leichter ums Herz.

»Ich muss zurückgehen. Haizum wartet auf seinen Spaziergang.«

»Dein Hund. Der große, wuchtige, haarige Mistkerl.«

»Genau der.«

Zusammen gehen wir den Hügel hinunter und kommen dabei an der kleinen Marie vorbei. Als wir abbiegen, um durch das Tor zu gehen, bleibe ich stehen, um eine winzige weiße Feder aus dem Gras aufzuheben. Ich habe einmal irgendwo gelesen, dass eine weiße Feder das Zeichen eines Engels ist. Das ist natürlich lächerlich, aber ich hebe sie trotzdem auf. So wie Gabriel früher.

»Es ist ein Engel«, sage ich zu Sally, die mir neugierig zusieht. »Ich habe eine ganze Tasche voll davon.«

Sally schüttelt den Kopf über mich und lacht.

»Du kannst Engel nicht in deiner Tasche aufbewahren. Du musst sie fliegen lassen.«

37 Alice

Bedenke die vollen Konsequenzen auch nur einer Todsünde. Damit verlierst du die Gnade Gottes. Du zerstörst den Frieden des Gewissens; du büßt die Glückseligkeit des Himmels ein, für die du erschaffen und errettet wurdest, und du bereitest deine ewige Strafe vor.

Vergib mir, Vater, denn ich habe gesündigt. Seit meiner letzten Beichte sind zwölf Jahre vergangen ...«

Die Worte schossen Alice unentwegt durch den Kopf, aber sie brachte es nicht über sich, sie laut auszusprechen. Es war zu lange her, und vielleicht war ihre Sünde zu groß. Aber wenn sie, wie sie befürchtete, starb, war Buße ihre einzige Hoffnung auf Seelenrettung.

Die Vorboten des Untergangs waren die Schachteln mit Papiertüchern und die beiden Krankenschwestern gewesen. Während sie über eine Stunde im Wartezimmer saß, hatte sie reichlich Zeit herauszufinden, welcher Raum der gute und welcher der schlechte war. Im ersten befand sich ein einzelner Facharzt, dessen Patienten in viertelstündigen Abständen zügig ein und aus gingen. Die Frau, die den zweiten Raum betreten hatte, war immer noch nicht herausgekommen, allerdings eine der Schwestern, um einen Plastikbecher Wasser zu holen, und Alice hatte durch die offene Tür die Schachteln mit Papiertüchern auf dem Tisch gesehen. Als man sie schließlich aufrief (nachdem die erste Patientin mit tränennassem Gesicht und einer Schwester an jedem Ellbogen) gegangen war, nahm sie ein lächelnder asiatischer Arzt in Empfang, der ihr die Hand schüttelte und sie einlud, Platz zu nehmen. Sie rechnete schon fast damit, seinen schwarzen Kapuzenumhang am Mantelständer und seine Sense an der Wand lehnen zu sehen. Die Krankenschwestern kamen rasch zurück, und der Arzt zog die vor ihm aufgeschlagene Akte zu Rate. Seine Worte flatterten im Raum über ihrem Kopf wie vom Winde verwehte Spatzen, bevor sie sich in vernünftiger Reihenfolge und mit verständlicher Bedeutung einnisteten.

»Ich fürchte, Sie haben Krebs.«

Alice wusste nicht, warum er sich fürchtete. Sie hatte die Krankheit, nicht er. Und sie hatte es schon seit Wochen gewusst – seit dem Augenblick, in dem sie diesen kleinen, festen Knoten entdeckt hatte. Dennoch ignorierte sie ihn in der Hoffnung, er würde von selbst verschwinden, und aus Angst, sich eingestehen zu müssen, was passieren könnte, wenn nicht. Die Schwestern beobachteten sie, zunächst besorgt, dann verwirrt. Sie weinte nicht. Die Papiertücher, die aus den Schachteln herausragten wie Spitzen aus Schaumgebäck, waren überflüssig. Es handelte sich um einen schnell wachsenden Tumor; Stadium 3. Sie würde eine Operation benötigen, eine Chemotherapie und Bestrahlung. Dann würde man sehen. Die Schwestern, selbst Alice, warteten auf Tränen, die jedoch ausblieben. Die Schwestern wirkten besorgt, als meinten sie, Alice nehme es nicht ernst genug. Sie brauchten Tränen als Beweis, aber es kamen keine.

Seither hatte es reichlich davon gegeben. Aber sie waren nicht für sie selbst, sondern für Mattie vergossen worden, und über die schreckliche Erkenntnis der Wahrheit. Endlich. Wenn sie starb, was würde dann aus ihm werden? Die Medikamente der Chemotherapie saugten das Leben aus ihr, vergifteten sie in der Hoffnung, ihr das Leben wiedergeben zu können, sauber und poliert und frei von Krebs. Aber das erschien ihr sehr unwahrscheinlich. Die Müdigkeit brachte sie dem Koma nahe, spendete aber nur selten den Segen eines friedlichen Schlafs. Sie hielt die Augen geschlossen, um sich die Mühe zu ersparen, blinzeln zu müssen. Aber Matties Schicksal lastete so schwer auf ihr, dass alles, was sie durchmachte, federleicht wirkte. Sie wusste nun schon seit geraumer Zeit, dass sie ihm die Wahrheit sagen musste. Aber wie sollte sie die Worte finden? Und was würde mit ihrem so kostbaren Sohn passieren? Sie nahm das bordeauxrote Gebetbuch zwischen kalte, knochenweiße Finger. Früher hatte es einmal Netty gehört, die auf das Vorsatzpapier geschrieben hatte:

Alice,
habe niemals Angst zu beten.
Gott wird immer zuhören,
auch wenn er nicht sogleich antwortet.
In Liebe,
Netty x

Aber Alice brauchte ziemlich schnell eine Antwort. Sie musste etwas probieren, etwas, das ihr half, den Mut zu finden, um das zu tun, was sie tun musste, solange sie noch die Kraft hatte. Sie richtete sich im Bett auf und kniff die Augen so fest zusammen, dass silberne Sterne die Dunkelheit durchbrachen.

O mein guter Engel, den Gott in seiner himmlischen Gnade zu meinem Schutzengel ausersehen hat, erleuchte und beschütze mich, führe und leite mich heute Abend.

Amen.

Das war ein guter Anfang. Alice ließ sich auf die zerwühlten Kissen fallen. Morgen würde sie mit Gott persönlich sprechen. Dann sickerte der warme Schlamm des Schlafs durch ihren Körper und brachte endlich Ruhe.

38 Mascha

Elvis und Kitty Muriel sind verlobt. Sie stehen in der Schlange vor mir im Laden. Kitty Muriel trägt ein enges Neckholder-Top, das perfekt geschnitten ist, um ihr prächtiges Dekolleté zur Geltung zu bringen. Ihr Busen sieht aus wie zwei reife Pfirsiche in einer steifen weißen Hängematte. Außerdem trägt sie einen funkelnden Verlobungsring. Elvis sieht aus wie Errol Flynn in einem weißen, mit Rüschen besetzten Piratenhemd, schwarzen, hautengen Jeans und roten spitzen Schuhen. Nicht zu vergessen der kleine strassbesetzte Ring im Ohr. Als ich mich vorhin hinter ihnen in die Schlange stellte, wusste ich nicht, ob ich sie ansprechen sollte. Ich weiß es immer noch nicht. Ich habe Kitty Muriel bisher dreimal gesehen, und jedes Mal hat sie mich mehr beeindruckt. Sie jedoch ist vollkommen bei sich – ihre eigene beste Freundin.

Meine Begegnung mit Sally auf dem Friedhof gestern hat mich aufgewühlt. Ich behaupte nicht, wieder ein »Damaskuserlebnis« gehabt zu haben, doch Sally hat meine Neugier geweckt, als hätte sie mit einem Stock in einem abgestandenen Teich gerührt. Sie hat mich mit Möglichkeiten konfrontiert, die mich unangenehm berührten oder vielleicht auch erregten (ich bin mir im Moment nicht sicher, ob ich den Unterschied erkenne). Und jetzt stehe ich auf einmal vor genau der Frau, die ich gerne wäre. Ich möchte wirklich mit ihr sprechen, aber ich habe keine Ahnung, was ich sagen soll, und würde mich schämen, wenn ich etwas Dummes von mir gäbe, was wahrscheinlich ist, weil ich viel zu krampfhaft versuche, mir etwas Passendes einfallen zu lassen. Ich bin froh, dass ich mit Edward und Marcus zum Lunch gehe und mich von ihrer aufblühenden Liebschaft ablenken lassen kann.

Die Schlange hat sich in Winterstarre begeben. Der Mann an der Kasse wartet auf den Preis für einen Artikel ohne Barcode. Die Frau, die ihn kaufen möchte, ist überzeugt, dass es ein Sonderangebot ist. Der Artikel, um den es geht, ist eine Packung Slipeinlagen, und der Kassierer hat den Filialleiter gerufen, um den richtigen Preis zu ermitteln. Ich bin mir sicher, Lady T würde sich dagegen aussprechen, wenn in aller Öffentlichkeit über Gegenstände weiblicher Intimpflege debattiert würde; der Mann an der Kasse hält die Packung hoch über seinen Kopf, damit alle sie sehen. Aber die Käuferin ist völlig unerschrocken. Der Rest der Schlange harrt hinter ihr aus, zu lethargisch, um sich auch nur zu bewegen. Während ich ihre Profile betrachte (oder die Hinterköpfe, je nachdem, wie sie stehen), fällt mir auf, dass niemand sehr glücklich aussieht. Niemand, bis auf Elvis und Kitty Muriel. Elvis hat seinen Arm schützend um Kittys Taille gelegt, und ihre Hand ruht frech auf seiner Pobacke. Es ist ihre linke Hand, und ihr Verlobungsring ist deutlich zu sehen. Elvis ist verliebt. Es hat ihn total erwischt. So sehr, dass er, als Kitty nur ein bisschen zu fest zudrückt, die Plastikflasche mit Limo fallen lässt, deren Inhalt sich auf den Boden ergießt. Und auch ich bin durchnässt. Womit mein Problem der Gesprächseröffnung sauber gelöst wäre. Lady T ist der Ansicht, dass »einigen glücklichen Menschen charmante Manieren angeboren sind«, und Kitty gehört auf jeden Fall dazu. Sie entschuldigt sich überschwänglich bei allen in der Schlange, besonders bei mir. Sie umarmt mich wie eine verloren geglaubte Freundin und bietet mir ein winziges Spitzentaschentuch an, das ungefähr so hilfreich ist wie ein Sandsack bei einem Tsunami.

»Es tut mir entsetzlich leid!« Sie klingt ehrlich besorgt. »Ich hoffe, es gibt keine Flecken, und ich bestehe darauf, dass ich die Reinigung bezahle.«

Für meine Verabredung zum Lunch trage ich ein seidenes Teekleid, Modell Dreißigerjahre. Es ist schon seit langer Zeit mein Lieblingskleid, und ich fühlte mich darin immer besonders, aber es hat schon eine ganze Weile kein Tageslicht mehr erblickt. Heute, als ich es verloren hinten in meinem Schrank hängen sah, dachte ich plötzlich, wieso nicht? Dieses schöne Kleid hat jetzt kräftige orangefarbene Spritzer, aber ich bin total begeistert. Meine übliche Reaktion auf ein Malheur dieser Art wäre der dringende Wunsch, die verantwortliche Person rüde anzubrüllen und beleidigt davonzustürmen, während ich tatsächlich ihre Entschuldigungen mit hochrotem Gesicht und knirschenden Zähnen entgegennähme. Trotz meiner Bewunderung für Lady Troubridge habe ich kein angeborenes Talent für Freundlichkeit. Meine Übungen in Sozialverträglichkeit werden oft von der Schroffheit zunichtegemacht, die meine Unsicherheit verdeckt. Aber Kitty Muriels hinreißender Charme geht über meine Zurückhaltung hinweg.

»O nein, ist schon gut (offensichtlich nicht). Ich bin sicher, es lässt sich leicht rauswaschen (jeder Idiot kann sehen, dass es sich um Dauerflecken handelt). Man kann sie ja kaum sehen (wenn man ein paar Straßen weiter steht und eine gravierende Sehschwäche hat).«

Ich lächle sie an. Ich gebe ihr das Taschentuch zurück, obwohl es jetzt pitschnass und leuchtend orange ist.

»Behalten Sie es, meine Liebe. Tut mir nur leid, dass es nicht größer ist. Es wäre doch so schade, wenn Ihr wunderschönes Kleid ruiniert wäre. Es ist Seide, nicht wahr? Dreißigerjahre? Ich habe noch welche von meiner Mutter zu Hause in einer Truhe. Irgendwo ist sogar ein Ballkleid. Es ist so eine Schande, dass sie in Seidenpapier dahinvegetieren, obwohl sie draußen unterwegs sein sollten, zum Lunch, Dinner oder zu einem Ball.«

Meine tiefe Bewunderung für Kitty Muriel wächst, als ich sie derart einfallsreich über altmodische Kleidung reden höre, der sie ein Eigenleben und einen Terminkalender verpasst und deren zauberhaften Reiz sie zu schätzen weiß.

»Ich nehme nicht an, dass Sie daran interessiert sind, oder doch? Es würde mir eine enorme Freude bereiten, ein Zuhause für die Kleider zu finden, in dem sie gut bewirtet werden und überhaupt eine großartige Zeit haben. Ich werde sie nicht anziehen. Mutter war nicht ganz so üppig wie ich und mein bezaubernder Verlobter zieht etwas Moderneres vor.«

Jetzt bin ich wirklich hingerissen. Und was den »bezaubernden Verlobten« angeht, so kommt Elvis mit einer neuen Flasche und einem strahlenden Lächeln für seine geliebte Kitty Muriel zurück. Sie nimmt seine Hand und küsst sie zärtlich, als wären sie wochenlang getrennt gewesen, und obwohl Elvis' Kaufentscheidungen ohne Zweifel ziemlich zeitaufwendig sind, war er nur etwa fünf Minuten fort gewesen. Ich bin nicht einmal verlegen. Draußen vor dem Laden stellt Elvis ihre Einkäufe in seinen Fahrradkorb. Kitty Muriel reicht mir eine kleine rosa Visitenkarte, und ich verspreche, sie anzurufen.

Ich gehe nach Hause, um mich umzuziehen. Mein Kleid ist hinüber. Dafür habe ich vielleicht eine neue Freundin gefunden.

39

Ich habe ihr gesagt, es sei eine Darstellung des Negativraums zwischen zwei Gläsern eingemachter Wiener Würstchen«, erzählt Marcus, und Edward und ich lachen uns schief. Nachdem ich zu Hause war und mich umgezogen habe, kommen Haizum und ich zu spät zu Edwards Geburtstagslunch, aber unsere Gastgeber sind sehr nachsichtig. Edward ist hocherfreut über sein Geschenk – eine Ausgabe von *Ein Sommernachtstraum* aus dem Jahr 1908 mit Illustrationen von Arthur Rackham, die ich bei dem sehr netten Mann im Antiquariat gekauft habe –, und jetzt trinken wir Cocktails im Garten, während Marcus uns mit Geschichten aus seinem Arbeitsleben als Leiter einer kleinen, aber sehr schicken Kunstgalerie in London unterhält.

»Sie ist jedenfalls eine schreckliche Frau, hat mehr Geld, als sie zählen kann, und überhaupt keinen Geschmack. Sie trägt diesen lächerlichen Pelzhut sogar im Sommer. Sie sagte, sie sei auf der Suche nach ›Stücken‹, um ihre Villa in Südfrankreich einzurichten.«

Ich schaue Marcus ungläubig an. Diese Frau klingt erschreckend vertraut, und auf meine Nachfrage bestätigt Marcus mir, dass es sich tatsächlich um Fennels werte Mrs Sweetie handelt, was mich verpflichtet, die Episode von Haizum, dem Hut und dem Aquarium zum Besten zu geben. Edward genießt seinen Geburtstag offensichtlich. Am Ende meiner Beichte wischt er sich die Lachtränen aus dem Gesicht. Ich kann mich nicht erinnern, wann ich ihn das letzte Mal so glücklich und entspannt erlebt habe.

»Und, war es wirklich eine Darstellung des Negativraums zwischen zwei Gläsern eingemachter Wiener Würstchen?«, frage ich, als Edward mein Glas nachfüllt.

»Ich habe absolut keine Ahnung. Es war an dem Tag gerade erst hereingekommen. Aber der Künstler ist ein großartiger Mensch, der wirklich schwer arbeitet und schon vieles verkauft hat. Er hat es nicht verdient, von dieser grässlichen Frau in irgendeinem Sinn des Wortes gönnerhaft behandelt zu werden. Als sie mich daher fragte, was das ›denn sein soll‹, sagte ich das Erstbeste, was mir einfiel. Ganz offensichtlich ›soll es‹ nicht etwas sein. Es ist etwas. Ich wusste nur nicht genau, was.«

Beim Lunch sprechen wir über die nächste Inszenierung, die Marcus' Theatergruppe aufführen wird.

»Edward und mir hat die letzte so viel Spaß gemacht, dass alle, die nicht dabei waren, versprochen haben, diesmal zu kommen.«

Marcus ermahnt mich mit erhobenem Zeigefinger und lacht.

»Im Ernst, Marcus, es war lustig, und du warst wirklich gut. Und der Rest der Besetzung war ... na ja, sehr unterhaltsam.«

»Lehár wird sich ganz bestimmt im Grab umdrehen, aber ich bin mir ziemlich sicher, dass sie sich auf *Die lustige Witwe* geeinigt haben, und Kitty Muriel zerrt schon an der Leine, um die Hauptrolle zu spielen.«

Das muss ich mir ansehen.

»Wie geht's dem schaurigen Hugo?«, fragt Edward und füttert Haizum und Lord Byron mit Knoblauchbrot. Er weiß, dass ich gestern mit Epiphany gesprochen habe, und ist auf Klatsch aus.

Hugo ist jetzt allem Anschein nach Ronis Ex-Geliebter.

»Hugo ist gefeuert worden wegen des Verdachts auf unangebrachtes Verhalten während der Arbeitszeit. Er war offenbar bestrebt zu gehen, bevor besagtes Verhalten nachgewiesen und publik gemacht werden konnte, und verkauft derzeit Seniorenwohnungen in Frinton.«

»Da gehört er hin«, verkündet Edward.

Roni lässt sich zur Bauchtanzlehrerin ausbilden.

Viel später, nach Tee und Schokoladenkuchen (und Tee und Vollkornkeksen für Lord Byron und Haizum) bringt Edward mich wieder einmal nach Hause. Haizum schlendert zufrieden an meiner Seite, Marcus geht mit Lord Byron vor uns her und versucht mit wenig Erfolg, den erhabenen kleinen Hund zu einer flotten Gangart zu überreden, um Knoblauchbrot und Kekse abzutrainieren. Edward schaut mich die ganze Zeit fragend an.

»Mit dir ist was passiert, oder?«, fragt er.

»Wie meinst du das?«

»Es ist, als hätte jemand eine Lampe im Fenster angezündet, damit das alte Du endlich seinen Weg nach Hause findet.«

»Dasselbe könnte ich von dir sagen.«

Er lächelt. »Marcus.«

»Ich weiß. Und das freut mich sehr für dich.«

»Und, was ist mit dir geschehen?«

»Eine alte Frau auf einem Friedhof hat mir beigebracht, wieder zu tanzen.«

Edward schüttelt den Kopf. »Klar. Ich hätte wissen müssen, dass es bei dir kaum so etwas Profanes wie ein Antidepressivum sein würde. Aber ich habe doch gehofft, dass ein gutaussehender Mann vielleicht deine schlummernde Libido angeregt hätte!«

Na ja, könnte sein. Aber ich möchte Edward keine falschen Hoffnungen machen. Schließlich habe ich bis jetzt noch nicht mit *ihm* gesprochen. Aber ich arbeite daran.

Marcus hat jetzt etwas mehr Erfolg, Lord Byron ist in ein langsames Traben verfallen. Ich bin dankbar, dass Marcus mir sein Jackett geliehen hat, das über meine Schultern drapiert ist. Die Abende werden kühler, und Flanell-Schlafanzughose und flauschige Bettsocken werden die sommerliche Reizwäsche aus Seide bald ersetzen.

Plötzlich fällt mir etwas ein, wonach ich Edward hatte fragen wollen.

»Beim letzten Mal, als wir Lunch auf dem Friedhof hatten, hast du gesagt, du möchtest mich um zwei Gefallen bitten. Aber du hast erst um einen gebeten. Was ist der andere?«

Edward bleibt stehen und zündet sich eine Zigarette an. Es gelingt ihm sogar, das Rauchen auf der Straße elegant aussehen zu lassen.

»Ich wollte dich bitten aufzuhören.« Er nimmt einen tiefen Zug von seiner Zigarette. Offenbar ist ihm mulmig zumute, aber er ist fest entschlossen, alles zu sagen, was er vorhatte. »Es ist an der Zeit, Gabriel loszulassen und dein Leben weiterzuleben.« Er legt eine Hand an mein Gesicht und ich sehe Tränen in seinen Augen. »Er fehlt mir auch. Mehr, als ich sagen kann. Aber du bist nicht mit ihm gestorben, verstehst du, und ich kann erst dann wirklich glücklich sein, wenn ich weiß, dass du es auch bist.«

Wieder einmal bin ich traurig und beschämt über die Last, die meine Trauer offenbar für die Menschen war, die ich am meisten liebe.

Ich lächle ihn an. Das ist nicht die Reaktion, die er erwartet hat.

»Du bist der Zweite, der mir das in dieser Woche sagt.«

»Und?«

»Ihr habt beide recht.«

Edward reißt beide Arme hoch.

Marcus wirft einen Blick über die Schulter und wendet sich dann wieder dem hechelnden Lord Byron zu. Ich habe das Gefühl, er weiß, was los ist.

»Und, wer war der andere?«, fragt Edward.

»Sally. Die Dame, die Krähen im Park füttert und auf dem Friedhof tanzt.«

»Nun, die hat mehr Chuzpe als ich. Ich habe mich beim ersten Mal gedrückt. Aber heute Abend hätte ich dich darum gebeten.«

»Besser spät als nie.«

»Ich glaube, das ist meine Zeile an dich!«

40 Mattie

Mattie streichelte das weiche weiße Fell und liebkoste sanft die langen Ohren. Die Nase des Kaninchens zuckte zufrieden, und es schien sich an den Tränen nicht zu stören, die ihm wie dicke Regentropfen auf den Rücken fielen. Mattie saß mit dem Kaninchen auf dem Schoß im Gras. Er hatte dem Haus den Rücken zugewandt. Seine Mum sollte ihn nicht sehen. Ihr zuliebe musste er stark sein, aber das war schwer. Er hatte ihr versprechen müssen, es niemandem zu sagen, weshalb er niemanden hatte, dem er sich anvertrauen oder den er um Hilfe bitten konnte. Das Kaninchen war seiner Zuwendung müde geworden und hoppelte von seinem Schoß, blieb aber in seiner Nähe, knabberte am Gras und trat hin und wieder mit den Hinterläufen aus. Mattie wischte sich mit dem Ärmel die Tränen vom Gesicht und schniefte laut.

Er war zutiefst erschrocken darüber, dass seine Mum sterben und er allein zurückbleiben würde.

Er pflückte ein Gänseblümchen und rupfte ein Blütenblatt nach dem anderen aus.

»Sie wird sterben, sie wird nicht sterben. Sie wird sterben, sie wird nicht sterben«, murmelte er vor sich hin, hörte aber auf, bevor alle Blätter abgezupft waren. Er wollte es nicht wissen. Mattie legte sich auf den Rücken und schaute in den Himmel, an dem ein Flugzeug weit oben einen dünnen weißen Strich auf das helle Blau zeichnete. Er wünschte, er wäre in dem Flugzeug. Er wünschte, er flöge in den Urlaub nach Amerika; nach Florida, oder vielleicht auch nach Kalifornien. Ein Familienurlaub. Er wünschte, er reiste mit einer richtigen Familie, seiner Familie; einer Mum, einem Dad und vielleicht sogar einem Bruder oder einer Schwester. Hätte er eine Familie, würde es ihm nichts ausmachen, sich mit Cornwall oder sogar den Norfolk Broads zufriedenzugeben. Mattie sehnte sich danach, normal zu sein, so wie die anderen Kinder in der Schule. Da waren viele, die bei nur einem Elternteil lebten, aber in der Regel wussten sie, wer der Abwesende war. Mattie wusste nichts über seinen Vater. Er hatte seine Mum oft gefragt, aber sie sagte dann immer nur, dass sie nie verheiratet waren und Matties Vater sie verlassen habe, als er erfuhr, dass sie schwanger war.

»Ohne ihn sind wir besser dran« waren die Worte, mit denen die Unterhaltung verlässlich endete. Aber Mattie hatte nicht das Gefühl, besser dran zu sein. Wie oft hätte er in seinem Leben gern einen Dad gehabt, der ihm zum Beispiel beigebracht hätte, wie man Fahrrad fährt, einen Fahrradschlauch flickt und eine gerissene Kette repariert. Angeln, eine Höhle bauen und ein Lagerfeuer machen. In letzter Zeit hätte er gern ein paar Ratschläge gehabt, wie man sich rasiert, vielleicht sogar über Mädchen. Seine Mum gab sich die größte Mühe, aber er konnte sie nicht nach allem fragen. Sich selbst hörte er nicht auf zu fragen, wer sein Dad war und wo er wohl lebte. Vielleicht war er inzwischen verheiratet und hatte weitere Kinder. Womöglich hatte Mattie tatsächlich einen Bruder oder eine Schwester – oder beides.

Weiche Schnurrhaare streiften seine Hand, und er richtete sich auf, um festzustellen, dass sich das Kaninchen neben ihm im Gras ausgestreckt hatte. Es war zwecklos, von etwas zu träumen, das er nicht hatte. Er musste sich auf das konzentrieren, *was* er hatte. Er hatte seine Kaninchen, und er hatte seine Mum.

Und seine Mum hatte Krebs.

41 Mascha

Heute beträgt die Temperatur im Becken 22 Grad, und wieder ertrinke ich am tiefen Ende. Nicht weil ich es möchte oder sogar brauche. Diese Mascha bin ich nicht mehr. Heute ertrinke ich nur wegen der Australierin.

Die Trulla ist im Becken und beobachtet mich wie ein nicht sehr verdeckter Ermittler. Sie hat mir sogar zugewunken! Daher bleibt mir nichts anderes übrig. Ich muss Ertrinken üben, um diesen Vorwand mit der Singerei aufrechtzuerhalten. Das Problem ist nur, dass ich aus der Übung bin. Ich bekomme gerade noch eine Minute hin, und als ich nach Luft schnappend an die Oberfläche komme, spüre ich ihren skeptischen Blick vom anderen Ende des Beckens. Ich habe nicht einmal das Lehrbuch für Gesang dabei, um es im Café zur Schau zu stellen. Ich möchte jetzt wirklich schwimmen, doch dazu müsste ich auf sie zuschwimmen, und dann wird sie mich wahrscheinlich ansprechen. Das wäre keine gute Idee. Denn dann würde ich ihr sagen: »Ich habe gelogen. Ich singe nicht, außer unter der Dusche. Ich habe mich immer gezwungen, unter Wasser zu bleiben, weil mein kleiner Junge ertrunken ist und ich wissen musste, wie sich das anfühlt. Ich habe es auch getan, um mich zu bestrafen, denn egal, was alle anderen sagten, ich glaubte, dass es meine Schuld war. Aber jetzt versuche ich, damit aufzuhören. Jetzt möchte ich schwimmen. Und im

Übrigen geht Sie das hier gar nichts an, und ich möchte wirklich nicht, dass Sie mir Fragen stellen oder überhaupt mit mir reden.« Aber natürlich sage ich nichts. Ich steige aus dem Becken.

Abgetrocknet und angezogen mache ich mich auf den Weg ins Café. Heute hat Flo Geburtstag, und ich habe ihr einen Kuchen gebacken. Er ist kein Paradebeispiel, allerdings war es schon immer riskant, sich an einem Zitronenkuchen zu versuchen, für den Flo eine ausgesprochene Expertin ist. Der Kuchen, den ich in einer großen Plastikdose bei mir habe, ist an den Rändern etwas verbrannt und nicht gleichmäßig aufgegangen. Ich habe Zitronen und Limonen verwendet, und ich kann nicht ausschließen, dass Haare von Haizum darin sind. Aber er ist mit einer weiteren entscheidenden Zutat versehen – echter Zuneigung für die Empfängerin. Vor ein paar Wochen, als sie meine Bestellung zubereitete, plauderte Flo mit mir, und ich merkte an, sie müsse von Kuchen doch die Nase voll haben, wenn sie den ganzen Tag welchen verkaufe. Aber sie erwiderte, sie möge Kuchen, am liebsten Zitronenkuchen, und am allerliebsten, wenn jemand ihn für sie backe. Das macht nie jemand, denn der Kuchen trägt ihre Handschrift (sie ist ein begeisterter Fan der *Great British Baking Show*), aber sie wünscht sich einen, den sie nicht selbst zubereiten muss.

»Und damit meine ich nicht so einen gekauften Klumpen aus Pampe, der in seiner Plastikverpackung Wasser treibt. Ich meine einen richtigen selbstgemachten!«

Und den habe ich für Flo gebacken. Sogar mit Kerze.

Im Café ist es still, und nur wenige Tische sind belegt. Flo steht hinter der Theke und trocknet Tassen ab. Sie grinst bis über beide Ohren, als sie mich kommen sieht. Noch bevor sie etwas sagen kann, hebe ich den Deckel von der Dose.

»Herzlichen Glückwunsch zum Geburtstag, Flo!«

Zum ersten Mal sehe ich sie erröten. Sie wirkt ehrlich überrascht.

»Der ist wahrscheinlich nicht so gut geraten, und die Ränder sind ein bisschen verbrannt ...«

Flo wischt meine Vorbehalte mit einem Geschirrtuch beiseite.

»Mich trifft der Schlag! Das ist der schönste Kuchen, den ich je gesehen habe!«

Das ist er auf keinen Fall, aber ich bin heilfroh, dass Flo sich so freut.

»Und jetzt musst du singen«, befiehlt sie und deutet mit dem Kinn auf die Kerze. Wie kann ich da nein sagen? Flo zündet die Kerze an. Ich hole tief Luft und beginne leise, um die Aufmerksamkeit der anderen Gäste nicht auf mich zu ziehen. Als Flo die Flamme auspustet, meldet sich eine fröhliche Stimme mit unüberhörbarem Akzent hinter mir.

»Gut zu hören, dass sich die Atemübungen allmählich auszahlen.«

Es ist natürlich die Australierin.

Nach einer Tasse Kaffee und einem Stück Kuchen mit Flo (das erstaunlicherweise schmeckte und kein Hundehaar bereithielt) bin ich jetzt auf dem Parkplatz und entschuldige mich bei Edith Piaf. Lady T wäre nicht begeistert. Ich habe zweimal »Scheiße« gesagt und Edith getreten, weil sie nicht anspringen wollte und ich zu meinem Besuch bei Kitty Muriel zu spät kommen werde. Noch schlimmer ist, dass der Olympionike gerade in dem Moment auf den Parkplatz einbog. Er kam herüber und fragte, ob alles in Ordnung sei. Natürlich sagte ich, alles sei bestens, aber ich wurde rot wie ein Teenager, und jetzt hält er mich wahrscheinlich für eine komplette Idiotin. Und ja, das macht mir etwas aus, denn ja, ich habe mich in ihn verknallt. Und auch wenn er vermutlich eine sehr süße Freundin namens Annabel hat, die ärgerlicherweise auch noch selbstbewusst und elegant ist, nicht flucht und bestimmt keine Autos tritt, möchte ich noch immer, dass er mich mag. Oder wenigstens nicht denkt, ich sei meschugge. Als ich als Teenager für Scott Harvey schwärmte, der mich in der Schuldisco wegen einer gertenschlanken Wendy mit großen Titten sitzenließ, deren Vater einen Mercedes fuhr (ich weiß nicht, ob der Wagen seine Entscheidung beeinflusste, aber die BH-Größe mit Sicherheit), tröstete ich mich mit dem Gedanken, dass ich als erwachsene Frau vermutlich viel souveräner mit Beziehungen umgehen können würde. Ich wäre dann cool und intellektuell, und ich würde Schluss machen, statt sitzengelassen zu werden. Das ist nicht ganz nach Plan gelaufen. Ich gebe Edith für meine neueste Peinlichkeit die Schuld. Sie hat einiges zu verantworten. Erst vor Kurzem war sie in der Inspektion. Sie hat Benzin im Tank, eine neue Batterie und keinerlei Entschuldigung für ihre starrsinnige Unbeweglichkeit. Sie ist eben eine launische Diva, muss jetzt aber wirklich dringend anspringen, also schlage ich einen anderen Kurs ein. Ich entschuldige mich. Ich verspreche ihr einen neuen Lufterfrischer – mit Rosenduft – und drehe den Schlüssel im Zündschloss. Sie spuckt, hustet und beginnt zu singen. *Merci mille fois!*

42

Der schwarze Rock der Nonnenkutte ist etwas fülliger als üblich, um die Ersatzrolle Toilettenpapier unterzubringen, auf der die Nonne sitzt. Die Toilette in Kitty Muriels Wohnung hat cremefarbene Wände, schwarze Fußleisten und, seltsam unvereinbar mit der Nonne, eine prächtige Sammlung erotischer Drucke von Aubrey Beardsley. Das Waschbecken ist makellos weiß, das Handtuch weich und schwarz, und die flüssige Seife riecht nach Süßgras. Das Wohnzimmer ist eine stilsichere Mischung aus bonbonrosafarbenen Wänden und schokoladenbraunem Holzwerk, bequem möbliert mit einem samtbezogenen Sofa, Stühlen und einer Art-déco-Cocktailbar. Ein ausladender, farblich abgestimmter Teppich schwimmt wie eine Insel auf dem hellen Parkettboden. Über dem Kamin aus den Dreißigerjahren hängt eine große Schwarz-Weiß-Lithographie von zwei recht ernst aussehenden jungen Männern in Anzug und Krawatte, die neben einer Holzbank unter einem Baum in voller Blütenpracht stehen. Es ist ein Gilbert & George mit dem Titel *A Touch of Blossom* und es passt perfekt zu diesem eleganten Ambiente. Ich muss zugeben, ich bin beeindruckt von dem Kontrast zwischen Kitty Muriels Hang zum Rokoko-Modestil und ihrem zwar extravaganten, aber geschmackvollen Innendesign. Noch mehr beeindruckt mich die Nonne.

»Oh, das ist Schwester Mercy.« Kitty lacht. »Obwohl ich sie immer Schwester Shona Mercy nenne, weil sie so eine grausame Giftnudel war.«

Es dauert eine Weile, bis ich begreife.

»Ob du es glaubst oder nicht«, fährt Kitty fort, »ich war eine Klosterschülerin. Daddy war bei der Armee, und Mummy und ich reisten mit ihm, bis ich sieben war und sie der Meinung, es sei besser für mich, zugunsten meiner Bildung, an einem Ort zu bleiben. Ich wage zu behaupten, dass sie das tatsächlich glaubten, aber ich war todunglücklich.«

Kitty hält inne, um aus einer hellrosa- und silberfarbenen Kanne Tee in zwei dazu passende Art-déco-Tassen zu gießen.

»Ich habe mich nie besonders gut eingefügt. Daddy hat immer gesagt, auf einem Feld mit Butterblumen und Gänseblümchen wäre ich eine Gladiole. Aber Individualität wird in einem Kloster weder gefördert noch für schicklich erachtet. Für Schwester Shona Mercy war es beinahe eine Todsünde, als würde man ohne Höschen die Heilige Messe besuchen.«

Kitty Muriel reicht mir eine Tasse Tee und bietet mir das Milchkännchen an. Ihr Verlobungsring funkelt an ihrem Finger, als sie ihren Tee vor sich abstellt und mit einer Silberzange ein Stück Zucker hineingibt. Lady T wäre entzückt.

»Das Kloster war darauf bedacht, einen wilden Haufen kleiner Schülerinnen in eine homogene Klasse junger Frauen zu verwandeln, die außer für die Ehe, Kinder und ein gutes katholisches Leben zu nichts zu gebrauchen waren. Schwester Shona fand großen Gefallen daran, mich unentwegt wegen meiner vermeintlichen Mängel zu tadeln: meiner unordentlichen Frisur (schlampig), meines Tanzens durch die Flure (provokativ) und meiner Unfähigkeit, zufriedenstellende Victoria-Biskuits herzustellen (›du wirst nie einen Ehemann finden, Kitty Muriel Emmanuel, wenn du nicht einmal einfache Kekse backen kannst‹). Sie machte alles, was glitzerte und mir zauberhaft und kostbar erschien, stumpf, schäbig und billig. Ehrlich gesagt, meine Liebe, keiner der Männer, die mir je wichtig waren, hat mehr als flüchtiges Interesse an meinem mangelnden Talent fürs Backen aufgebracht. Und als Strafe für ihre widerliche Grausamkeit habe ich Schwester Shona Mercy für alle Ewigkeit, zumindest symbolisch, an einen Ort verbannt, an dem sie nicht nur Bilder von Gotteskindern ertragen muss, die sich, wie sie es nennen würde, mit ›obszönem Teufelszeug‹ befassen, sondern auch den Anblick nackter Hinterteile und basaler Körperfunktionen. Ich glaube, das schulde ich dem kleinen Mädchen, das ich war.«

Vielleicht ist genau das auch die Erklärung für ihre Art, sich zu kleiden – halb Märchenprinzessin, halb Hure.

Kitty Muriel hat mich wie versprochen eingeladen, einen Blick auf die Kleider ihrer Mutter zu werfen, und nachdem wir unseren Tee getrunken haben, führt sie mich in ihr Schlafzimmer. Es ist luxuriös ausgestattet mit kirschfarbenen Samtstoffen, silbernen Spiegeln, seidenen Negligés und duftigen Federboas. Ihr Frisiertisch hängt voller Perlenketten und -schnüre und Bänder, und auf der polierten Oberfläche stehen Flakons aus geschliffenem Glas sowie eine kleine silberne Spieluhr. Auch zwei Fotos in verzierten Rahmen. Auf dem einen ist ein adrett aussehender Mann Mitte dreißig mit dunklen Augen und einem ziemlich feschen Schnauzbart zu sehen, der einen eleganten Anzug und einen Trilby-Hut trägt. Er schaut direkt in die Kamera und grinst breit, voller Leben und Zuversicht. Auf dem anderen ein kleines Mädchen, etwa fünf Jahre alt. Sie ist bildschön mit ihren hellen Locken, den pfirsichfarbenen Wangen und einem süßen Lächeln. Doch ihre Augen versprechen etwas ganz und gar Außergewöhnliches – etwas Aufregendes, Gefährliches. Sie trägt ein Tutu und tanzte offenbar gerade, als die Kamera ausgelöst wurde. Kitty Muriel ist meinem Blick gefolgt und spürt mein Zögern.

»Du kannst ruhig fragen«, sagt sie – was nun nicht mehr nötig ist.

»Valentine war mein Mann.«

Kitty nimmt das Foto des gutaussehenden jungen Mannes

vom Tisch. Sie setzt sich auf die Bettkante und klopft auf den Platz neben sich. Als ich mich zu ihr setze, umweht mich ein Hauch ihres Parfüms – *Joy* von Jean Patou. Sie reicht mir das Foto.

»Als ich neunzehn war, nahmen mich Mummy und Daddy mit nach Brighton in den Sommerurlaub. Mir wäre Südfrankreich oder Italien lieber gewesen, aber sie waren es leid, ins Ausland zu reisen, und Mummy wollte unbedingt den Royal Pavilion sehen. Wir wohnten im *The Grand*, und wir schlenderten über die Promenade, schauten uns die Nebenvorstellungen an und stöberten in den kleinen Souvenirläden. Mummy war nicht übermäßig begeistert, aber sie wusste, dass Daddy und ich unseren Spaß hatten. Nach ein paar Tagen hatte sie genug. Sie sagte, das alles sei ihr zu billig, und bestand darauf, dass Daddy sie zu exklusiveren Attraktionen ausführte, die Brighton zu bieten hatte. Zum Glück hatte ich mich inzwischen mit einem Mädchen namens Josie angefreundet, die mit ihrer Familie auch im *The Grand* wohnte. Sie war etwas älter als ich, und ich durfte morgens mit ihr bummeln gehen, während Daddy sich bemühte, Mummys Verlangen nach *haute culture* zu stillen. Josie war zuerst ganz nett, aber es wurde rasch deutlich, dass ich ihr nur als Alibi diente. Sie unterhielt eine heimliche Liebesaffäre mit einem jungen Mann, den ihre Familie für absolut unpassend hielt. Ihre Spaziergänge mit mir waren nur ein Vorwand, ihn zu treffen und mit ihm Arm in Arm, plaudernd und lachend, über die Promenade zu flanieren. Daher musste ich Josie nicht lange überreden, mich allein gehen zu lassen und sie später wiederzutreffen, um gemeinsam ins Hotel zurückzukehren.

So viel Freiheit hatte ich noch nie gehabt, und ich genoss sie in vollen Zügen. Ich plauderte mit allen Händlern und Marktleuten hinter ihren Ständen, aß frische Muscheln und Schnecken aus einem Pappkörbchen und tröpfelte Essig über meine Handschuhe und das zweitbeste Kleid. Ich zog die Strümpfe aus und hüpfte über die grauen Kieselsteine, um in der Brandung zu planschen. Eines Tages, als ich am Ufer entlangging und meinen Hut in der

Hand schwenkte, traf ich Valentine, vielmehr »Gran Mercurio – den außergewöhnlichen Wundertäter«. Er führte Zauberkünste vor, um Leute für seine Show anzulocken, die jeden Abend auf dem West Pier lief, und er war der bestaussehende Mann, der mir je begegnet war. Er rief mich zu sich und nahm meinen Hut, den er auf einen leeren Tisch legte, und als er ihn kurz darauf wieder anhob, saß eine dicke weiße Taube darunter. Er war wirklich ein Magier, herausragend und charmant, und ich verfiel seinem Zauber vollkommen. Meine Eigenschaften, die Schwester Shona herabgewürdigt hatte, lobte und förderte er. Am Ende unseres dreiwöchigen Urlaubs waren wir heimlich verlobt und wollten heiraten, und am letzten Abend brannten wir durch.«

»Donnerwetter! Ich wette, deine Mutter war alles andere als begeistert.«

»Sie tobte vor Wut. Aber ich rechne ihr oder wenigstens Daddy hoch an, dass sie das Beste daraus machten. Sie halfen uns bei der Suche nach einer Wohnung in Brighton und kamen sogar einmal zur Vorstellung. Daddy mochte Valentine tatsächlich sehr, nachdem er ihn besser kennengelernt hatte, aber Mummy konnte nie über das, was er tat, hinwegsehen. Dabei sind die Menschen oft viel tiefer, als sie erscheinen.«

Ich gebe Kitty das Foto zurück, und sie schenkt dem Mann im Rahmen ein Lächeln, bevor sie ihn wieder auf den Frisiertisch stellt. Ihre Hand schwebt über dem anderen Foto, doch statt es zu nehmen, dreht sie sich zu mir und fragt: »Wie wäre es mit einem trockenen Martini, meine Liebe?«

Kitty hätte offensichtlich nichts dagegen, und ich glaube, sie nähme ihren Drink gern in meiner Gesellschaft. Sie sieht aus wie jemand, der sich davonstiehlt, um sich ins Wasser zu stürzen, von dem sie weiß, dass es kalt, dunkel und tief sein wird, und das feine Lächeln, das ihren Mund umspielt, ist bittersüß.

»Ja, sehr gerne.«

Mein Mund ist trocken vor Beklommenheit. Ich vermute, dass diese Geschichte nicht mit einem »Und sie lebten glücklich bis ans Ende ihrer Tage« ausgehen wird. Kitty kommt mit den Drinks zurück und reicht mir ein Glas. Sie setzt sich wieder und nimmt einen Schluck Martini, wobei sie auf das zweite Foto auf ihrem Frisiertisch schaut.

»Das kleine Mädchen ist Joy, unsere Tochter.«

Ich hatte es schon im Gefühl, dass wir darauf zusteuerten.

»Wir nannten sie Bunny Joy, weil sie ständig hüpfte und herumsprang. Sie tanzte sehr gern, und ich habe sie dazu ermuntert. Nach den vielen Jahren in dem grässlichen Kloster wollte ich, dass sie die Freiheit hatte zu tanzen, wann sie wollte. Ich hatte eine silberne Spieluhr mit einer Ballerina. Mein erstes Geschenk von Valentine. Bunny liebte sie und bat mich immer, sie aufzuziehen, damit sie zu der Melodie durch den Raum tanzen konnte. Sie sagte, eines Tages würde sie so sein wie die Frau in der Spieluhr. Valentine vergötterte Joy. Er sagte immer, sie sei der beste Zaubertrick, den wir je vollbracht hätten.«

Sie verstummt, und ich warte. Ich muss nicht fragen, was ihrem kleinen Mädchen zugestoßen ist, ich muss ihr nur Zeit lassen, es mir zu erzählen. Die Hand, in der sie ihr Glas hält, zittert leicht, als Kitty noch einen Schluck nimmt. Dann fährt sie fort.

»Es war ein herrlicher Frühlingstag, warm und sonnig, und Valentine wollte Bunny Joy von ihrer Ballettschule abholen. Seine Show war inzwischen sehr erfolgreich, und wir hatten ein kleines Auto, aber weil es so schön draußen war, beschloss er, zu Fuß zu gehen. Aus Bunny Joy sprudelte es nur so heraus vor Aufregung, weil sie auserwählt worden war, in der Tanzvorführung zum Ende des Schuljahrs aufzutreten. Sie war so aufgerregt, dass sie unbedingt in ihrem Tutu nach Hause gehen wollte, Valentine konnte sie kaum überreden, ihre Schuhe zu wechseln. Auf dem Heimweg schnatterte sie unentwegt und erzählte von ihrem Tanz, den sie aufführen sollte, zeigte die Schritte und Sprünge und Drehungen, während sie sich an der Hand ihres Daddys festhielt. Ein Straßenverkäufer bot Ballons an – Bunny Joy liebte Ballons –, und Valentine blieb stehen, um ihr einen zu kaufen.

Sie wollte einen roten. Er nahm den Ballon vom Verkäufer entgegen und ließ Bunny Joy kurz los, um Kleingeld aus der Tasche zu fischen. In dem Augenblick tanzte sie von der Bordsteinkante direkt auf die Straße.«

Scheiße.

»Als ich ins Krankenhaus kam und ihn dort allein in einem leeren Flur sitzen sah, hatte er noch immer den Ballon in der Hand.«

Kitty trinkt noch einen Schluck. »Er ist nie zurückgekommen. Der Mann, den ich kennengelernt und geheiratet habe, der vor Leben nur so strotzte und vor nichts Angst hatte, verschwand an jenem Tag für immer. Er sagte, er habe sich sein Leben durch Geschick verdient und es durch Ungeschick verloren. Er hat einfach aufgegeben. Ein Jahr später auf den Tag genau beendete er seine Vorstellung wie üblich, trank eine Flasche Whiskey und stürzte sich vom Ende des Piers ins Wasser.«

Doppelt Scheiße. Das habe ich allerdings nicht kommen sehen. Wenn ich bei der Arbeit wäre, könnte ich damit umgehen; ich würde etwas Neutrales von mir geben und meine Patientin auffordern weiterzusprechen. Aber die private Mascha ist hoffnungslos verwirrt und weiß nicht, was sie einer Frau sagen soll, deren kleine Tochter auf tragische Weise ums Leben kam und deren Mann infolgedessen Selbstmord beging. Aus persönlicher Erfahrung kenne ich die gefühlsduseligen Mitleidsbekundungen, die bei solchen Gelegenheiten aufgetischt werden, und ich weiß, wie hohl sie klingen. Krampfhaft suche ich ein paar Wörter zusammen, die ihr zeigen, wie leid es mir tut und dass ich verstehe, wie es ist, ein Kind zu verlieren, aber noch ehe sie sich auf meine Zunge legen, entfallen sie mir. Es ist, als versuchte man mit einem ferngesteuerten Zangenarm in einem dieser Schaukästen ein Plüschtier zu greifen und zur Rutsche zu dirigieren. Selbst wenn man das Plüschtier noch so fest im Griff zu haben glaubt, an der Rutschbahn lockern sich die Zangen auf unerklärliche Weise und der Preis ist verloren. Alles, was ich zustande bringe, ist »Scheiße«.

Ich fürchte, an dieser Stelle hätte Lady T mich ein für alle Mal verleugnet, doch Kitty Muriel schaut mich amüsiert an.

»Ja, das war es. Eine perfekte vierundzwanzigkarätige Scheiße.«

»Wie hast du weitermachen können?«

Kitty Muriel scheint meine Frage völlig kaltzulassen. Sie stellt ihr Glas ab, wendet sich mir zu und nimmt meine Hand. Ich spüre, wie meine Wangen glühen, und ich habe keine Ahnung, warum. Sie weiß nichts von Gabriel. Kitty schaut mir direkt in die Augen.

»Weil ich glaubte, dass die Freude, am Leben zu sein, die Verzweiflung über den Tod meiner Joy eines Tages überstrahlen würde.«

»Und, hast du damit richtig gelegen?«

»Ja, meine Liebe, habe ich. Es hat eine Weile gedauert, aber ja, ich habe recht behalten.«

Die Tränen, die ich so verzweifelt zurückhalten wollte, rinnen mir über die Wangen, und ein ersticktes Schluchzen verfängt sich in meiner Kehle. Ich fange an zu weinen und kann nicht mehr aufhören. Nach Jahren des Zurückhaltens und Weitermachens ist der Damm endlich gebrochen. Kitty Muriels Geschichte hat mir die Lektion erteilt, die ich unbedingt lernen musste. Die furchtbare Angst, die Erinnerung an meinen Sohn werde irgendwie befleckt und sein Tod entwürdigt, falls ich lebe, mich verliebe und wieder lache, ist von Kitty Muriels Leben gründlich zunichtegemacht worden. Im Gegensatz zu Valentine fand sie den Mut weiterzumachen und ist dem Rat gefolgt, den Sally mir erteilt hat. Sie hat seither für sich und Joy getanzt.

Sie streicht über meine Hand und wartet. Ihr Kind ist tot, mein Kind auch, dennoch liebt sie ihr Leben und braucht keine Lady T, die ihr sagt, wie sie es zu leben hat. Das möchte ich auch. Aber ich muss etwas tun, bevor ich die Vergangenheit wirklich loslassen kann. Also tue ich, was ich seit zwölf Jahren nicht getan habe. Ich erzähle jemandem, was passiert ist. Ich erzähle es einer

Lebenden statt einer Toten. Und nicht nur die groben Fakten, sondern jeden Sprenkel, jede Sechzehntelnote, jedes Komma, jeden Punkt, jeden Atemzug, jedes Flüstern. Jedes noch so kleine Detail, das mir von dem Tag in Erinnerung ist, den ich nie, niemals vergessen kann. Ich erzähle ihr, es sei ein herrlicher Frühlingstag gewesen, voller Leben und frischer grüner Blättern. Ich beschreibe, was für ein hübscher Junge mein Gabriel war, dass er die Enten gern fütterte und winzige weiße Federn aus der Luft auffing, weil ich ihm gesagt hatte, es seien Engel. Dass wir an dem Tag auf dem Weg zum Fluss im Auto sangen und Gabriel seine pummeligen rosa Hände im Rhythmus bewegte.

Er trug seine neuen blauen Sandalen, versuchte immer wieder, sie auszuziehen, und lachte, wenn ich es ihm verbot. Als wir den Weg hinunter ans Flussufer gingen, umklammerte Gabriel die Brottüte mit einem Fäustchen und ich hielt ihn an der anderen Hand fest. Ein paarmal stolperte er beinahe in seiner Aufregung, zu den Enten zu gelangen, und jedes Mal fing ich ihn auf. Aber niemand war da, mich aufzufangen. Als wir den seichten Abhang zum Ufer hinuntergingen, rutschte ich aus und verlor den Halt unter den Füßen. Und dann war nichts. Das Nächste, woran ich mich erinnerte, war mein pochender Kopf, klebrig und nass vor Blut, besorgte Stimmen in der Nähe und jemand, der mich am Arm berührte. Ich roch feuchte Erde und warmes Gras direkt neben meinem Gesicht und sah ein Flugzeug wie einen silbernen Splitter über den leeren Himmel gleiten. Das erste Wort, das ich über die Lippen brachte, war der Name meines Sohnes, aber er war fort.

Ich hatte das Bewusstsein verloren, aber ich habe keine Ahnung, wie lange. Ich war mit dem Kopf gegen den einzigen Felsbrocken weit und breit geschlagen. Ein Paar, das seinen Hund ausführte, fand mich und rief einen Krankenwagen, aber sie konnten unmöglich wissen, dass ich nicht allein gewesen war. Die Polizei fand seine Sandale, die linke, am Uferrand, und die Tüte mit Brot, die nicht weit entfernt im Wasser trieb. Zwei Tage durchkämmten sie das trübe Wasser, aber Gabriels Grab weigerte sich, ihn herzugeben. Die Taucher waren nicht überrascht. Der Fluss sei zu lang, zu breit, zu tief, zu schnell; habe zu viele Biegungen und Wendungen, verborgene Grüfte und Katakomben aus wucherndem Unkraut und verschlungenen Wurzeln. Er war für immer verschwunden. Jetzt, nach all den vergeudeten Jahren des Wartens, muss auch ich ihn gehen lassen.

Kitty Muriel drückt meine Hand, ohne etwas zu sagen. Dann schaut sie mich mit liebevollem Lächeln an.

»Scheiße.«

Stimmt. Mehr braucht sie nicht zu sagen. Sie weiß, was ich weiß. Sie holt noch ein winziges Taschentuch hervor, mit dem ich versuche, mein Gesicht zu retten, und macht mir einen weiteren Martini.

»Und was ist jetzt mit den Kleidern?«

Sie hebt den Deckel einer schönen Reisetruhe aus Holz an und holt eine Sammlung entzückender Kleider hervor, eins nach dem anderen, wie ein Zauberer, der Seidenschals aus dem Ärmel zieht. Drei geblümte Teekleider kommen zum Vorschein, ein lavendelfarbenes Abendkleid aus Chiffon mit perlenbesetztem Oberteil, zwei Tageskleider aus pistazienfarbener Rohseide und ein schwarzes, schulterfreies Ballkleid aus Taft. Die nächste Stunde verbringe ich damit, hinter einem stoffbezogenen Paravent zu verschwinden und wieder hervorzukommen und diese verblüffenden Vintage-Kreationen anzuprobieren, während Kitty auf dem Bettrand sitzt und zustimmend mit einem Fächer aus Pfauenfedern wedelt. Jedes Kleid passt mir wie angegossen, und Kitty besteht darauf, dass ich sie als Geschenk annehme. Ich bin begeistert, überwältigt und verlegen zugleich und fange an, mich unbeholfen zu bedanken, aber Kitty winkt mit der gleichen großzügigen Geste ab, mit der sie mir die Kleider ihrer Mutter überlassen hat.

»Die stehen dir sehr gut. Du wirst ihnen in einer Weise gerecht, wie ich es nie gekonnt hätte. Ich glaube, Mummy hat sich immer gewünscht, ich hätte mehr von Audrey Hepburn und weniger von Barbara Windsor. Manchmal hatte ich das Gefühl, dass auch sie mich für etwas billig hielt.«

»Sie hat sich geirrt.«

Vielleicht war es nicht nur das Kloster, das sich an Kittys lebhaftem Geist gerieben hat. Wir packen die Kleider in Papier, und Kitty sucht einen Koffer heraus.

»Ich weiß wirklich nicht, wie ich dir danken soll ...«, setze ich erneut an.

»Nimm mich mit in dieses wunderbare Freibad. Marcus hat mir gesagt, dass du oft dort bist. Das ist Dank genug.«

»Aber gern. Übrigens, wie geht es deinem attraktiven Verlobten?«

»Er liest mir im Bad Gedichte vor, bringt mir jede Woche Blumen mit, geht Hand in Hand mit mir durch den Park, kocht ein köstliches Thai-Curry und macht immer den Klodeckel zu.«

»Das klingt perfekt.«

»Für mich ist er das.«

Als ich meine Siebensachen zusammensuche und mich auf den Weg machen will, ergreift Kitty Muriel noch einmal meine Hand.

»Gabriel wäre sehr stolz auf dich. Um den Tod eines Kindes durchzustehen, braucht man viel Mut, uns blieb nichts anderes übrig, aber man braucht noch viel mehr Mut, um ohne sie weiterzuleben.«

Als ich Kitty Muriels Wohnung mit einem Koffer voll herrlicher Kleider verlasse, fällt mir ein, was sie mir gesagt hat. Menschen sind oft viel tiefer, als sie erscheinen. Wohl wahr.

43

Heute beträgt die Wassertemperatur im Becken 20,1 Grad. Die Sonne ist ungewöhnlich heiß für Anfang September, und Kitty Muriel ist noch heißer. Das Becken ist überfüllt, und auf der Wiese sitzen oder liegen Leute auf ausgebreiteten Handtüchern und genießen die Sonne. Als Kitty Muriel aus der Umkleidekabine tritt, drehen sich alle Köpfe zu ihr. Sie trägt einen scharlachroten Neckholder-Badeanzug, der ihre kurvenreiche Figur vorteilhaft zur Geltung bringt. Ihre wohlgeformten Beine sind glatt und gebräunt, ihr farblich abgestimmter roter Nagellack an Fingern und Zehen ist makellos, und selbst die mit Blumen besetzte Bademütze sieht an ihr bezaubernd aus. Sie geht mit hocherhobenem Kopf, geradem Rücken und leichtem Hüftschwung im Samba-Rhythmus, den nur sie vernimmt, ans Becken. Ich trotte hinter ihr her, dankbar, in ihrem Windschatten zu sein. Das Schöne an Kitty Muriel ist, dass sie wirklich stolz auf sich ist. Die Spuren des Alters sind gänzlich ohne Bedeutung. Sie machen ihr nichts aus. Das ist auch nicht nötig. Sie ist phantastisch. Als sie ins Wasser steigt, komme ich mir vor wie das dämliche Mädchen, das aus irgendeinem unerfindlichen Grund mit dem coolsten Mädchen der Schule befreundet ist.

Kitty ist natürlich eine wundervolle Schwimmerin. Sie gleitet langsam durch das Wasser, platscht kaum, hält ihr Gesicht trocken und lächelt jeden an, der ihr entgegenschwimmt. Ich möchte nicht schwimmen. Ich möchte ihr einfach nur zusehen. Und allen, die ihr auch zusehen. Aber Kitty dreht sich um und ruft mir zu: »Komm rein, Liebes. Das Wasser ist herrlich!«

Kitty schwimmt zwei Bahnen, legt dann eine Pause ein und schwimmt noch zwei. Als sie sich für ihre zweite Pause dem Rand am tiefen Ende nähert, steigt der Olympionike ins Becken. Mist. Ich schwimme einfach weiter. Diesmal mache ich keine Pause. Als ich den gegenüberliegenden Beckenrand erreiche, drehe ich mich um und sehe, wie Kitty fröhlich mit ihm plaudert. Als sie sieht, dass ich zu ihnen hinüberschaue, winkt sie.

Nach dem Schwimmen gehen wir auf eine Tasse Tee und ein Stück von Flos berühmtem Zitronenkuchen ins Café. Ich stelle Kitty Muriel vor, und Flo ist »entzückt, wirklich«.

Zum ersten Mal erlebe ich, dass Flo um Worte verlegen ist. Kitty Muriel, hübsch anzusehen in einem weiß-goldenen Kaftan, setzt sich an einen Tisch in der Nähe der Theke, und ich hole unseren Tee und den Kuchen auf einem Tablett.

»Nun«, sagt Kitty Muriel und breitet sorgfältig ihre Papierserviette über ihren Schoß, »das war wunderschön. Ich bin seit Ewigkeiten nicht geschwommen, und jetzt, da ich es endlich in dieses hübsche Freibad geschafft habe, werde ich viel öfter schwimmen. Vielleicht kann ich sogar meinen Verlobten überreden, mich zu begleiten.«

Flo belauscht uns schamlos.

»Mir ist Ihr Ring aufgefallen. Der funkelt so toll.«

Kitty Muriel schenkt ihr ein Lächeln und hält die Hand hoch, damit Flo genauer hinsehen kann. Das ist der Vorwand, den Flo braucht, um ihren Platz hinter der Theke zu verlassen und auf einen Plausch zu uns zu kommen. Das Café ist kühl und ruhig, die meisten ziehen es vor, ihre Erfrischungen draußen im Sonnenschein zu sich zu nehmen. Flo ergreift Kittys Hand und nimmt den Ring unter die Lupe.

»Das ist ein echter Klunker, ohne Zweifel.«

Kitty zieht ihre Hand zurück und bricht ein Stück Kuchen ab.

»Ich weiß, er ist sehr schön, aber hätte er mir einen Ring von Woolworth geschenkt, hätte ich trotzdem ja gesagt.«

Flo wirkt beeindruckt. »Dann muss er wirklich etwas darstellen, Ihr Typ?«

Kitty Muriel zwinkert Flo zu. »Er ist Sex auf zwei Beinen!«

Flo lacht laut auf und fragt: »Ich nehme an, er hat keinen Bruder für mich, oder?« Dann schaut sie vielsagend zu mir. »Oder einen Sohn für die hier?«

Kitty Muriel trinkt einen Schluck Tee und tupft sich den Mund mit ihrer Serviette ab.

»In der Tat«, sagt sie und lächelt mir über den Tisch hinweg zu, »habe ich im Becken einen sehr netten Mann kennengelernt.«

Ich spüre, wie meine Wangen rot anlaufen. Flo will unbedingt mehr erfahren, aber zwei halbwüchsige Mädchen sind ins Café gekommen und warten an der Theke. Zögernd verlässt Flo uns, um die Bestellung der beiden entgegenzunehmen. Kitty Muriel streckt den Arm aus und streicht über meine Hand.

»Sei nicht verlegen, meine Liebe. Das sollte nur ein Scherz sein. Aber möchtest du nicht gern jemanden kennenlernen?«

Eigentlich ja. Eigentlich habe ich schon jemanden kennengelernt. Das Problem ist nur, dass er mich wahrscheinlich für komplett durchgeknallt hält.

»Vielleicht ...«, murmle ich und spiele mit den Resten meines Kuchens auf dem Teller.

Die Mädchen an der Theke fangen an zu kichern, als zwei halbwüchsige Jungen hereingeschlendert kommen und sich hinter sie in die Schlange stellen. Eine große Gestalt folgt ihnen und kommt an unseren Tisch.

»Würden die Damen den Zitronenkuchen empfehlen?«

Es ist der Olympionike.

44 Alice

Buße
O heiliger Gott! Von ganzem Herzen bereue ich all
meine Sünden; und ich verabscheue sie vor allem
anderen, weil sie Dir missfallen, der Du doch von
unendlicher Güte und liebevoll bist, und ich
beschließe mit Deiner Gnade, Buße zu tun und
Dich niemals mehr zu beleidigen.

Besprenkle mich mit Deinem kostbaren Blute,
und ich werde weißer sein als Schnee.

Die roten Beeren an der Stechpalme vor Alices Schlafzimmerfenster sahen aus wie Blutstropfen vor den mit glitzerndem Reif überzogenen Blättern und Ästen. Alice und Gott redeten nach all den Jahren wieder miteinander. Nun ja, Alice redete, und sie hoffte inständig, dass Gott ihr zuhörte. Sie hätte nicht zu Pfarrer Peter in der Kirche am Ort gehen können. Sie war immer mal wieder mit Mattie dorthin gegangen. Aber jetzt wusste sie, dass das alles eine Lüge gewesen war. Das war die andere Alice gewesen.

Also hatte sie vor ihrer Chemotherapie-Sitzung neulich mit Pfarrer Thomas gesprochen, dem Krankenhaus-Geistlichen. Sie war nicht ins Detail gegangen; hatte sich auf das Minimum beschränkt. Sie wollte einfach nur wissen, ob es für Buße zu spät war, ihre Schuld zu groß, um auf Vergebung hoffen zu können. Eine aufrichtige Beichte war jetzt unumgänglich, aber könnte Gott, könnte irgendjemand sie noch lieben, nach dem, was sie getan hatte? Pfarrer Thomas' Glaube war wie ein abgetragener Lieblingspullover; hier und da zerschlissen, an manchen Stellen verblichen und an den Ellenbogen geflickt, aber immer noch sein wärmstes und bequemstes Kleidungsstück. Seine Tage verbrachte er damit, die Sterbenden und ihre Hinterbliebenen zu trösten; er versuchte sie davon zu überzeugen, dass das Leben ein Geschenk sei, komme, was da wolle. Für die Hinterbliebenen war es immer schwerer – manchmal wollten sie dieses Geschenk gar nicht mehr. Pfarrer Thomas antwortete darauf, Gott sei nicht Marks & Spencer; er nehme nichts zurück.

Er hatte Alice gesagt, es sei nie zu spät; Gott lasse die Tür selbst für die schlimmsten Sünder immer angelehnt. Er sah Alice als eine zerbrechliche Frau vor sich, deren Augen trotz der Furchen und Schatten in ihrem Gesicht die eines Kindes waren. Er konnte sich nicht vorstellen, dass diese Frau auch nur ein überfälliges Buch aus der Bibliothek oder einen Strafzettel wegen Falschparkens zu verantworten hatte. Dass sie einer Todsünde fähig sein sollte, erschien ihm undenkbar. Dennoch hatte er ihre Dankbarkeit spüren können. Der Verzweiflung nahe.

Alice lag im Bett, zu schwach, um aufzustehen. Sie hatte versucht zu lesen – *Harte Zeiten* von Charles Dickens. Das war ein altes Lieblingsbuch, doch ihre anhaltende Erschöpfung ließ die Wörter auf der Seite verschwimmen und die bekannte Geschichte unverständlich werden. Sie fühlte sich wie ein Geist. Was von ihrem Fleisch und ihren Knochen übrig war, schien so substanzlos und verseucht wie der Rauch aus der Fabrik, der über Dickens' Coketown hing. Mit äußerster Mühe richtete sie sich in den Kissen auf, damit sie den Garten sehen konnte, der sich lang und schmal von der Rückseite des Hauses bis zu dem Wäldchen hinabzog. Ein paar armselige Chrysanthemen bildeten noch Farbkleckse in den Blumenbeeten, und Matties geliebte Kaninchen, Bugs und Bunny, hoppelten in dem großen Gehege am Holzstall herum, in dem sie nachts schliefen. Das letzte Drittel des Gartens war durch einen stabilen Zaun abgetrennt. Alice hatte ihn aufgestellt, als Mattie alt genug war, um allein im Garten zu spielen. Sie hatte ihn vom Küchenfenster aus sehen wollen, und der hintere Teil des Gartens lag außerhalb ihres Blickfelds.

Aber nicht von hier aus. Von ihrem Schlafzimmerfenster konnte Alice die Wildnis sehen, die sich wie ein Mantel aus feindseligen Brombeersträuchern, vom Frost in einen Stacheldraht versilbert, ausgebreitet hatte. Und ganz am Ende des Gartens, nah dem Wäldchen, sah sie die dunkle Erhebung, die einst ein Backsteinschuppen gewesen war, nun aber einem von Efeu überwucherten Grabhügel glich. Kälte berührte Alice wie der Atem eines Geistes. Sie verkroch sich wieder unter der Bettdecke und schloss die Augen.

45 Mascha

Die Discokugel streut einen Schneesturm aus silbernen Lichtpunkten über die Tanzfläche, und der pulsierende Discosound wetteifert mit dem rhythmischen Rumpeln von Rollen über Holz. Die Bee Gees bleiben am Leben und ich auch. Aber nur knapp. Zweimal war ich kurz davor, mir den Hals zu brechen, und ich kann mich nicht erinnern, wann ich das letzte Mal so oft und laut gelacht habe. Kitty Muriel hat mich mit in die Sporthalle genommen, um zu trinken, zu tanzen und Nahtoderfahrungen zu sammeln, bekannt auch unter der Bezeichnung »Rollerdisco«. Als sie mich an diesem Abend in einem Taxi abholte, wollte sie mir nicht sagen, wohin wir fuhren. Sie sagte mir, ich solle meine besten Disco-Schlüpfer anziehen. Auch gut. Wenn ich in der Notaufnahme lande, habe ich wenigstens den Trost der Gewissheit, dass meine Unterwäsche mich nicht in Verlegenheit bringt. Offenbar wollte Kitty Muriel schon längst hierherkommen, hatte aber niemanden gefunden, der mutig oder vielleicht auch blöd genug war, sie zu begleiten. Bis sie mich kennenlernte.

So langsam finde ich meinen Groove. Immerhin bin ich seit mindestens fünf Minuten nicht aus dem Gleichgewicht geraten, und ich habe schließlich die seitliche Absperrung losgelassen. Kitty flitzt in einem kurzen schwarzen Röckchen und silbernen Leggings mit knallrosa Stulpen vor mir her. Sie kennt überhaupt keine Angst, gleitet zwischen den anderen Skatern hin und her, schaut gelegentlich über die Schulter, um sich zu vergewissern, dass ich noch heil bin. Sie dreht eine weitere Runde in atemberaubender Geschwindigkeit, rauscht an mir vorbei und kommt zum Stehen.

»Tut mir leid, Liebes, dass ich dich deinem Schicksal überlassen habe, aber ich musste es einfach rauslassen. Seit Ewigkeiten sehne ich mich danach hierherzukommen. Ist es nicht großartig? Lass uns was trinken!«

Wir lehnen an der Absperrung, schlürfen Wodka Tonic und beobachten die anderen Skater, die durch ein Kaleidoskop bunter Lichter an uns vorbeirollen. Leute jeden Alters, jeder Gestalt und Größe sind auf der Tanzfläche, die eines verbindet: Sie haben Spaß. Auch diejenigen, die auf dem Hintern landen oder nach vorn kippen und auf die Knie fallen. Sie rappeln sich einfach wieder auf und rollen weiter. Diese ziemlich spartanische und seelenlose Sporthalle hat sich für einen Abend in eine leuchtende Kathedrale aus Musik und Gelächter verwandelt. Ein Jugendlicher saust in halsbrecherischem Tempo vorbei, Hand in Hand mit seiner Freundin. Ich vermute, dass sie seine Freundin ist, denn ich habe sie an der Bar miteinander knutschen sehen. Ich frage mich, ob Gabriel inzwischen wohl eine Freundin gehabt hätte. Er wäre ein bisschen jünger gewesen als die beiden, andererseits hatte ich meinen ersten Kuss mit dreizehn. Ich kann mir nicht vorstellen, wie es ist, die Mutter eines Teenagers zu sein. Ich bin mir nicht einmal sicher, ob ich es gut gemacht hätte. Ich gehe wie selbstverständlich davon aus, Gabriel hätte sich zu einem Sohn entwickelt, auf den ich stolz gewesen wäre, aber vielleicht ist das nur Selbstgefälligkeit. Woher will ich wissen, dass er sich nicht zu einem dieser halbstarken Jungen auf dem Friedhof entwickelt hätte?

»Einen Penny für deine Gedanken.« Kitty Muriel unterbricht meine Träumerei.

»Ich habe mich gerade gefragt, ob Gabriel so geworden wäre, wie ich es mir immer vorstelle.«

Kitty Muriel seufzt. »Das werden wir nie wissen, Liebes.«

Ich bin dankbar für ihre Ehrlichkeit, frei von Plattitüden. Aber dann fügt sie mit einem schalkhaften Lächeln hinzu: »Ich bin mir sicher, seine skatende Mutter hätte ihn schwer beeindruckt!«

Ich lache. »Ganz bestimmt hätte er sich geschämt, seine Alte in Pailletten auf Rollschuhen zu sehen. Aber ich fürchte, das wäre sein Pech, denn mir gefällt es!«

Eine kleine, pummelige Frau in paillettenbesetztem Overall stampft schnaufend wie eine Dampfmaschine an uns vorbei, Hand in Hand mit einem hochgeschossenen, dürren Mann mit fliegenden Rastalocken und Satinhemd. Sie fängt meinen Blick auf und winkt mir mit der freien Hand zu. Es ist das Tretboot aus dem Schwimmbad.

Kitty leert ihr Glas und packt mich am Arm.

»Komm, lass uns tanzen.«

Als mein Lieblingssong von T. Rex aus den Lautsprechern dröhnt, gleitet Kitty über die Tanzfläche, und ich donnere hinter ihr her. Der Wodka hat meinen Gleichgewichtssinn gestärkt, und ich rolle immer schneller. Plötzlich flankieren mich zwei junge Frauen, jede greift sich eine Hand, und sie ziehen mich weiter, kreischend und lachend. Leider hat das, was sie getrunken haben, genau den gegenteiligen Effekt meines Wodkas, und als sie fester zugreifen in dem verzweifelten Versuch, aufrecht zu bleiben, schwenken wir in die Absperrung und fallen als uneleganter Haufen zu Boden. Meine Begleiterinnen können kaum Luft holen vor Lachen, trotz eines blutigen Knies und zerrissener Strumpfhose. Sie klammern sich an die Absperrung, stützen sich auf meinen Schultern ab und hieven sich hoch. Ich sitze noch immer auf meinem inzwischen wunden Hintern und bemühe mich krampfhaft, meine ungehorsamen Füße auf Rollen unter Kontrolle zu bringen. Wie gut, dass ich meinen Disco-Schlüpfer angezogen habe. Ich gehe davon aus, dass ihn inzwischen alle gesehen haben. Als die beiden Frauen zur Bar taumeln, streckt sich mir eine Hand entgegen und ergreift meine. Ich schaue auf und sehe, dass sie dem rastagelockten Begleiter des Tretboots gehört. Er hat ein reizendes Lächeln und ist kräftiger, als er aussieht. Er lässt mich sicher angelehnt an der Absperrung mit einer besorgten Kitty Muriel zurück, bevor er sich den anderen Läufern auf der Tanzfläche anschließt.

Kitty holt mir noch einen Drink. »Einen doppelten«, sagt sie, »gegen den Schreck.« Und ich bin erschrocken. Nicht wegen des Sturzes, sondern meiner Reaktion darauf. Aus verschiedenen Gründen wäre ich für gewöhnlich mächtig angefressen. Erstens wegen meiner Aversion gegen Fremde – besonders wenn sie mich berühren. Zweitens wegen der öffentlichen Peinlichkeit zu scheitern. Kitty Muriels Fähigkeiten im Skaten waren eine Offenbarung, während ich auf meinen Rollschuhen so sicher bin wie eine neugeborene Giraffe auf ihren spindeldürren Beinen. Und drittens wegen der Grobheit der Ladys, mich auf meinem Allerwertesten sitzenzulassen, während sie an die Bar flüchteten. Aber tatsächlich geht es mir gut. Ich grinse sogar. Und ich bin mir ziemlich sicher, dass es nicht nur am Wodka liegt. Kitty Muriel wirkt hingegen aufgebracht.

»Das tut mir so leid, meine Liebe. Es ist nur meine Schuld. Ich hätte dich nie hierherschleifen sollen. Ich kann manchmal so eine alte, blöde Egoistin sein. Vielleicht wird es Zeit, mich etwas anständiger zu benehmen.«

Diesmal trinke ich mein Glas leer, packe Kitty und ziehe sie wieder auf die Tanzfläche.

»Das soll wohl ein Scherz sein! Der Abend ist noch jung und …« In dem Augenblick dröhnt Annie Lennox aus den Lautsprechern und beendet den Satz für mich: *sisters are doin' it for themselves!* Schwestern tun es für sich!

46

Hier kommt die Braut, ganz in …
sonnenscheinfarbenen Chiffon gehüllt, über einem
paillettenbesetzten corsagierten Etuikleid aus Seidenmoiré

Nicht ganz traditionell, aber um einiges fröhlicher als das braune Bombasinmodell.

Unter den Gästen tritt plötzlich Schweigen ein, dann schnappen alle gemeinsam nach Luft. Kitty Muriel sieht umwerfend aus, als sie auf atemberaubenden diamantbesetzten Stilettos zu Elvis' »The Wonder of You« durch den Mittelgang der beeindruckenden Grand Hall schwebt. Kitty lässt sich Zeit, nimmt jeden Anblick und jedes Geräusch dieses Tages in sich auf, schenkt all ihren Freunden, die sich versammelt haben, um ihn mit ihr gemeinsam zu begehen, ein warmherziges Lächeln. Ich weiß, *alle* sagen, dass die Braut strahlt; das ist bei Eheschließungen so üblich, wie der »Hochzeitsmarsch« oder das weiße, bauschige Marshmallow-Hochzeitskleid. Heute aber erlebe ich zum allerersten Mal eine weißglühende Veranschaulichung des Klischees. Ganz vorne wartet Elvis auf sie, gutaussehend und edel in einem Doppelreiher mit Nadelstreifen, schwarz-weißen Halbschuhen und nur einem Hauch Lidschatten. Kitty trägt einen prächtigen Strauß dunkelroter Rosen und Elvis hat eine große Rose ans Revers gesteckt. Als er sich nach seiner Frau umdreht, stehen ihm Tränen in den Augen. Ich hoffe, ich habe ein Taschentuch dabei. Ich glaube, ich habe eine Wimper ins Auge bekommen. Die Frau neben mir bemerkt mein Unbehagen und bietet mir ein Papiertaschentuch an, sie hat vernünftigerweise eine ganze Packung mit. Ich nehme es dankbar an. Ich war etwas zu früh dran und lief eine Weile auf meinen herrlichen Lackleder-Heels durch den Empfangsbereich des Rathauses, in dem standesamtliche Trauungen abgehalten werden, ganz offensichtlich für eine Hochzeit zurechtgemacht in einem Teekleid von Kitty Muriels Mutter, als dieselbe Frau auf mich zutrat und fragte, ob ich auf Kitty Muriels Hochzeit warte. Sie stellte sich als Rosie Bottoms vor, eine frühere Kollegin von Kitty. Rosie ist eine äußerst vernünftig aussehende Frau mit breitem Lächeln, silbergrauem Bubikopf, einem schicken Kostüm mit Glockenrock und flachen Pumps. Sie gleicht meiner früheren Erdkundelehrerin.

»Kitty und ich haben an derselben Schule unterrichtet.«

Von Rosie erfuhr ich ein wenig mehr über Kitty, während wir warteten. Nach Valentines Tod ging Kitty ans College und ließ sich zur Lehrerin für Tanz und Theater ausbilden. Sie und Rosie begannen im selben Jahr an der hiesigen Mädchenschule.

»Kitty war damals sehr nett zu mir. Ich war ziemlich schüchtern, noch ein bisschen grün hinter den Ohren, und natürlich war mein Name nicht gerade eine Hilfe. Ich habe keine Ahnung, was meine Eltern sich dabei gedacht haben. Die Mädels stürzten sich sofort darauf und machten mir in den ersten Wochen das Leben zur Hölle. Aber Kitty half mir, es durchzustehen. ›Lass dir deine Angst nicht anmerken!‹, sagte sie immer und nahm mich nach der Schule auf zwei Gin Tonic mit. Am Ende des ersten Trimesters konnte ich es mit allen aufnehmen. Nicht alle haben mich gemocht, aber sie haben mich respektiert, was ein guter Anfang war.«

Rosie setzte ihre Geschichte fort, als die Türen zum Festsaal geöffnet wurden und wir unsere Plätze einnahmen.

»Natürlich bewunderten alle Mädchen Kitty Muriel. Sie war glanzvoll, selbstbewusst und charmant, noch dazu eine verdammt gute Lehrerin. Sie wusste genau, wie sie Begeisterung auslösen konnte. Den Rest des Lehrkörpers hat sie allerdings verärgert.«

»Warum denn?« Ich konnte es mir fast denken, wollte aber Einzelheiten hören. Rosie stellte ihre Tasche ordentlich auf ihren Schoß, bevor sie mir mit einem Lächeln antwortete.

»Sie war nicht unbedingt das, was man eine Konformistin nennt. Ihre Kleidung löste hochgezogene Augenbrauen und verschütteten Kaffee im Lehrerzimmer aus; und ihr Inszenierungsdebüt von *Romeo und Julia* mit echten Jungs und richtigen Küssen führte zu einer außerordentlichen Sitzung des Eltern-Lehrer-Ausschusses. Nur jemand wie Kitty Muriel konnte ungeschoren davonkommen. Sie brach jeglichen Widerstand mit ihrem Charme, ihrer Intelligenz und Entschlossenheit.«

Als Kitty Muriel sich vor dem Standesbeamten neben Elvis stellt, nimmt sie die Hand ihres Verlobten und drückt sie fest. Der Standesbeamte heißt uns alle willkommen, und die Zeremonie beginnt. Kitty und Elvis versprechen, einander zu lieben und zu ehren, bis dass der Tod sie scheidet, und ich weiß, dass es so sein wird. Eine frühere Schülerin von Kitty Muriel liest eine Stelle aus *Der Samthase* von Margery Williams vor, in der es darum geht, wie man durch Liebe »lebendig« wird. Cole Porters »You Do Something to Me« wird gespielt. Elvis widmet es Kitty Muriel. Anschließend gehen die Frischvermählten allen voran aus dem Raum, Arm in Arm zu dem Song von Barry White »You're the First, the Last, my Everything«.

Wir folgen Kitty und Elvis nach draußen in die ungewöhnlich warme, helle Sonne eines der ersten Oktobertage. Ein glänzender schwarzer Wagen steht bereit, um sie zum Empfang zu bringen. Er ist mit gelben Bändern und gelben und weißen Blumen geschmückt, und ein Riesengebinde aus gelben und weißen Ballons ist an der chromblitzenden Stoßstange befestigt. Zwischen all dem Gelb und Weiß befindet sich ein einziger roter Ballon. Falls jemand überrascht ist, dass es sich um Elvis' Leichenwagen handelt, lässt er es sich nicht anmerken. Der Empfang findet sehr zu meiner Freude im *The Cock and Curtain* statt, das nur zehn Minuten vom Rathaus entfernt ist. Rosie Bottoms und ich schlendern gemeinsam dorthin, wobei Rosie mir unterwegs noch mehr über ihre gemeinsame Zeit als Lehrerinnen erzählt. Allem Anschein nach sind viele von Kitty Muriels Schülerinnen in Kontakt geblieben, und einige von ihnen sind heute hier.

»Und haben Sie noch Kontakt zu ehemaligen Schülerinnen?«

Rosie lächelt.

»Auf jeden Fall. Unterrichten wurde schließlich zu meinem Leben. Nach einem ziemlich unscheinbaren Start machte ich mich ganz gut. Ich habe als Rektorin aufgehört, und seit meiner Pensionierung bin ich Schriftführerin im Ausschuss der Lehrerschaft und der Ehemaligen.«

Als wir beim *The Cock and Curtain* ankommen, sind Kitty und Elvis schon da, um uns in Empfang zu nehmen. Elvis stellt uns einem rüstigen älteren Herrn vor, schick gekleidet in Anzug, einer dunkelroten Seidenweste und dazu passender Krawatte sowie einem flotten Trilby-Hut.

In seiner Westentasche steckt eine silberne Taschenuhr, deren Kette bei jeder Bewegung funkelt.

»Das ist mein Vater.«

»Sie glauben es nicht, ich bin zweiundneunzig.«

Wir stimmen ihm zu. Das hätten wir nicht für möglich gehalten. Ein Pianist spielt noch mehr Songs von Cole Porter auf dem alten, aber gut gestimmten Klavier in der Bar, und das ganze Lokal ist mit Blumen, Ballons und Bändern geschmückt. Selbst die grässliche Damien-Hirst-meets-Laura-Ashley-Monstrosität aus ausgestopften Vögeln und Blumen trägt eine kecke Krone aus gelben und weißen Chrysanthemen. Elvis und sein Vater halten eine Rede. Lady T weiß, dass »lange Reden bei geselligen Anlässen immer langweilig sind«, und daher wäre sie vollkommen zufrieden gewesen mit der beispielhaften Prägnanz von Elvis senior und seinem Sohn. Der eine dankt uns dafür, dass wir gekommen sind, und Kitty Muriel dafür, dass sie ihn mit so viel Glück segnet, wie er es sich nie erträumt hätte. Der andere erklärt Elvis und Kitty für ein perfekt zueinanderpassendes Paar, wie Eintopf und Klöße; und wir würden es kaum glauben, aber er sei zweiundneunzig.

Es werden Kanapees und winzige, krustenlose Sandwiches gereicht, dazu dicke Chips, Würstchen und Körbchen mit Herzmuscheln in Essig. Zu trinken gibt es entweder Champagner, Snowball-Cocktails oder Guinness. Nach einer unseligen Mischung aus allen dreien erinnere ich mich kaum mehr an den Übergang von Cole Porter zu »Knees up Mother Brown«, »Underneath the Arches« und Madonnas »Like a Prayer«, die wir alle mit ansteckender Begeisterung, aber zweifelhafter Musikalität mitsangen, wobei wir uns am Klavier abstützten. Wir brachten Braut und Bräutigam ein Ständchen mit einer gefühlvollen, jubelnden Reprise von Elvis Presleys »The Wonder of You«, als sie das Lokal verließen, um auf Hochzeitsreise zu gehen. Meine letzte und bleibende Erinnerung an den Abend gilt Rosie Bottoms, die »(Is This the Way to) Amarillo« sang, wobei sie einen Nachttopf auf dem Kopf trug und mit einer gelben Chrysantheme winkte, als ich in ein Taxi kroch und nach Hause fuhr, um mich auf einen gewaltigen Kater vorzubereiten.

47

Das Schaukelpferd ist ein einsames Spielzeug in einem kalten, leeren Raum. Aber jetzt ist es an der Zeit, diesen Ort wieder in ein richtiges Zimmer umzugestalten. Ich habe Möbel bestellt. Ich schubse den Hals des Apfelschimmels und bringe ihn zum Schaukeln und ein Dielenbrett darunter zum Knarren. Wieder einmal ist *Día de los Angelitos*, aber in diesem Jahr wird der Tag anders sein als in den vergangenen Jahren. In diesem Jahr werden Edward und ich nicht allein an Gabriel denken. Das war Kitty Muriels Idee. »Jeder Vorwand für eine Party ist ein guter«, scherzte sie, bevor sie mir behutsam zu verstehen gab, dass es ein Geschenk für meine Freunde und Familie sei, diesen Tag mit mir gemeinsam zu verbringen, und dass sie es sehr zu schätzen wüssten. Zunächst war ich mir dessen nicht so sicher, aber Kitty Muriel kann sehr überzeugend sein, und woher will ich es wissen, wenn ich es nicht ausprobiere? Heute Nachmittag werden sie und Edward mir helfen, die Party vorzubereiten. Jeder, der heute Abend kommt, bringt ein Foto oder ein Andenken von jemandem mit, an den er denken will, und heute Abend werden wir uns alle erinnern – und zwar gemeinsam, was am wichtigsten ist.

Ich schaue durch das Schlafzimmerfenster nach draußen und bin zufrieden, dass meine schwere Arbeit sich gelohnt hat und der Garten sich trotz der Jahreszeit sehen lassen kann. Ein paar ungepflegte Chrysanthemen bilden noch immer Farbflecken in den Blumenbeeten, und ich bin froh, dass sie orange sind – die perfekte Farbe für den Tag der Toten. Zum Glück ist es ein schöner Tag – kalt, aber hell und sonnig –, da ein großes Lagerfeuer darauf wartet, angezündet zu werden. Es ist mit Maschendraht umzäunt, um streunende Stacheltiere davon abzuhalten, ihr Winterquartier dort einzurichten, es soll schließlich kein Scheiterhaufen werden. Es wird jede Menge *pan de muerto* und Zuckertotenköpfe geben, die Edward und Kitty Muriel bereitwillig herstellen wollen. Ich hebe Gabriels Sachen in einem Koffer auf dem Schrank in meinem Schlafzimmer auf. Nicht die Fotos, die im ganzen Haus verteilt sind, sondern all die anderen Gegenstände. Als ich das leere Zimmer verlasse, um sie zu holen, versetze ich dem Schaukelpferd einen letzten Stoß und höre plötzlich Gabriels Lachen so deutlich, als wäre er hier. Er hat das Pferd geliebt. Er klammerte sich immer mit pummeligen Fingerchen an den Hals, wenn er sich vor und zurück wiegte. Das Pferd ist Haizums Namensvetter. Der islamischen Überlieferung zufolge war Haizum das Pferd des Erzengels Gabriel; ein weißes, feuriges Ross mit Flügeln, das Gabriel von Gott geschenkt bekommen hatte, weil er ihn erfreute. Ich taufte das Schaukelpferd Haizum, doch Gabriel nannte es »Azey«.

Gabriels Kuschelhase liegt immer auf meinem Bett, und trotz seiner Vorliebe für flauschige Dinge hat Haizum ihn nie angerührt. In den Wochen nach Gabriels Tod drückte ich ihn immer ans Gesicht, wenn ich einschlafen wollte, und stellte mir vor, in dem weichen weißen Fell noch Gabriels süßen Babyduft riechen zu können. Der Hase wird wie üblich auf der *ofrenda* sein, aber heute möchte ich noch etwas anderes dort hinstellen, weshalb ich den Koffer herunterholen muss. Er ist mit einer Staubschicht überzogen, was mich traurig macht, als würden die Erinnerungsstücke, die er enthält, ebenso vernachlässigt. Aber sobald ich das Metallschloss aufklicke, sehe ich das Futter des Koffers hell und sauber vor mir, und meine Andenken an Gabriel sind so frisch, als hätte ich sie erst gestern hineingelegt. Haizum ist mir nach oben gefolgt und schnüffelt interessiert am Koffer. Ich suche nach der blauen Sandale, und Haizum hilft mir dabei, steckt seine Nase in den Koffer und wühlt sich durch den Inhalt. Gabriel hätte ihn geliebt. Die Sandale ist sorgfältig in hellblaues Papier eingewickelt. Die Polizei fand sie an dem Tag, als Gabriel ertrank, am Flussufer. Die Viktorianer legten häufig ein Paar kleine Schuhe auf Grabsteine oder bildeten sie ab, um darauf hinzuweisen, dass ein Leben in der Kindheit abgebrochen wurde, und für mich ist dieser einzelne Schuh das letzte verbleibende Glied in der kostbaren Kette, die eine Mutter mit ihrem Sohn verband, bevor sie auf grausame Weise zerrissen wurde. Es ist ein letztes Relikt und mein kostbarster Talisman und daher der Gegenstand, der mich am meisten schmerzt. Er ist so klein. Er passt auf meine Handfläche, nicht größer als das Küken, das ich gehalten habe. Dunkle Tupfer zeichnen sich auf dem weichen Leder ab, und ich merke, dass ich weine. Ohne mir die Mühe zu machen, meine Tränen abzuwischen, knalle ich den Koffer zu, drehe mich um und hole Gabriels Foto von meinem Nachttisch. Es ist mein Lieblingsfoto von ihm. Er sitzt auf seinem geliebten Schaukelpferd und lächelt nicht nur, sondern lacht. Aus vollem Hals.

Zum Glück habe ich viele Fotos. Den Familien der Kinder, die ich auf dem Friedhof besuche, ging es vielleicht nicht so. Für sie waren Fotografien noch ein kostspieliger Luxus, der besonderen Ereignissen vorbehalten war. Und dem Tod. Viele Kinder starben, bevor sie jemals fotografiert wurden, so dass ihr erstes Porträt auch ihr letztes war. Post mortem. Das wichtigste Ereignis in ihrem kurzen Leben war ihr Tod.

Der Versuch, Gabriel dazu zu bekommen, für ein Foto zu posieren, war wie die Jagd nach einem Schmetterling. Fast alle Bilder, die ich von ihm habe, sind bestenfalls Schnappschüsse. Er war ständig in Bewegung, unmöglich einzufangen. Deshalb gefällt mir das auf dem Schaukelpferd so gut. Die viktorianischen Fotografen, die sich auf Post-mortem-Bilder spezialisierten, hatten solche Probleme nicht. Keine Diskussion über die Schokoladenseite oder das Blinzeln im falschen Augenblick. Sie mussten lediglich ein paar Kissen aufschütteln, den Leichnam aufrichten und die Hände auf der Brust falten. Ein paar Blumen um das Bett oder den Sarg streuen, und fertig. Die Kinder zappelten oder jammerten nicht. Sie würden sich einfach friedlich anlehnen, ein Lieblingsspielzeug halten, bildhübsch. Manchmal versuchten die Fotografen, Leben zu imitieren und die Toten als Schlafende zu tarnen. Eine Mutter hielt ihr Baby im Arm oder kleine Kinder posierten mit Geschwistern. Aber man erkennt immer, dass eins von ihnen tot ist, weil niemand lächelt.

Ich nehme die blaue Sandale und das Foto und gehe hinunter. Kaum bin ich in der Diele, klingelt es, und Haizum stürzt mit wild wedelndem Schwanz an die Tür. Davor stehen ein kleiner Hund, ein Mann und eine Frau, beladen mit Tüten, breit lächelnd. Es sind Lord Byron, Edward und Kitty Muriel.

»Die Party ist wunderbar!« Edward umarmt mich. Aneinandergeschmiegt vor dem verlöschenden Lagerfeuer teilen wir uns eine Zigarette. Von hier aus ist die *ofrenda* ein zauberhafter Anblick, beleuchtet von Laternen und Lichterketten. In diesem Jahr ist sie viel größer, um den Erinnerungsstücken eines jeden gerecht zu werden, und wir haben sie auf die Terrasse gestellt. Auch in der Pergola über der Terrasse sind Lichter, und wir schauen zu, wie Elvis mit Epiphany Salsa tanzt. Kitty Muriel tänzelt verführerisch in den Armen eines ziemlich nervös wirkenden Albert. Mum tanzt mit Marcus, und Dad, Stanley und Helen sehen den Festlichkeiten von der offenen Tür des Gartenzimmers zu, trinken Tequila Sunrise und füttern Haizum und Lord Byron mit Leckerbissen. Georgina fehlt, sie ist mit ihren Pfadfinderinnen auf einem Abenteuerwochenende.

»Und was ist mit dem Olympioniken?« Edward wirft den Zigarettenstummel in die Flammen und zieht eine Augenbraue hoch.

Ich zucke mit den Schultern und heuchle krampfhaft Unschuld oder Unwissen. Oder beides.

Edward droht mir mit dem Finger.

»Das ist nicht gut«, sagt er. »Kitty M. hat mir alles über deinen Liebhaber aus dem Freibad erzählt.«

»Das ist nicht mein Liebhaber!«

»Aber du magst ihn?«

Ich seufze. »Kitty wollte, dass ich ihn heute Abend einlade, aber wie sollte ich denn? Ich kenne ihn kaum. Ich habe erst einmal mit ihm gesprochen.«

Edward drückt meine Hand. »Na, dann lerne ihn kennen! Gerate in seiner Gegenwart ins Stolpern, oder lass deinen Handschuh fallen, oder verschütte deinen Tee über ihm.«

»Ich weiß nicht mal, ob er alleinstehend ist.«

»Aber ich.«

»Woher?«

Edward lacht. »Weil Kitty M. ihn gefragt hat! Und jetzt komm und tanz mit mir!«

Wir gesellen uns zu den anderen auf der Terrasse, und die Musik wechselt. Wir wiegen unsere Hüften zu Michael Bublé ... Während Edward mich in einem Karussell aus Lichtern und Musik herumwirbelt, höre ich Sally flüstern: »Wenn die Musik für jemanden, den man liebt, zu Ende geht, kann man nicht aufhören zu tanzen. Man tanzt für denjenigen mit.«

Endlich tanze ich für Gabriel.

48

Heute beträgt die Wassertemperatur im Becken 7,8 Grad, und ich habe das Schwimmen am Morgen wirklich genossen, sobald es vorbei war. Jetzt liege ich in der Eingangshalle auf der Lauer und gebe vor, die Aushänge an der Pinnwand zu lesen. Ich bin angezogen, habe sogar ein wenig Wimperntusche aufgetragen. Das ist so peinlich, und ich kann nicht glauben, dass ich es tue. Ich versuche, dem Olympioniken »über den Weg zu laufen«. Ich habe Edwards und Kitty Muriels Ratschlag befolgt, aber jetzt komme ich mir allmählich albern vor. Was, wenn ich ihm tatsächlich über den Weg laufe? Was soll ich dann tun oder sagen? Als ich vierzehn war, waren Mädchen und Jungen auf dem Spielfeld für Partnersuche wenigstens auf Augenhöhe. Uns allen war mulmig zumute; wir torkelten naiv durch unsere Beziehungen. Alle steckten gleichermaßen im Fegefeuer der Pubertät; die Mädchen sehnten sich nach Brüsten und der Periode, die Jungen wollten unbedingt Muskeln, Bärte und mehr von ihrem Sexleben haben als nur feuchte Träume. Ich wette, wenn ich jetzt dem Olympioniken »über den Weg« liefe, würde ich entweder etwas Dummes sagen oder mir würde überhaupt nichts einfallen – er hingegen wäre so distinguiert wie Denzel Washington. Es ist eine grausame Ironie, dass ich meine innere Audrey Hepburn nur dann heraufbeschwören kann, wenn ich vor einem Jim Carrey stehe.

Ich halte genau zwei Minuten durch, bevor ich aufgebe und mich auf den Weg ins Café mache. Sobald Flo mich erblickt, fängt sie an zu grinsen.

»Du siehst heute aber bezaubernd aus. Hast du was vor?«

Sie fängt an, mir einen Milchkaffee zuzubereiten, aber sie kann kaum an sich halten. »Oder vielleicht triffst du ja jemanden«, fügt sie ein bisschen zu laut hinzu.

Im Café ist schon viel los, und als ich den Raum nach einem leeren Tisch absuche, erblicke ich den Grund für Flos Belustigung. Der Olympionike. Ausnahmsweise trinkt er seinen Kaffee hier, anstatt ihn mitzunehmen, und er sitzt allein an einem Tisch und liest Zeitung. Es sind nur wenige Plätze frei, zwei davon an seinem Tisch. Die perfekte Gelegenheit. Ich nehme meine Tasse Milchkaffee und setze mich an den einen freien Platz an dem Tisch neben der Tür. Flo ist fassungslos. Kitty Muriel wird nicht erfreut sein, und ich höre förmlich Ruby Ivys Schwall von Kraftausdrücken in meinen Ohren. Ich wünschte, ich könnte mich hinter einer Zeitung verstecken, aber ich habe heute nicht einmal ein Buch dabei. Ich hole mein Handy heraus und gebe vor, etwas nachzuschauen. Wäre der Kaffee nicht so heiß, hätte ich ihn so schnell wie möglich getrunken und mich schleunigst – und feige – aus dem Staub gemacht. Aber der erste Schluck versengt meine Lippen. Ein Stuhl rückt geräuschvoll über den Boden und ich weiß, dass der Olympionike geht. Er steht auf, steckt sich die Zeitung unter den Arm und bringt seine leere Tasse zur Theke. Flo nimmt sie mit strahlendem Lächeln entgegen.

»Vielen Dank. Einen schönen Tag.«

»Danke gleichfalls.«

Als er an meinem Tisch vorbeikommt, zwinge ich mich aufzublicken. Er schaut mich direkt an und lächelt.

»Heute keinen Kuchen?«, fragt er.

»Ich hatte einen Keks.«

Was lahme Sprüche angeht, so steht dieser in direkter Konkurrenz zu Babys blödsinnigem erstem Satz, den sie an Johnny

Castle in *Dirty Dancing* richtet: »Ich habe eine Wassermelone getragen.« Mir fällt nichts anderes ein, um diesem gutaussehenden Mann zu beweisen, dass ich mehr draufhabe. Ich bin witzig. Ich kann toll mit Hunden umgehen. Ich werde Fremdenführerin auf einem Friedhof. »Ich hatte einen Keks« ist mein erbärmlicher Versuch, den Olympioniken zu betören. Es stimmt nicht einmal. Ich hatte keinen Keks. Er nickt und geht. Könnte ich mich selbst treten, würde ich es tun. Ich schaue zu Flo hinüber, die fassungslos den Kopf schüttelt. Ich gehe jede Wette ein, dass sie es Kitty Muriel erzählen wird.

Draußen auf dem überfüllten Parkplatz wird mein Tag auch nicht besser. Jemand ist hinten in Edith Piaf reingefahren und hat eine Rückleuchte demoliert. Sie sieht eigenartig verloren aus, und ich bin mir ziemlich sicher, dass sie mich für ihre Verletzung büßen lassen wird und nicht anspringt oder mir in einem vollen Kreisverkehr ihren Dienst versagt. Wenigstens hatte der Übeltäter den Anstand, eine Notiz an der Windschutzscheibe zu hinterlassen. Es ist eine kurze Entschuldigung, ein Name und eine Telefonnummer. Gideon. Sehr passend. Es bedeutet »Zerstörer«.

Ich verschiebe den Anruf bei der Nummer bis zum frühen Abend. Es ist mir beinahe egal. Der Schaden sieht geringfügig aus, und wahrscheinlich lohnt es sich nicht, die Versicherung einzuschalten, aber ich denke, ich lasse es lieber überprüfen. Ich gebe die Ziffern in mein Handy ein und lausche dem Klingelton.

Eine männliche Stimme meldet sich, und als ich erkläre, wer ich bin und er antwortet, merke ich, dass mir seine Stimme bekannt vorkommt. Gideon ist der Olympionike.

49 Alice

Die Sterne leuchten noch, wenn wir zu Staub geworden sind;
Im Gleichschritt sie über den Himmel ziehen;
Sternenklar sind sie in Zeiten unserer Finsternis;
Bis ans Ende, bis ans Ende werden sie glühen.

Laurence Binyon, *Für die Gefallenen*

So viele tote Babys. Wieder war ihr ein Tag im Medikamentennebel entglitten. Alice schaute aus dem Fenster in eine sternenklare Nacht, ganz ähnlich der, die Vincent van Gogh von seinem Zimmer im Pflegeheim in Saint-Rémy-de-Provence aus sah und gemalt hat. Es war ihr Lieblingsgemälde. Wenn jeder Stern nun die Seele eines toten Babys war, wie Netty es ihr erzählt hatte, als sie noch klein war? Nun, sie hatte nicht »tot« gesagt, sie hatte gesagt, »Babys, die im Himmel sind«. Aber sie hatte tot gemeint. Alice fragte sich, ob ihre Babys sie aus dieser Entfernung sehen konnten. Sie beugte sich vor und drückte ihre Wange an die eiskalte Glasscheibe. Vier hatte es vor Mattie gegeben; einen Jungen, ein kleines Mädchen und zwei weitere erbarmungswürdige Winzlinge, zu jung, um ihr Geschlecht bestimmen zu können. »Fehlgeburten« hatten die Ärzte sie genannt, aber für Alice waren das alles ihre Kinder, und wenn die Fetzen aus Fleisch und Blut noch so unfertig waren, als sie ihren geschundenen Körper verlassen hatten. Der kleine Junge war ein Musterstück mit zu wenigen lebensnotwendigen Details gewesen. Sie hatte nur einen ganz flüchtigen Blick auf ihn geworfen und schon hatten sie ihn fortgenommen. Ihre Tochter Emily war eine perfekte Miniatur gewesen. Als sie zur Welt kam, war jede Einzelheit gut ausgebildet gewesen. Bis auf eins: das Leben.

Alice ging zum Schrank, griff ins oberste Fach und holte eine abgegriffene braune Schuhschachtel herunter. Sie drückte sie an sich und trug sie zum Bett hinüber. Darin befanden sich ein in vergilbtes Papier eingewickeltes Krankenhausarmband, eine verblasste Fotografie und Puppenkleider. Alice hielt sich das weiche, rosa Bändchen ans Gesicht und atmete ein.

Man hatte Emily angezogen und sie dann Alice in die Arme gelegt. Sogar ein Polaroid-Foto von Alice, ihrem Mann Michael und ihrer toten Tochter wurde gemacht. Aber was danach geschah, hatte sie nie erfahren. Sie überließ alles Michael und lebte wochenlang in ihren Gedanken, verließ nie das Schlafzimmer. Der Arzt verordnete ihr Tabletten, die sie jedoch in der Toilette entsorgte. Sie tauchte erst dann wieder in der Welt auf, als die vertraute Besessenheit sie erneut befiel; die alles verschlingende, körperlich schmerzhafte Sehnsucht nach einem Kind. Für Michael aber war Alices Traum zum schlimmsten Albtraum geworden, und er wollte nicht mehr.

Alice nahm das Foto aus der Schuhschachtel und starrte durch einen Tränenschleier auf das Bild ihrer zerbrochenen Familie. Sie wiegte Emily in ihren Armen, und Michael saß neben ihr, erstarrt vor Kummer. Niemand lächelte. Als Alice das Foto wieder in die Schachtel legte, rutschte der Ehering, den sie all die Jahre getragen hatte, von ihrem Finger und landete darauf. Der Ring war Teil der Täuschung gewesen, die sie so lange aufrechterhalten hatte; er hatte Witwenschaft oder vielleicht Scheidung suggeriert, Nachweis für ein konventionelleres Familienleben als das, was sie und Mattie tatsächlich geführt hatten.

Sie hatte jung geheiratet; Alice war erst achtzehn gewesen und Michael nur zwei Jahre älter. Seine Eltern waren nicht erfreut – sie schienen sich mit Alice nie wohlzufühlen. Alice hatte keine Eltern, die eine wie auch immer geartete Meinung hätten ausdrücken können. Sie war von einer Sechzehnjährigen zur Welt gebracht worden, die man damals wohl als »zurückgeblieben« bezeichnet hätte, und wurde kurz nach ihrer Geburt zur Adoption freigegeben. Ihre Adoptiveltern waren gute Menschen, die sich stets redlich bemühten, das kleine Mädchen zu lieben, das sie in ihr Leben geholt hatten. Aber es war keine tiefe Bindung zwischen ihnen entstanden, ihre Beziehung zu Alice war gekennzeichnet durch kühle, wohlmeinende Freundlichkeit, nicht durch warmherzige, bedingungslose Liebe. Netty, die ältere Dame von nebenan, die ihr Geschichten erzählte und Süßigkeiten schenkte, kam für Alice einer Familie am nächsten. Ihre Bewunderung beruhte auf Gegenseitigkeit, und als Netty starb, war die kleine Alice wochenlang untröstlich. Als Alice mit siebzehn das Haus verließ, bemühten sich weder Alice noch die Adoptiveltern, in Kontakt zu bleiben, und am Ende blieb sogar der Kartengruß zum Geburtstag und zu Weihnachten aus. Sie hatte Michael kennengelernt, als er in den Imbiss kam, in dem sie arbeitete, und innerhalb von sechs Monaten waren sie verlobt. Michael hatte eine gute Stelle bei einer Bank, und mit etwas Unterstützung von seinen Eltern schafften sie es, eine Wohnung zu mieten und sich ein gemeinsames Zuhause einzurichten. Als sie heirateten, war es für sie selbstverständlich, dass eine glückliche Familie daraus entstehen würde. Stattdessen wurde es zur Hölle. Jedes Mal wenn ein Kind starb, flehte sie Michael an, es noch einmal zu probieren, bis sie ihn schließlich vertrieb. Aber sie hatten noch einmal miteinander geschlafen; der guten alten Zeit zuliebe – ein Abschiedsfick. Es hatte genügt.

Alice legte den Deckel auf die Schuhschachtel und stellte sie zurück in den Schrank. Sie zog einen kleinen, altmodischen blau-weißen Koffer hervor und trug ihn ans Bett. Sie klickte die beiden silbernen Schlösser auf, der Deckel sprang auf, und ein Teil des Inhalts kippte auf das Bett. Alice begann die Sachen zu durchsuchen, wobei sie jeden Gegenstand mit unendlicher Zärtlichkeit streichelte. Sie stieß auf ein dickes Fotoalbum voller Bilder von Mattie, ein paar Minuten alt in den Armen seiner stolzen Mutter, bis hin zu einem lächelnden jungen Mann, hoch aufgeschossen und mit ersten Muskelansätzen, an seinem vierzehnten Geburtstag im vergangenen Jahr. Eine hauchzarte, lockige Haarsträhne und zwei winzige Milchzähne waren sorgfältig in ein Musselintuch gewickelt. Unter den anderen Schätzen befanden sich eine Radfahrurkunde und Wölflingsplaketten, auf ein Stück Filz genäht.

Als Alice festgestellt hatte, dass sie wieder schwanger war, sagte sie Michael nichts davon. Sie sammelte ihre Sachen zusammen und verschwand. Diesmal würde es anders sein. Alleine würde sie es perfekt machen; ein neues Zuhause und ein Neubeginn. Denn dann würde er überleben. Und so war es.

Es klopfte leise und Mattie steckte sein lächelndes Gesicht zur Tür herein.

»Möchtest du einen Tee, Mum?«

Sie winkte ihn zu sich und bedeutete ihm, sich neben sie zu setzen. Sie drückte seinen kräftigen, jungen Körper an ihre knochige Gestalt und hoffte, dass er die Krankheit an ihr nicht riechen konnte.

»Du weißt, dass ich dich mehr als alles auf der Welt liebe?«

Mattie verdrehte die Augen in gutmütiger Verlegenheit.

»Ja, Mum, ich weiß. Willst du jetzt Tee oder nicht?«

50 Mascha

Sie werden nicht alt, wie wir, die wir zurückgeblieben:
Alter wird ihnen nicht Schwäche und Verdammnis schenken.
Bei Sonnenuntergang und am Morgen
Werden wir ihrer gedenken.

Laurence Binyon, *Für die Gefallenen*

Ein perfekter Tag für Gespenster. Über die vertrauten Umrisse des Friedhofs hat sich ein schweres Sargtuch aus feinem Novembernebel gelegt. Wie nasser Rauch wickelt er die Grabsteine und Engel ein, wie in den Schauermärchen, mit denen die Viktorianer sich gern selbst in Angst und Schrecken versetzten. An den tröpfelnden Bäumen hängen zarte Kronleuchter aus glitzernden Spinnweben, und das Gras ist mit silbernem Reif überzogen. Haizums keuchende Atemzüge werden von wirbelnden Nebelschwaden verschluckt, doch als er eine einzelne, auf dem Grab der kleinen Marie Wache haltende Krähe anbellt, wird die schwer lastende Stille durchbrochen, das Echo hallt von den feuchten Steinen wider. Die Aussicht, Haizum an diesem Morgen auszuführen, war nicht gerade verlockend. Aber ich konnte es mir nicht leisten, den Spaziergang allzu lange hinauszuschieben. Ein arbeitsreicher Tag liegt vor mir. Die Vorbereitung auf eine mögliche Verabredung mit dem Olympioniken heute Abend.

Ich habe keine Angst vor Gespenstern – ich finde die Lebenden viel erschreckender. Eigenartig, dass die Viktorianer, die doch den Tod so großartig zu feiern wussten, sich angeblich vor Gespenstern fürchteten. Ich glaube, sie waren eher fasziniert vom Schauer, den ihnen die Schreckgestalten einflößten. Die körperlichen Aspekte des Todes waren überall ausgestellt, daher verlieh die Erkundung seiner spirituellen Mysterien einer ansonsten alltäglichen Geschichte vielleicht eine willkommene Spannung. Krankheiten wie Scharlach konnten innerhalb weniger Wochen eine ganze Familie auslöschen, Kinder und Erwachsene waren gleichermaßen mit dem Tod als Gast im Haus vertraut. Sie wussten nur zu gut, dass eine Krankheit für den Bruder oder die Schwester tödlich enden und darüber hinaus ihren eigenen Tod zur Folge haben konnte. Es gab kein Versteck vor der eigenen Sterblichkeit, daher wurde der Schutz davor als sinnlos erachtet. Der Tod war ein durchaus gängiges Thema in der Kinderliteratur aus der damaligen Zeit, neben süßen, flauschigen Katzenbabys, frohen, guten Tafelsitten und Lizzies neuer Haube.

Doch das hieß nicht, dass es für die Hinterbliebenen weniger schmerzhaft war.

Der Umgang der Viktorianer mit dem Tod mag uns heute als überzogen, sentimental und dramatisch erscheinen. Aber ich bin mir nicht sicher, ob die gegenwärtige Haltung besser ist. Unser wohlüberlegtes Verhältnis zum Tod besteht in dem Versuch, ihn zu ignorieren. Wir können ihn nicht einmal aussprechen. Wir sagen, jemand »ist verschieden«. Wir reden darüber, jemanden »verloren« zu haben oder jemand sei »von uns gegangen«. Sie sind weder verloren noch gegangen. Wir wissen ganz genau, wo sie sind, und sie sind nicht von uns gegangen, denn wir haben uns nicht entzweit. Niemand, außer Edward, hat Gabriel jemals als tot bezeichnet. Zumindest nicht mir gegenüber. Man versteckt sich hinter höflichen Umschreibungen. Uns kommt ein

Wort wie »Scheiße« viel leichter über die Lippen als »tot«. Wir lassen Kinder stundenlang vor ihren Bildschirmen sitzen und im Spiel Figuren abschlachten, verstümmeln und fluchen, scheuen uns aber davor, sie an der Beerdigung des Großvaters oder der Großmutter teilnehmen zu lassen, um sie nicht zu verstören. Ich glaube, wir lehren sie, sich vor den falschen Dingen zu fürchten.

Wenn heute Gespenster auf dem Friedhof sind, werde ich sie nicht sehen können, weil der Nebel so dicht ist. Aber ich kann sie hören, sie spielen Dudelsack. Es müssen Gespenster sein, denn niemand, der noch recht bei Verstand ist, würde mitten auf einem Friedhof an einem nasskalten Novembermorgen in so dichtem Nebel, der die Pfeifen verstopft, Dudelsack spielen. Es sei denn, dass zufällig Remembrance Sunday ist, der Gedenktag zum Ende des Ersten Weltkriegs. Heute ist der elfte Tag des elften Monats, und jetzt ist die elfte Stunde.

Die Dudelsäcke sind für die Männer der Royal Highlanders, die während des Krieges in der Stadt stationiert waren. Etwa auf halber Höhe des Hügels befindet sich ein erhabenes Rechteck aus Gras, das an drei Seiten von einer Stützmauer aus Steinblöcken begrenzt ist. Darauf stehen ein großes Gedenkkreuz, in das militärische Rangabzeichen eingraviert sind, und etwa zwanzig kleinere Steinkreuze für die Gräber der gefallenen schottischen Soldaten. Ich bleibe immer an dem von James McKilroy stehen, der »im Alter von achtzehn Jahren bei einem Unfall ums Leben kam, sein Mut noch unerprobt«. Das sehe ich anders. Im Alter von nur achtzehn Jahren hat er sich freiwillig gemeldet, um für sein Land zu kämpfen und zu sterben, wenn nötig. Ich glaube, sein Mut stand außer Zweifel, bin aber trotzdem unendlich neugierig, wie er »bei einem Unfall ums Leben kam«. Jedes Jahr unternimmt eine kleine Gruppe von Freunden, Verwandten und Kameraden die lange Reise aus Schottland hierher, um ihrer Gefallenen zu gedenken. Jahr für Jahr wird die Gruppe kleiner. Die Dudelsäcke sind jetzt verstummt, und ich höre Gesprächsfetzen, die durch den Nebel zu mir herüberwehen. Haizum hebt den Kopf, legt ihn schief und lauscht einen Moment, offenbar verwundert, woher die körperlosen Stimmen kommen. Die Dudelsäcke hat er überhaupt nicht beachtet. Sobald die kleine Gedenkfeier zu Ende ist, vernehme ich gedämpfte Schritte und das leise Klacken von Autotüren. Als der letzte Wagen abfährt, kriecht die Stille wieder über den Friedhof, allumfassend wie der Nebel, und die einzigen Geräusche, die ich höre, sind meine eigenen Schritte und Haizums Keuchen. Wie gut, dass ich diesen Ort hier so gut kenne wie die Furchen in meinem Gesicht, denn ich kann kaum die Hand vor Augen sehen. Wir gehen über den unteren Weg; ich zumindest – Haizum springt hin und her, als folgte er den Regeln eines ziemlich wirren Hüpfspiels. Als wir an den Kindergräbern vorbeikommen, biegen wir ab, um den schmaleren Weg hügelan zu nehmen. Viele dieser Kleinkinder wurden »schlafend geboren«. Und es war ihnen nie gelungen aufzuwachen.

Ich weiß, wenn wir etwa drei Minuten den Hügel hinaufgehen, werden wir genau auf gleicher Höhe mit dem schottischen Regiment sein. Ich bin mir sicher, dass heute noch andere Besucher auf dem Friedhof sind. Auf diesem weitläufigen Gelände sind eine Menge Soldatengräber verteilt, und viele werden mit Kränzen aus roten Mohnblumen geschmückt sein, bevor der Tag zu Ende geht. Doch der Nebel hat jeden und alles verschluckt, und alle, die hier sind, werden ihrer Toten allein gedenken.

Ich erinnere mich jetzt anders an meinen kleinen Jungen. Ich kann sein Leben in Ehren halten, ohne das Gedenken durch seinen Tod zu beflecken. Ich kann sein schönes, glückliches Gesicht vor mir sehen, und das Bild wird nicht vom kalten, schlammigen Wasser weggespült, das ihn umfängt. Ich höre ihn sogar lachen und spielen, nicht schreien und ängstlich um sich schlagen, als der Fluss ihn mir wegnahm. Meine eigene blutige Schlacht hat ein Ende gefunden und Waffenruhe ist in Sicht.

Ich kürze den Weg über die Wiese ab, bis ich das große weiße Militärkreuz vor mir aufragen sehe. Auf seinem Sockel liegen drei purpurne Kränze, und eine große rote Mohnblume ist an jedem

Steinkreuz befestigt. Haizum schnüffelt mit beunruhigendem Interesse am Fuß des Sockels, und gerade als ich ihn am Halsband packen will, um ihn davon abzuhalten, sich unangemessen zu erleichtern, schnappt er sich spielerisch einen der Kränze und verschwindet im Nebel. Lady T wäre entsetzt, und ehrlich gesagt bin ich es auch. Als ich ihn einhole, ist Haizum sein neues Spielzeug leid und legt es mir zu Füßen. Er schaut keuchend zu mir hoch; zwischen seinen Zähnen stecken noch Mohnblütenblätter. Wir legen den Kranz wieder an seinen richtigen Platz und machen uns durch den Park auf den Heimweg.

Der Nebel lichtet sich ein wenig und ich kann Sally in der Ferne sehen. Mein Magen verkrampft sich, als ich merke, dass sie verfolgt wird. Ich kann ihre Gesichter nicht erkennen, aber ich bin mir ziemlich sicher, dass es die Schwachköpfe sind, die sie schon einmal angegriffen haben. Diesmal sind sie nur zu dritt, aber als ich mit Haizum über die Wiese laufe, erkenne ich den Jungen mit den Fischaugen wieder. Ich bin drauf und dran, Haizum auf sie zu hetzen, als etwas Ungewöhnliches passiert. Sally bleibt stehen und dreht sich zu ihnen um. Sie wirft beide Arme zum aschgrauen (Wort des Tages – *gräulich*) Himmel empor, und die Krähen verlassen eine nach der anderen ihre Wachposten in den Baumkronen und fliegen herab zu ihren Füßen. Schon bald ist sie von einem flatternden, krächzenden Kreis aus glänzenden schwarzen Federn und Schnäbeln umgeben. Aber sie stehen mit dem Rücken zu Sally, und als die Jugendlichen näher kommen, brechen ein paar Krähen aus, stürzen sich auf deren Füße und hacken auf ihre kostbaren Turnschuhe ein. Die Jungen treten nach den Vögeln und schreien, aber noch mehr Krähen schließen sich dem Geplänkel an und zielen mit ihren scharfen Schnäbeln höher auf ihre Hände, Hälse und Gesichter. Die Krähen, die nicht angreifen, krächzen laut. Die Jugendlichen rennen davon, und Sally belohnt ihre Leibwächter mit dem Inhalt ihrer Tüte. Sieht ganz so aus, als hätte sie recht gehabt. Die Vögel sind dankbar für ihr täglich Brot, und Sally hat jetzt ihren eigenen »Schwarm« Schutzengel.

51

Aretha Franklins »Who's Zoomin' Who?« untermalt das Chaos in meinem Schlafzimmer. Marc Bolan ist schon auf einem weißen Schwan geritten, hat rumgemacht und gern Boogie getanzt, aber ich bin noch keinen Schritt weitergekommen. Das ist zwar mein Soundtrack für das »Fertigmachen zum Ausgehen«, aber nicht für den Kleiderhaufen auf dem Bett, der aussieht, als wäre eine Wäscherei explodiert. Haizum beobachtet die Szene aus der Kleiderhölle von der Tür aus. Die Kaiser Chiefs sagen jetzt einen Aufstand voraus.

»Zu spät!«, sage ich zu Haizum, als ich ein weiteres untragbares Kleidungsstück auf den immer höher wachsenden Haufen werfe. »Sieht so aus, als wäre es schon passiert.« Nicht, dass ich nervös wäre. Na ja, ein bisschen. Eher bin ich aufgeregt. Ich will es einfach nur richtig machen. Kitty Muriels Rat, was ich anziehen soll, lautete: »Hau ihn um!« Ich wette, sie dachte wahrscheinlich an so etwas wie Madonnas kegelförmigen BH von Jean Paul Gaultier, aber damit würde ich ihm wohl eher ein Auge ausstechen. Er ist der Olympionike. Gideon. Und *er* hat mich zu einem Drink eingeladen, damit wir unsere Versicherungsdaten austauschen können. Ich hoffe, er spricht in Bildern. Edwards Rat in Bezug auf mein Outfit war, ich solle kein Kleid tragen, damit nicht die Gefahr des Rockzipfels in der Unterhose besteht, wenn ich von der Toilette komme. Aber dann fügte er freundlich hinzu, ich sehe immer »originell« aus, egal, was ich anziehe. Ich bin mir ziemlich sicher, *das* war ein Euphemismus. Bono erinnert mich jetzt daran, dass ich noch immer nicht gefunden habe, wonach ich suche. Na ja, so ungefähr. Ich möchte mich wohlfühlen, nett aussehen – »scharf«, besser gesagt – und mich auf dem Weg zum Pub nicht erkälten. Schließlich gebe ich mich mit einer schwarzen, schmalen Jeans zufrieden, einem Kimono-Top aus roter Seide (Shades of *Mikado*) und einem Paar scharlachroter Bikerstiefel. Eddi Reader und ihre Band Fairground Attraction verkünden, es sei perfekt. Normalerweise würde ich Haizum mitnehmen. In meiner Kneipe am Ort ist er willkommen, aber heute Abend bin ich zum Zweck der Aufklärung verabredet. Wenn es überhaupt eine Verabredung ist. Kann sein, dass der Olympionike Hunde nicht mag, und wenn das der Fall ist und wir haben tatsächlich eine Verabredung, dann wird es unsere erste und letzte sein. Endlich bin ich angezogen und muss nur noch versuchen, etwas mit meinen Haaren anzustellen. Hoch oder offen oder etwas dazwischen? Nach zwei Minuten Kampf mit meinen widerspenstigen Locken beschließe ich, sie einfach so zu lassen, wie sie sind. Als ich im Spiegel nach verirrten Hundehaaren auf meiner Jeans und Lippenstift an den Zähnen schaue, verspricht Marvin Gaye sexuelle Heilung. Lady T wäre entsetzt!

»Also, erzählen Sie mir etwas über sich, das ich nicht vermuten würde.«

Der Olympionike sitzt mir gegenüber, beugt sich vor und wartet auf meine Antwort. Es ist sehr verwirrend, ihn so nah vor mir zu haben.

»Ich habe einen sehr großen Hund.«

Das ist auf jeden Fall ein Fortschritt für mich. Bis vor Kurzem wäre meine Antwort auf eine solche Frage um Gabriel gekreist. »Ich hatte einen Sohn, aber er ist gestorben« oder »Ich war einmal Mutter«. Ich wäre nie ins Detail gegangen, auch wenn man mich gefragt hätte, aber ich konnte mich nicht von ihm lösen.

Ich existierte nicht als individuelle Einheit. Mir kam es immer respektlos vor, ihn nicht bei der erstbesten Gelegenheit zu würdigen. Im Übrigen ist es ein verdammt guter Eisbrecher. Aber das war die alte Mascha.

Der Olympionike lächelt.

»Ach, aber das *weiß* ich doch.«

»Woher genau?« Ich denke da an Kitty Muriel.

»Flo hat mir erzählt, dass sie ein Hundehaar in ihrem Geburtstagskuchen gefunden hat.«

Ich bin beschämt, und ich sehe Lady T vor mir, wie sie angewidert ihr Taschentuch vor den Mund hält. Der Olympionike bemerkt meine entsetzte Miene und hat Mitleid.

»Das war nur ein Scherz! Flo hat mir ein Stück von dem Kuchen gegeben und es war köstlich. Kitty Muriel hat mir von Ihrem Hund erzählt. Haizum heißt er, nicht wahr?«

Offensichtlich hat er genau zugehört.

»Und was hat sie Ihnen noch erzählt?«

Er lehnt sich auf seinem Stuhl zurück und grinst. Seine Zähne sind erstaunlich weiß.

»Nicht viel. Sie hat mir gesagt, wenn ich mehr wissen wolle, dann müsse ich selbst fragen.« Er trinkt einen Schluck aus seinem Weinglas. »Allerdings hat sie mir verraten, dass Sie alleinstehend sind.«

Im Stillen danke ich dem Herrn – und Kitty Muriel. Aber jetzt bin ich an der Reihe.

»Und was ist mit Ihnen? Erzählen Sie mir etwas über sich, auf das ich nicht kommen würde.«

Er überlegt einen Moment und erwidert dann: »Ich war einmal Lebensretter.«

Mir fallen seine muskulösen Arme und Beine ein, die durch das Wasser pflügen, und seine Badehose Daniel-Craig-Style.

»Darauf *hätte* ich kommen können. Sie sind ein sehr guter Schwimmer.« Ich möchte dich küssen. Verdammt. Ich hoffe, ich habe es nicht laut gesagt.

»Na ja, Lebensretter war ich nicht lange. Das war ein Job in den Sommerferien, als ich an der Uni war. Aber es ist immer ein guter Satz, um bei den Damen Eindruck zu schinden.«

»Um mich zu überzeugen, ist mehr als eine phantastische Kraultechnik nötig.«

Er lacht. »Das habe ich mir fast schon gedacht.«

Ich habe wirklich meinen Spaß. Er ist sehr umgänglich, und die Tatsache, dass er umwerfend gut aussieht, hat noch keine Arroganz hervorgebracht, die körperliche Perfektion zuweilen begleitet.

»Also, weiter. Was haben Sie sonst noch zu bieten?«, necke ich ihn.

»Tja, ich bin Fotograf, also könnte ich ein Foto von Ihnen machen.«

Ich verziehe das Gesicht, was meinen Mangel an Begeisterung verdeutlicht, und er lacht.

»Und ich kann das hier.«

Die Bewegung seiner Hände und Finger ist so schnell, dass ich mich frage, ob es ein Muskelzucken ist. Vielleicht hat er das Tourette-Syndrom. Er wiederholt den Vorgang, diesmal langsamer.

»Ich kann Gebärdensprache«, erklärt er. »Als Kind hatte ich Schwierigkeiten mit dem Hören. Die Ärzte befürchteten, es könnte sich verschlimmern und ich würde am Ende taub, also brachte man mir Gebärdensprache bei.«

»Aber es ist nicht eingetreten?«

Er legt eine Hand hinter sein Ohr und zieht fragend die Augenbrauen hoch. Ich lache und stoße ihm mit dem Finger in die Rippen.

»Nein. Ich bin noch immer auf einem Ohr vollkommen taub, und ich hätte Mühe, eine Unterhaltung hier drinnen zu führen, wenn es voll wäre, aber sonst ist es in Ordnung.«

Eigenartig, jetzt, da sich herausgestellt hat, dass er nicht ganz so perfekt ist, gefällt er mir noch besser. Ich möchte ihn wirklich küssen. Lady T würde es bestimmt nicht gutheißen. Sie merkt an, dass die öffentliche Zurschaustellung von Zuneigung überall und zu jeder Zeit völlig inakzeptabel sei. Sie sagt auch, Anstarren sei unangemessen. Ich fürchte, ich starre den Olympioniken an und benehme mich – demzufolge – offensichtlich daneben. Aber allmählich glaube ich, wie es mit Vorbildern nun mal ist, dass Kitty Muriel viel mehr Spaß macht als Lady T, und ich überlege mir ernsthaft, ob ich nicht die Seiten wechsle.

»Ich weiß, es ist echt langweilig, und jeder stellt Ihnen wahrscheinlich dieselbe Frage, aber wie drücken Sie meinen Namen in Gebärdensprache aus?«

Er grinst und imitiert dann mit einer Hand, Kartoffeln zu stampfen. Ha, ha! Vermutlich habe ich es so gewollt. Aber da ist noch eine Frage, die ich wirklich stellen muss. Die Alles-oder-nichts-Frage.

»Mögen Sie Hunde?«

Als Gideon mich nach Hause begleitet, wird mir schlagartig bewusst, dass ich den ganzen Abend kaum an Gabriel gedacht und ihn nicht ein einziges Mal erwähnt habe. Noch nicht. Aber es geht mir nicht schlecht dabei. Ausnahmsweise bin ich einmal nur Mascha, die Frau, statt Gabriels Mum – die um Gabriel Trauernde. Und es ist tatsächlich in Ordnung so. Gideon nimmt meine Hand. Ich bin versucht, einen Umweg zu machen, nur um dieses Gefühl in die Länge zu ziehen. Dieses Gefühl lächerlicher Erregung und die Aussicht auf alles Mögliche. Denn wenn wir an meine Haustür kommen, sagt er vielleicht einfach »Danke« und »Ich melde mich« und meint damit *wegen Edith Piaf*, und es wäre gar kein Rendezvous gewesen. Was würde Kitty Muriel machen? Als wir durch den Garten zur Tür gehen und Haizum anfängt zu bellen, glaube ich, die Antwort zu kennen. Ich küsse ihn.

Wenn man auf dem Rücken liegt und weint, rinnen die Tränen an den Seiten des Gesichts hinunter in die Ohren. Deshalb bin ich wach in meinem Bett, im Dunkeln, mit nassen Ohren. Ich schluchze nicht – es sind nur ein paar Tränen entwischt. Ich weiß nicht einmal, warum. Erleichterung, dass ich noch weiß, wie man mit einem Mann im Bett umgeht? Schrecken, dass da ein Mann in meinem Bett ist? Oder Angst, dass ich ihn nie wiedersehen werde, nachdem ich diesen Mann in mein Bett gelassen habe? Gute Mädchen schlafen nie beim ersten Rendezvous mit einem Mann, erst recht nicht, wenn es sich nur eventuell um ein Rendezvous handelt, und ich wage gar nicht daran zu denken, was Lady T dazu sagen würde. Andererseits weiß ich ziemlich sicher, was Kitty Muriel sagen würde, und ich muss trotz meiner Tränen lächeln. Jetzt läuft meine Nase, und um eine Schneckenspur zu vermeiden, muss ich entweder die Nase hochziehen – nicht sehr reizvoll – oder aufstehen und mir die Nase putzen, wobei ich riskiere, den Mann in meinem Bett zu wecken. Gideon. Ich taste nach der Schachtel Papiertücher auf dem Nachttisch und schubse erfolgreich den Wecker zu Boden.

»Hey«, eine Hand streckt sich nach mir aus, »versuchst du zu fliehen?«

»Nein.« Und jetzt brauche ich kein Papiertuch, denn in dem Durcheinander habe ich die Nase hochgezogen. Ich hoffe, er hat es nicht gemerkt.

»Gut«, erwidert Gideon mit einer vom Schlaf oder vielleicht vor Begierde (hoffentlich!) rauchigen Stimme, während mich seine muskulösen Schwimmerarme umschlingen und an sich ziehen.

»Ich hatte einen kleinen Jungen, Gabriel. Er ist gestorben.« Toll! Wo zum Teufel kam das her? Ich hatte mich so gut geschlagen. Es ist, als quetschte er die Worte mit seiner Umarmung aus mir heraus. Ich halte die Luft an und warte, welche Wirkung meine unvermittelte Beichte auslöst. Sein Griff lockert sich nicht. Er schmiegt sein Gesicht näher an mich und küsst meinen Nacken.

»Ich weiß.«

Woher?

»Woher?«

»Ich habe für eine Lokalzeitung gearbeitet. Ich hatte gerade dort angefangen, als Gabriel ertrunken ist. Die Geschichte war so tragisch, dass ich sie nie vergessen habe. Und ich habe dein Gesicht nie vergessen. Das ist mein Job, weißt du. Da dreht sich alles um Gesichter.«

Er küsst mich wieder, sehr sanft.

»Die Zeitung brachte die Geschichte mit einem Foto von dir und Gabriel heraus. Ich war damals verblüfft, wie ähnlich ihr euch wart; dieselben Augen, dieselben Haare. Im Freibad habe ich dich nicht wiedererkannt. Dein Gesicht kam mir vage bekannt vor, aber ich konnte dich nirgendwo hinstecken. Dann hast du mir am Telefon deinen Namen genannt, und der hat eine Erinnerung hervorgerufen. Dein Nachname – der ist recht ungewöhnlich.«

Ich spüre, wie er zögert, und frage mich, was als Nächstes kommt.

»Tut mir leid, ich habe bei Google nach dir recherchiert«, gibt er verlegen zu.

Gott sei Dank! Er weiß Bescheid. Und dennoch hat er mich ausgefragt – ich betrachte unser Treffen jetzt definitiv als Rendezvous – und er ist noch hier. Es hat ihn nicht abgeschreckt.

»Ich wusste nicht, was ich machen sollte«, fährt er fort, »ob ich etwas sagen sollte oder nicht. Letzten Endes beschloss ich, wenn du willst, dass ich es weiß, erzählst du es mir.« Er drückt mich fest an sich. »Ich bin froh, dass du es getan hast.«

»Ich werde dir alles über ihn erzählen, irgendwann. Wie er wirklich war. Aber nicht jetzt.«

»Wann immer du dazu bereit bist«, flüstert er und schnüffelt an meinem Hals. Jetzt werde ich niemals einschlafen. Ich biege meinen neuerdings straffen Körper und presse meinen Rücken an seine nackte Haut, und obwohl er es nicht sehen kann, lächle ich.

52

Der Kreis aus gigantischen lachsrosa Kränen sieht aus wie eine Gruppe prähistorischer Kreaturen, die sich morgens auf einen Kaffee zusammengesetzt haben. Der gläserne Gherkin-Wolkenkratzer glitzert in der bleichen Wintersonne und die schlammbraune Themse kräuselt sich unter uns, als der Zug langsam grummelnd weiter mitten durch London fährt. Mum und ich sind unterwegs nach Brighton. Haizum ist bei Edward und Lord Byron geblieben, und ich entführe sie übers Wochenende als verspätetes Geburtstagsgeschenk, damit sie Dad für ein paar Tage entkommt. Die Aussicht auf seinen bevorstehenden Gerichtstermin macht ihn zunehmend reizbar, und es ist noch schwieriger als sonst, mit ihm zusammenzuleben.

»Sechzehn seit dem letzten Bahnhof.«

Mum zählt gern Sachen. Und Menschen. Sie zählt sie in Restaurants, im Kino, im Theater, in der Kirche – eigentlich überall, wo sie lange genug stillhalten, damit man sie zählen kann (sie sollte auf den Friedhof kommen – da wäre sie den ganzen Tag beschäftigt). Es ist vermutlich ein bisschen wie Züge beobachten, nur dass sie sich überhaupt nicht für die Fabrikation oder Modelle interessiert, sondern ausschließlich für die Menge. Vielleicht ist es eine nervöse Angewohnheit. Sie beginnt zu zählen, wenn sie unruhig wird, was oft der Fall ist. Wenn ihr Kopf voller Zahlen steckt, bleibt kein Platz mehr für sorgenvolle Gedanken, die sich einschleichen wollen. Ist das der richtige Zug? (Sie fragte den Zugbegleiter und einen anderen Passagier, bevor wir einstiegen.) Was passiert, wenn sie ihr Ticket verliert? (Ich habe es sicherheitshalber in meiner Tasche.) Ob Dad daran denkt, den Gasherd abzustellen? (Wer weiß?) Ob jemand darauf kommt, dass sie eine Perücke trägt? (Das bezweifle ich – sie sieht völlig normal aus.) Aber wir wissen mit Sicherheit, dass sechzehn Menschen in unserem Waggon sitzen.

Es ist noch früh am Nachmittag, aber die Sonne wird bereits schwächer und verbreitet am grau gesprenkelten Novemberhimmel Zwielicht. Eine junge Frau steht auf und geht in Richtung Toilette. Offensichtlich ist sie mit einer robusteren Konstitution gesegnet als ich. Ich habe es nicht so mit öffentlichen Toiletten. Ich muss mindestens vier Schichten Toilettenpapier auf den Sitz legen, und selbst dann versuche ich noch, jeglichen Kontakt zu vermeiden, nehme Skihaltung ein, die für die Oberschenkelmuskulatur großartig ist. Für gewöhnlich warte ich, bis ich zu Hause bin.

»Fünfzehn.«

Mum wird schon bald vollauf beschäftigt sein, wenn die Pendler ihren freitäglichen Exodus beginnen und der Zug sich mit abgespannt aussehenden Seelen füllt, die sich an Mäntel, Laptops und die Hoffnung auf ein ruhiges Wochenende klammern, und mit den strahlenden jungen Vertretern der Selfie-Generation, bewaffnet mit Energy-Drinks und iPhones. Ein Bahnhof später, und ich werde von einem Geschäftsmann eingequetscht, der das Kreuzworträtsel für zwischendurch im *Telegraph* löst, obwohl »für zwischendurch« in diesem Fall ziemlich unzutreffend ist. Ich weiß es, weil es ein paar wirklich sehr leichte Aufgaben gibt, die er noch nicht gelöst hat. Ich muss einfach hinschauen, weil er den ganzen Raum beansprucht; er breitet sich aus, so weit es geht, die Beine geöffnet, die Ellbogen in Bewegung. »Sieh nur, wie wichtig ich bin«, schreit sein Körper. Dabei ist er ausschließlich rüde und arrogant. Ich wünschte, ich hätte eine Hutnadel dabei, mit der ich ihn stechen könnte.

Mum hat mehr Glück. Sie sitzt jetzt neben einem eleganten älteren Herrn. Er ist sehr groß und so dünn wie ein Skelett. In seinem knochigen, hohlwangigen Gesicht leuchten zwei stechend hellblaue Augen hinter einer goldgerahmten Brille. Er trägt ein gestreiftes Hemd, einen Kaschmirpullunder und eine schön geschnittene grau-grüne Tweedjacke. Er schenkte Mum ein charmantes Lächeln, als er sie fragte, ob der Sitz neben ihr noch frei sei, und sorgte sehr beflissen dafür, dass er sie in keiner Weise störte. Auch er betrachtet das Kreuzworträtsel im *Telegraph*, obwohl ich meine Hutnadel verwetten würde (wenn ich sie denn bei mir hätte), dass es die fortgeschrittene Variante ist, die ihm so wenig Schwierigkeiten bereitet. Nach knapp einer Viertelstunde wandert sein Füller mit goldener Feder wieder in die obere Tasche seines Jacketts, und er faltet seine langen, schlanken Finger im Schoß, während er die Landschaft betrachtet, die am Fenster vorbeifliegt. Unterdessen hat der raumgreifende Geschäftsmann erst die Neunzehn waagerecht ausgefüllt. Und zwar ziemlich sicher falsch.

Der Zug rumpelt durch dunkle Tunnel, kurz erhellt von Tageslicht, das durch Schächte in den schwarzen, hohen Seitenwänden fällt. Die Wände sind mit Graffiti überzogen, die wie eine Art neuzeitliche Höhlenmalerei wirken. Die Tunnel, Büros und Wohnblocks weichen schließlich den Gärten hinter Terrassenhäusern. Manche haben saubere kleine Rasenflächen, Plastiktische und Stühle und hin und wieder ein Blumenbeet, aber noch mehr sind voller Müll und kaputter, durch die Hintertür herausbeförderter Möbel – aus dem Auge, aus dem Sinn. Diese Gärten erinnern an eine überdimensionale Version jenes Schranks, in dem das Gerümpel hastig vor den kritischen Augen unerwarteter Gäste verborgen wird. Aber die Bewohner dieser Häuser haben die Passagiere der Züge vergessen – die ungebetenen Besucher, die alles sehen können. Vielleicht ist es ihnen aber auch vollkommen egal. In manchen Orten liegt ein Streifen Land zwischen dem unteren Teil der Gärten und den Bahngleisen, der häufig zu einer Müllhalde verkommen ist. Als wir eine solche passieren, sehe ich einen abgenutzten rosa Teddybären in einer Schlammpfütze sitzen. Er sieht unerträglich verloren aus.

Der Geschäftsmann steigt in Haywards Heath aus und lässt seine Ausgabe des *Telegraph* hinter sich liegen. Der alte Herr bleibt sitzen, und ich hoffe nur, dass er bis Brighton fährt. Als der Zug den Bahnhof verlässt, schaue ich nach. Ich wusste es: Neunzehn waagerecht ist falsch.

53

Das, was wir für wahre Kunst halten, ist das, was nicht im Geringsten als Kunst erscheint.«

Castigliones Worte hießen uns in Brighton willkommen. Sie stehen an der Wand des *Grand Central*, eines der ersten Gebäude, die man erblickt, wenn man aus dem Bahnhof kommt. Als wir eintrafen, war Mum von der Reise und vom Zählen ermüdet, weshalb wir den Abend im Hotel verbringen. Während Mum ihre Sachen auspackt und sich zum Dinner umzieht, stehe ich am Fenster meines Zimmers und schaue hinaus zu den blinkenden Rummelplatzlichtern auf dem Brighton Palace Pier und frage mich, ob ich Gideon anrufen soll. Wir hatten inzwischen fünf offizielle Rendezvous; zwei zum Abendessen, eins zum Kino und zwei im Pub. Und der Sex ist phantastisch. Ich weiß, das sagen alle zu Beginn einer Beziehung, aber ich bin davon überzeugt, dass das hier noch phantastischer ist als der übliche phantastische Sex zu Beginn einer Beziehung. Ich kann nicht fassen, dass ich nicht weiß, ob ich ihn anrufen soll. Als ich das Handy zur Hand nehme, klingelt es. Es ist Gideon.

»Kannst du das Meer sehen?«, fragt er.

»Ich schaue gerade drauf.«

»Ich wünschte, ich wäre bei dir.«

Als ich Mum aus ihrem Zimmer abgeholt habe und wir nach

unten gegangen sind, hatte sie sich ausreichend erholt, um mich darüber in Kenntnis zu setzen, dass elf Leute in der Bar waren, in der wir unsere Martinis genossen, und dass während unseres Dinners, bestehend aus Cannelloni mit Spinat und Ricotta und gedämpftem Schokoladenpudding mit Vanillesoße, zunächst siebenundvierzig, dann aber nur noch zweiunddreißig weitere Gäste im Restaurant saßen.

Der Morgen heute ist kalt, klar und strahlend. Nach einem reichhaltigen Frühstück (in Gesellschaft von dreiundzwanzig weiteren Gästen) unternehmen wir einen Spaziergang über die Promenade. Die Wellen klatschen und schäumen über die Steine und der Wind ist so kalt, dass unsere Gesichter prickeln. Es ist einer jener Tage, an dem die Seele fliegt und das Herz tanzt. Mum aber ist nervös und besorgt darüber, wie immer, was der Wind mit ihrer Frisur anrichten könnte, und streicht mehrmals prüfend über ihr Haar.

»Vielleicht hätte ich einen Hut aufsetzen sollen.«

Ich nehme sie am Arm.

»Alles in Ordnung, Mum. Die Perücke sitzt auch bei einem Hurrikan noch fest! Denk dran, die Verkäuferin hat dir versichert, dass du damit sogar schwimmen gehen kannst, wenn du willst.«

Die Dankbarkeit in ihren Augen ist herzzerreißend. Mit einem Blick auf die kabbelige See bringt sie ein schwaches Lächeln zustande und scherzt sogar: »Ich glaube nicht, dass ich in Versuchung geraten könnte, heute Morgen ein Bad zu nehmen!«

Mum hat Haarausfall – ein weiteres Vermächtnis von Gabriels Tod. Er setzte am Tag seines Gedenkgottesdiensts ein. Sie machte sich zurecht und zog mit einem Bürstenstrich eine Handvoll Haare aus. Am Ende der Woche war sie vollkommen kahl. Endlose Behandlungen waren vergeblich, und da Mum definitiv nicht zu den Frauen gehört, die eine Frisur im Sinéad-O'Connor-Style tragen können, waren Perücken die einzige Lösung. Die neueste wurde erst kürzlich erstanden und trägt den Namen »Raquel«. Es ist eine elegante dunkelblonde Kreation und fast nicht von echten Haaren zu unterscheiden. Mum sieht wunderbar aus – ich wünschte nur, ich könnte ihr die Gewissheit geben.

Der abgebrannte West Pier ist noch immer zu sehen, das verkohlte, verzogene Gerippe hält sich über Wasser wie ein verzweifelter, erschöpfter Schwimmer kurz vor dem Ertrinken. In den Bögen unter den Eisenbalustraden öffnen die kleinen Läden und Lokale – die Cafés zuerst, um die frühmorgendlichen Hundehalter und Spaziergänger mit Bechern voll dampfendem Tee und Kaffee zu versorgen. Madame Petulenga, die Wahrsagerin, ist noch nicht am Platz, und die kleinen Kunstgalerien haben noch geschlossen, aber Postkartenständer und Eimer voll bunter Windmühlen treten in Erscheinung, als die Kleinhändler die Rollläden hochziehen und ihre Kassen aufschließen. Während wir die Spur der halbwüchsigen Kitty Muriel aufnehmen, die ihren Hut in der Hand schwingt und überlegt, ob sie ihre Strümpfe nicht ausziehen und ein köstliches, ungehöriges Bad nehmen soll, bleibe ich einen Augenblick stehen und schaue auf die silbrig glitzernden Wellen. Ich frage mich, ob das hier die Stelle sein könnte, an der Valentine, »The Great Mercurio – der außergewöhnliche Wundertäter«, Kitty mit seiner Magie verzaubert hatte. Ein Stück weiter sind die himmelblauen Stützsäulen der Balustraden gerahmt von feinster eiserner Häkelarbeit, die harten rechten Winkel sind durch Bögen aus schmiedeeisernen Deckchen abgerundet. Das türkisfarbene Metall ist wunderschön mit rotem Rost gesprenkelt und die Schatten, die es wirft, bilden einen Teppich aus dunkler Spitze auf dem Bürgersteig darunter. Der Palace Pier erwacht jetzt. Die Glücksspielautomaten sind bereit, die Münzen derer zu verschlingen, die sich von ihren blinkenden Lichtern, der Musik, dem Klingeln und Summen, den schwankenden Stapeln aus Zehn-Penny-Münzen verführen lassen. Der Geruch nach gebratenen Zwiebeln und frischen Crêpes verpestet bereits die Meeresluft. Das Karussell mit den galoppierenden Pferden gefällt mir am besten. Gabriel hätte es auch gefallen, und das ist nur ein einziger Eintrag auf der langen, grausamen Liste von all den Dingen, die ich nie mit meinem Sohn zusammen sehen und erleben werde. Aber ich werde für ihn auf dem Karussell fahren. Das scheckige graue Pferd namens Peter ist mein Liebling, aber sein Stallbursche ist noch nicht da, also muss mein Ausritt warten. Wir schlendern durch die überfüllten Gassen mit ihrer schwindelerregenden Anzahl von Souvenir- und Kramläden und sind das Geschiebe, den Lärm und den Geruch nach Imbissbuden schließlich leid.

»Sollen wir Kaffeetrinken gehen?«

Mum mag Kaffee, aber noch lieber ist ihr das »Kaffeetrinken gehen«. Das heißt ein Café oder Bistro aufzusuchen, sich an einen Tisch zu setzen und von einer Bedienung fragen zu lassen, welche Sorte Kaffee man gern hätte, um ihn dann aufgeschäumt und mit Schokoladenpulver obendrauf serviert zu bekommen. Sie gibt immer vor, es sich zu überlegen, nimmt dann aber stets einen Cappuccino. Besonders gefällt ihr, wenn der Zucker in kleinen Papierröhrchen daherkommt. Sie lässt immer zwei davon in ihre Handtasche gleiten, weil sie »ganz praktisch« sein könnten. Praktisch wofür, weiß ich nicht. Ich habe jede Menge davon in ihrer Speisekammer gesehen, einige liegen da schon seit Jahren. Wir finden einen ruhigen kleinen Italiener in einer Nebenstraße. Es sind einige Gäste da (ich werde gleich die genaue Anzahl erfahren), denn es geht auf die Mittagszeit zu.

»Möchtest du was essen?«

»Nimmst du was?«

Das macht sie immer. Als müsste sie mit allen um sie herum im Gleichklang sein. Wenn ich einen Kuchen möchte, bestellt sie auch einen. Wenn nicht, dann hätte sie trotzdem gern ein Stück, aber ich muss sie erst davon überzeugen, dass es in Ordnung ist, wenn sie ein Stück nimmt, auch wenn ich keinen esse. Anscheinend hat sie zeit ihres Lebens versucht, sich anzupassen, während ich genau das Gegenteil gemacht habe. Ich bestelle zwei Cappuccino und süßes Gebäck für Mum und schlüpfe aus meinem langen Samtmantel. Nach dem beißenden Wind auf der

Promenade glühen unsere Wangen und Nasen. Ich sage Mum, dass wir aussehen wie zwei Damen, die gern einen trinken, und schlage vor, dass wir auch eine Flasche Wein bestellen. Doch sie hört nur mit halbem Ohr zu, da sie angefangen hat zu zählen. Ich werfe einen Blick auf die Tische, die jetzt fast alle besetzt sind. Nicht weit von uns sind zwei Frauen in eine Unterhaltung vertieft. Sie stecken die Köpfe zusammen, und ihre Vertrautheit ist unverkennbar. Die Frau, die in meine Richtung schaut, kommt mir irgendwie bekannt vor. Sie ist klein und drahtig, Mitte fünfzig, hat dunkelbraunes Haar, das zu einer steifen, praktischen Frisur geschnitten ist. Sie trägt ein geschmackvolles marineblaues Kostüm und kniehohe Stiefel. Ihre Begleiterin wirkt viel größer und hat einen extravaganten Modestil, in Anbetracht ihrer kühn gemusterten Satinbluse und der baumelnden Ohrringe. Unser Kaffee wird mit dem Gebäck serviert und einer kleinen Schale diverser Zuckertütchen.

»Neunundvierzig. Das Gebäck schmeckt köstlich.«

Jetzt bin ich an der Reihe, nicht richtig hinzuhören. Ich möchte wissen, wer die Frau ist. Ich fange an, alle Bereiche meines Lebens und die Menschen, die darin vorkommen, durchzugehen. Sie ist berufstätig. Ich kenne sie von der Arbeit. Aber wer zum Teufel ist sie?

»Ich bin so froh, dass du endlich einen Freund gefunden hast.«

Vor Überraschung verschütte ich beinahe meinen Kaffee. Ich habe Mum nichts von Gideon erzählt. Sie hat sich inzwischen ein wenig entspannt und schenkt mir ein wissendes Lächeln.

»Und, wann wolltest du mir von ihm erzählen? Leugnen hat keinen Zweck, weil ich Epiphany über den Weg gelaufen bin, und sie sagte mir, dass du dich mit jemandem triffst.«

Unwillkürlich muss ich lachen. Ich bin mir ziemlich sicher, dass Gideon das alles beherrschende Gesprächsthema meiner Freunde und Freundinnen war, sobald sie es herausgefunden hatten.

»Na ja, ich hätte es dir schon noch gesagt. Bald. Aber wir sind erst ein paarmal ausgegangen, und vielleicht ist es ja nichts Ernstes …«

»Da habe ich aber etwas anderes gehört. Edward hat Epiphany berichtet, er sehe sehr gut aus, sei ein reizender Mann, und dass ihr beide perfekt zueinanderpasst.«

Mum beißt noch ein Stückchen von ihrem Keks ab, während sie auf meine Antwort wartet. Ich habe das Gefühl, dass sie Spaß an der Sache hat.

»Mag er Haizum?«

Sie kennt mich gut. Schließlich gebe ich nach.

»Ja, er himmelt ihn an. Und ja, er ist gutaussehend und reizend, und ich mag ihn sehr. So. Bist du jetzt zufrieden?«

Mum streckt den Arm über den Tisch und ergreift meine Hand. Ihre Miene ist plötzlich ernst.

»Mehr, als du dir vorstellen kannst.« Sie verstummt einen Moment, bevor sie fortfährt: »Wir alle haben Gabriel geliebt, aber du warst seine Mutter und bist es nicht mehr. Ich kann mir nicht vorstellen, wie es für dich war. Aber ich habe nicht nur meinen Enkel verloren, sondern musste die ganzen Jahre zusehen, wie sich meine einzige Tochter mit zusammengebissenen Zähnen durchs Leben quält, als wäre es nur noch zu erdulden. So oft habe ich etwas sagen wollen, etwas tun wollen, um dich wachzurütteln und aus deinem Elend zu befreien.«

Sie trinkt einen Schluck Kaffee, lässt aber meine Hand nicht los.

»Weißt du noch, als du klein warst und wir dich einmal mit auf diesen Herrensitz genommen haben? Der mit dem Irrgarten?«

Ich erinnere mich. Ich war ein eigenwilliger sechsjähriger Racker, riss mich von der Hand meiner Mutter los und rannte auf eigene Faust in den Irrgarten. Natürlich verlief ich mich, und als Mum und Dad mich schließlich fanden, war ich wütend vor Enttäuschung und schluchzte vor Angst. Ich weiß noch, dass ich zwischen diesen hohen, dunklen Mauern und dem Entsetzen darüber, nie wieder hinauszufinden, in Panik geriet.

Mum stellt ihre Tasse ab.

»Jahre später hatte ich noch Alpträume davon. Ich hörte dich schreien, aber ich konnte nicht zu dir. Und so ging es mir die ganze Zeit, seitdem Gabriel gestorben ist. Am Ende blieb mir nur, darauf zu vertrauen, dass du eines Tages die Kraft und den Mut aufbringen würdest, deinen eigenen Weg aus dem Irrgarten zu finden, in dem die Trauer um Gabriel dich gefangen hielt. Und jetzt, wenn ich dich ansehe, glaube ich, dass du es geschafft hast.«

Tränen treten in meine Augen und Mum reicht mir eine Papierserviette. Das ist die längste Rede, die sie jemals nach Gabriels Tod gehalten hat. Wir waren nie von der Sorte Mensch, die Gefühle mühelos anspricht. Aber jetzt bin ich so froh, dass wir es endlich dahin geschafft haben. Wir trinken unseren Kaffee aus, und Mum verschwindet kurz, während ich die Rechnung bezahle. Als sie zurückkommt, erzählt sie mir wie ein Kind, das ein schmutziges Geheimnis weitergibt, dass die Frau, die ich zu kennen glaube, mit ihrem »Freund« Händchen hält. Als wir gehen, streift Mums Handtasche den Mantel der größeren Frau, der über der Rückenlehne ihres Stuhls hängt. Ich bücke mich, um ihn aufzuheben, und als ich mich aufrichte, um mich zu entschuldigen, schaue ich plötzlich in das voll geschminkte Gesicht des stellvertretenden Brandschutzbeauftragten.

»Wie schön, Sie zu sehen! Sie sehen gut aus. Gefällt Ihnen Brighton?«

Lady T wäre stolz auf mich. Ich zögere keine Sekunde, und der arme Bob ist derart perplex, dass er nur noch lächeln kann und die Hand seiner Begleiterin so fest packt, dass ihre Fingerspitzen weiß anlaufen. Apropos Begleiterin.

»Ah, Mrs Lewis, wie geht es Ihnen? Darf ich Ihnen meine Mutter vorstellen? Ist das Wetter nicht herrlich? Ein Glück für uns, da wir nur übers Wochenende hier sind.«

Mrs Rosamund Lewis: Richterin und Mitglied des Polizei-Ausschusses, bekannt für ihre konservativen Ansichten über Familienwerte und selbsternannte Königin der moralischen Überlegenheit. Treusorgende Ehefrau von Howard und Mutter zweier halbwüchsiger Jungen. In manchen Kreisen schon lange unter Verdacht, insgeheim homophob zu sein. Offensichtlich in einer gänzlich anderen Liga.

Sobald wir draußen sind, fragt Mum mich, woher ich Bob kenne.

»Er ist jetzt stellvertretender Brandschutzbeauftragter, aber ich kenne ihn als Zugführer bei der Feuerwehr, als ich für die Stadtverwaltung gearbeitet habe.«

Sie denkt eine Weile darüber nach.

»Also ist er lesbisch?«

»Keine Ahnung, Mum, echt nicht.«

54

Sally hat meine Beerdigung gestohlen.

Nur war es nicht Sally, sondern Phoebe – benannt nach ihrer Mutter, Lily Phyllis Phoebe, deren Initialen in meinen Ring eingraviert sind. Zuletzt gesehen habe ich sie in der Woche bevor ich nach Brighton fuhr, wie üblich im Park, an einem Spätnachmittag. Es war trostlos und frostig und die Sonne war fast untergegangen, aber Sally hatte rosige Wangen und lächelte. Sie winkte begeistert, als sie uns kommen sah, und warf Haizum ein paar Brotstücke hin. Ich stellte mich neben sie, während sie die Krähen zu Ende fütterte. Dann nahm sie mich am Arm, und ich ging mit ihr am Café vorbei, das im Winter geschlossen ist, bis hinunter zum Pavillon. Eine Unterhaltung war unmöglich, da ihr Verwechslungsschalter an war, aber es war auch nicht nötig, da wir in einvernehmlichem Schweigen nebeneinanderher schlenderten. Als wir ans Tor kamen, umarmte sie mich liebevoll und sagte, ich solle mich »verpissen und sterben«. Was sie dann getan hat.

Ihr Nachruf erschien in der Lokalzeitung zusammen mit einem kurzen Artikel über ihr Leben. Der erste Satz begann vorhersehbar mit »Exzentrikerin aus dem Ort« und endete überraschend mit »und ehemaliger Opernstar ist friedlich entschlafen«. Sally, oder Phoebe, wie ich sie jetzt nennen sollte, hatte offenbar Ende der

Sechziger-, Anfang der Siebzigerjahre eine Karriere als Opernsolistin und war rund um den Globus bekannt. Sie hatte Rollen wie die Mimi in der Scala gesungen, die Violetta im Royal Opera House. Sie hatte nie geheiratet, aber einen langjährigen Liebhaber gehabt – was zur damaligen Zeit ziemlich gewagt war –, der 1979 bei einem Unfall ums Leben kam und Phoebe mit gebrochenem Herzen zurückließ. Auf einmal wurde sie von einem rätselhaften Leiden befallen, das ihrer Karriere als Sängerin ein Ende bereitete. Die nüchternen schwarzen Buchstaben auf der Seite zeichnen das Bild einer traurigen alten Frau, deren Leben, das einst vielversprechend glitzerte, vom tragischen Tod ihres Geliebten überschattet wurde, woraufhin sie sich nur noch aus der Welt zurückziehen und im Dunkel des Wahns herumschleichen konnte, bis sie schließlich gebrechlich und allein starb. Das war vermutlich die Geschichte meiner Freundin, über deren Leben ich eigentlich nichts wusste. Der Stoff hatte das Zeug zu einer Oper, wurde aber der Phoebe, die ich gekannt hatte, nicht gerecht.

Ihre Beisetzung allerdings schon.

Es war in der ersten Dezemberwoche, und es schneite. Nicht der nasse, graue, halbherzige Abklatsch von Schnee, den wir normalerweise in diesem Teil des Landes erleben, der die Hoffnung auf Schneemänner, Schlittenfahrten und Szenen für Weihnachtskarten zunichtemacht, noch bevor die Flocken den Boden erreichen. Das hier war echter Schnee aus dem Winterwunderland. Reinweiße Federflocken schwebten dick und schnell herab und überzogen den schmuddeligen, grauen Schlamm und den Asphalt der Auffahrt zur Kirche mit einem glitzernden, weichen weißen Teppich, bereit für die Ankunft der Hauptdarstellerin. Phoebe traf in einem glänzenden, an den Seiten verglasten Leichenwagen ein, gezogen von zwei prächtigen schwarzen, mit Straußenfedern gekrönten Pferden, die tänzelten und Dampf aus ihren Nüstern schnauften. Ihr kleiner Sarg war mit gewöhnlichen weißen Calla bedeckt sowie Kränzen aus Stechpalme, Efeu und Misteln. Es war sehr still, als die Pferde vor der Kirche anhielten.

Der Schnee hatte die Geräusche des Lebens gedämpft, und zu hören war nur, wie die Pferde schnaubten und an ihrem Zaumzeug kauten, und das Krächzen von zwei Krähen, die von ihrem Aussichtspunkt oben auf dem Friedhofstor zusahen. Phoebe hätte sich gefreut, dass sie gekommen waren, um sie zu verabschieden.

Die Kirche war ein Denkmal für die Pracht gotischer Architektur, und die Bankreihen waren voll besetzt. Ich war froh, Kitty Muriel unter den Trauergästen zu entdecken, und setzte mich neben sie. Die Sargträger in makellosen Fräcken und Zylindern trugen Phoebe zum Altar, während die großartige Melodie von »Casta Diva« durch die Kirche hallte. (Ich bemerkte, dass Phoebe genügend Zurückhaltung gezeigt und auf das Gaultier-Model im Matrosenanzug verzichtet hatte.) Ich hatte meine Kleidung sorgfältig ausgesucht und hoffte, dass Phoebe damit einverstanden gewesen wäre; schwarzer Opernmantel aus Samt, ein tiefrotes Seidenrosen-Armband und auffällige Tangoschuhe aus dunkelrotem Satin; für Schnee nicht unbedingt geeignet, aber grandios zum Tanzen.

Der Pfarrer war jedenfalls fromm und offensichtlich einer von Gottes Besten. Er war hochgewachsen, dunkel und würdevoll, mit einer Stimme wie Irish Coffee und einem Auftritt am Sarg, bei dem mir die Knie weich wurden. Er sprach über Phoebes Leben als Opernsängerin, ihr besonderes Talent und ihre Liebe zur Musik. Er erzählte von ihrem geliebten Charles, der starb, als sie erst neununddreißig war, wie sie daraufhin erkrankte und in der Versenkung verschwand. Aber das war nur die halbe Geschichte, nur ein halbes Leben. Nach einigen Jahren, in denen sie sich in der Trauer um ihren Geliebten und ihre Musik verloren hatte, suchte Phoebe einen Weg zurück in die Welt. Sie trat aus ihrer Haustür und nahm wieder teil. In der Gemeinde, in der Phoebe wohnte, lernten sie mit der Zeit alle kennen. Sie sagte »Guten Morgen« und »Guten Tag« und »Verpiss dich« zu allen. Sie arrangierte die Blumen in der Kirche. Sie leistete bis zu ihrem Tod ehrenamtliche

Hilfe im örtlichen Altenheim, in dem mittlerweile einige Bewohner jünger waren als sie selbst. Ihre Gesangsabende – weniger »O Mio Babbino Caro«, eher »I'm Forever Blowing Bubbles« – waren äußerst beliebt. Wenn die Texte gelegentlich ein wenig ungewöhnlich schienen, schoben es die meisten Heimbewohner auf ihre unzuverlässigen Hörgeräte. Sie gab Tanzstunden: Walzer, Foxtrott und sogar Rumba für Rentner, die noch jung im Herzen waren und genügend Schwung in den Hüften hatten. Sie kochte warmes Essen für kranke Nachbarn, fütterte Kaninchen, wenn ihre Besitzer im Urlaub waren, und nahm Pakete entgegen für alle, die tagsüber arbeiteten. Und an jedem Nachmittag fuhr sie mit dem Bus zum Park, um die Krähen zu füttern.

Alles andere als zerbrechlich und einsam, war sie ein sehr lebhaftes und vielbeachtetes Mitglied der Gemeinde gewesen, die sie mit ihrer Begeisterung, ihrer Zuneigung und ihren Kraftausdrücken umfing und bereicherte. Sie kippte allerdings auch Wasser über Zeugen Jehovas, die an ihre Tür klopften, pflückte Blumen in anderer Leute Gärten und ließ die Luft aus den Reifen gelber Autos, die in ihrer Straße parkten. Aber niemandem machte es etwas aus (außer vielleicht den Zeugen Jehovas), denn alles in allem gab Phoebe mehr, als sie nahm. Sie wollte lediglich als die Frau akzeptiert werden, die sie war, und in ihren extravaganten Kleidern und den roten Schuhen nach ihrer eigenen Melodie tanzen. Lady T sagt »Noblesse liegt eher im Herzen und im Geist als in der äußeren Erscheinung, aber durch das, was wir tun und sagen, beweisen wir, dass sie in uns existiert«. Phoebe besaß sie auf jeden Fall. In hohem Maße.

Phoebe hatte einige Jahre vor ihrem Tod detaillierte Anweisungen für ihre Beerdigung festgelegt. Sie hatte keine Familie, die ihre Wünsche erahnte, und wollte sichergehen, dass ihre letzte Show unvergesslich war. Wir sangen ein gefühlvolles »How Great Thou Art«, ein ausgelassenes »Bread of Heaven« und »Non, Je Ne Regrette Rien« überraschend gut auf Französisch.

Phoebe hatte die Freundschaften mit einigen ihrer Kollegen

aus der Welt der Oper wiederaufgenommen, und einer von ihnen, ein ehemaliger Tenor und seit Neuestem Chefdirigent, hielt eine liebevolle Rede über Phoebes unvergessliche Vorstellungen auf und hinter der Bühne. Allem Anschein nach hatte sie nicht nur eine schöne Stimme, sondern auch ein außerordentliches Talent für Nachahmung, womit sie ihren Unfug trieb.

Während ihrer Beisetzung erfuhr ich viel mehr über Phoebes Leben als während unserer Freundschaft, doch all die unbekannten Details unterstrichen und veranschaulichten nur das, was ich bereits wusste: dass sie ein außergewöhnlicher Mensch war, der das Leben mit Genuss, Mut und enormer Großzügigkeit gegenüber anderen gelebt hatte. Ich hatte das Glück, sie als Freundin gehabt zu haben.

Die Gemeinde erhob sich, um Abschied zu nehmen, als der Sarg durch die goldgesäumten, purpurroten Damastvorhänge glitt, und ich wusste mit absoluter Sicherheit, dass das Stück, das nun folgen sollte, das Lied war, zu dem ich mit Phoebe auf dem Friedhof getanzt hatte. Als die letzten Noten von »La Vie en Rose« ausklangen, setzten sich alle wieder und nahmen ihre Handtaschen, Handschuhe und Brillenetuis an sich. Aber obwohl Phoebe den allerletzten Akt gespielt hatte, sollte der eigentliche Clou noch kommen. Die traurige, sich hinziehende Stille wurde plötzlich explosionsartig von den ersten Takten eines Songs durchbrochen, der jeder Disco-Diva direkt in die Füße fährt. Bald erfüllte der fröhliche Refrain aus Abbas »Dancing Queen« jede noch so dunkle Ecke mit Leben. Die Trauernden verließen die Kirche mit einem Lächeln auf den Lippen.

Der fromme Pfarrer erzählte uns, Phoebe habe klargestellt, dass alle, die ihrer Beerdigung beiwohnten, ihre Wünsche respektieren, ein Hotel in der Nähe aufsuchen und auf ihr Leben und in Erinnerung an sie mit After-Show-Drinks, wie sie es nannte, anstoßen und Häppchen essen sollten. Alle kamen und tranken Champagner rosé, aßen kleine krustenlose Sandwiches mit Gurke, Lachs, Ei und Kresse, eingelegte Krabben und Käse. Als ich ging, reichte mir eine Kellnerin eine große Papiertüte, in der sich die von den Sandwiches abgetrennten Krusten befanden.

»Man bat mich, Ihnen das hier für die Krähen zu geben.«

Die Papiertüte war mit einem braunen Schildchen versehen, auf das mit Bleistift folgende Worte gekritzelt waren: *ubi aves ibi angeli.*

Wo Vögel sind, sind auch Engel.

55 Alice

Gegrüßet seist du, Maria, voll der Gnade, der Herr
ist mit dir. Du bist gebenedeit unter den Frauen, und
gebenedeit ist die Frucht deines Leibes, Jesus. Heilige
Maria, Mutter Gottes, bitte für uns Sünder jetzt und
in der Stunde unseres Todes. Amen.

Alice fühlte sich giftig; randvoll mit Gift. Sie konnte es schmecken, riechen, spürte sogar, wie es direkt unter der Haut durch ihren Körper rann. Sie war bei der Beichte gewesen, aber die hatte sie nicht gereinigt. Eigentlich fühlte sie sich noch beschmutzter, wenn das überhaupt möglich war. Andererseits war es nicht *die* Beichte. Es war ein Aufwärmen; ein Vorspiel zu dem Hauptakt, für den sie all ihre Kraft und ihren Mut brauchte. Und so weit war sie noch nicht.

Das Personal in der Abteilung für Chemotherapie trug Weihnachtsfreude, was etwa so überzeugend war wie ein Totengräber im Clownskostüm. Mattie holte gerade einen Becher Wasser. Als sie ihm endlich von ihrer Krebserkrankung erzählt hatte, wollte er unbedingt mitkommen. Um für sie da zu sein. Sie hatte ihre erste Operation erfolgreich als kleinen Routineeingriff abtun können – nichts, worüber er sich Sorgen machen musste. Sie war nur einen Tag im Krankenhaus gewesen als ambulante

Patientin. Doch sobald ihre Chemotherapie angefangen hatte, konnte sie es nicht mehr länger vor ihm verbergen. Alice veränderte sich unangenehm. Ihre Perücke war warm und kratzte. Sie verabscheute ihren »Haarhut« und trug ihn nur Mattie zuliebe. Sie sah zu, wie das hellrote Gift in ihre schwache schwarze Vene tropfte, und kämpfte gegen das Bedürfnis an, sich die Nadel aus dem Arm zu reißen. Wie viel wäre wohl genug? Welche Menge war erforderlich, um eine Frau umzubringen, die bereits so toxisch war, dass sie immer und immer wieder den Tod zur Welt gebracht hatte?

»Hier, Mum.«

Mattie kam mit dem Wasser zurück und setzte sich auf den harten Stuhl neben ihrem großen gepolsterten Sessel. Er hatte seinen iPod mitgebracht, aber die Ohrhörer baumelten ungenutzt aus seiner Tasche.

»Du warst immer so ein guter Junge. Deshalb hattest du so viele Abzeichen bei den Pfadfindern«, zog sie ihn auf.

»Ja, zum Beispiel, als ich die Äpfel aus dem Obstgarten vom alten Jenkins geklaut oder Brombeeren an deine schöne saubere Wäsche geworfen habe.«

Mattie lachte, aber die Erinnerung erschütterte die Verkabelung in Alices Hirn und drohte eine beunruhigende Verbindung herzustellen.

»Du hast immer deinem erfundenen Freund die Schuld gegeben«, sagte sie vorsichtig.

Mattie lachte und heuchelte eine verängstigte Miene. *»Hilfe! Hilfe! Große Not!«*, sagte er *»Sonst schießt mich der Jäger tot!«*

Er sang die Worte flüsternd, warf aber bei jedem »Hilfe!« dramatisch beide Hände in die Höhe.

Alice brachte ihn zum Schweigen, versuchte zu lächeln, aber die Verbindung war beinahe hergestellt. Mattie streckte seine langen Beine aus und zupfte an seiner Mütze.

»Ich dachte immer, der Schuppen unten in unserem Garten wäre die Hütte im Wald aus dem Lied. Mein Freund war ein kleiner Junge, der darin mit dem Kaninchen und dem kleinen alten Mann wohnte. Für mich war er Wirklichkeit.«

Alice umklammerte sein Handgelenk; ihr Gesicht war plötzlich grau.

»Ich glaube, mir wird schlecht.«

56 Mascha

Es ist Heiligabend, und der Erdbeerbaum, der in einer versteckten Ecke mitten auf dem Hügel des Friedhofs steht, ist voll roter Beeren, die wie eine Ansammlung winziger matter Glasperlen aussehen. Haizum ist zu Hause bei Edward, Marcus und Lord Byron und hilft ihnen, Mince Pies zuzubereiten. Ich habe zum Weihnachtslunch eingeladen, aber Edward und Marcus kochen. Mum und Dad, Helen, Albert und Julia werden auch morgen zu uns kommen.

Und Gideon.

Ich bin auf den Friedhof gekommen, um meine andere Familie zu besuchen, besonders Phoebe. Der Schnee ist weg, aber heute herrscht strenger Frost, weshalb der alte Teil des Friedhofs aussieht wie ein Ort aus der *Weihnachtsgeschichte* von Charles Dickens. In den letzten Jahren habe ich mir angewöhnt, für meinen geliebten Jungen und die anderen ein paar kleine Dekorationen an den Erdbeerbaum zu hängen. Die zarten Rentiere aus Glas und die Schneeflocken sehen zwischen den roten Beeren aus, als gehörten sie dorthin. Ich hoffe nur, die Amseln und Drosseln halten sie nicht für essbar.

Im neuen Teil des Friedhofs, in dem die Grabsteine in langen, geraden Linien aufgestellt sind, gibt es Dutzende Stechpalmenkränze, ein paar Kerzen flackern in Glaslaternen. Hier haben die

Toten noch Familien und Freunde, die ihrer gedenken, die sie vermissen und ihnen Blumen bringen. Aber dieser Teil ist nicht so schön und ich werde nicht allzu lange hier verweilen, wenn ich meine Fremdenführungen mache. (Ich habe zwei Schichten Müllsammeln hinter mir und mein Wissen über den Friedhof und seine Geschichte ist inzwischen verdammt umfangreich, deshalb werde ich im neuen Jahr noch einmal mit Brenda der Brüsken plaudern und dieses Mal kein Nein akzeptieren.)

Als der Friedhof eröffnet wurde, war Originalität der letzte Schrei. Da mehr Menschen zu Wohlstand kamen und die soziale Leiter auf dem zunehmend breiter werdenden Rücken von Handel und Industrie emporstiegen, konnten es sich immer mehr leisten, sich von der Masse abzusetzen und den begehrenswerten Status eines Individualisten zu erreichen. Dieses Bestreben, sich über den Pöbel zu erheben, galt im Tod wie im Leben, und die viktorianischen Bewohner des Friedhofs hatten sich nach einem verdammt großen Denkmal gesehnt. Sie träumten von klassizistischen Skulpturen und Säulen, hoch aufragenden Obelisken, Schutzengeln und Kreuzen aus Granit. Es reichte nicht, zu Lebzeiten für Status und Leistungen anerkannt zu werden, und ein prächtiger, handgefertigter Künstlergrabstein mit gediegenen Accessoires galt als perfekte Gelegenheit, den eigenen Wert (in jedem Sinn des Wortes) für alle Ewigkeit zu statuieren. Er bot Familie und Freunden zudem einen schönen Ort, um zu trauern und mit ihren Verstorbenen zu plaudern.

Aber wir haben eine Kehrtwende vollzogen. Heute geht der Trend eher zur schlichten Einheitlichkeit, einfach um die finanziellen Aufwendungen der Instandhaltung zu vermeiden. Im neueren Teil des Friedhofs müssen die Grabsteine gleich groß sein und gerade und aufrecht stehen. Die munteren Engel vom Feld der Trunkenheit wären hier nicht zugelassen. Die Grabreihen müssen für den Angriff der Aufsitzmäher mit ihren lässigen Kutschern leicht zugänglich sein. Die Grabsteine sehen sich alle ähnlich, versuchen sich aber im Detail voneinander abzusetzen.

Manche haben kleine Laternen, andere eingebaute Vasen. Sie erinnern an eine Wohnsiedlung aus den Siebzigerjahren; jedes Haus ist nach demselben, wenig inspirierenden Muster gebaut, aber im Lauf der Jahre mit einer Veranda, einem Erkerfenster, einer Satellitenschüssel, einem Anbau oder – was am schlimmsten ist – einer Fassadenverkleidung aus Stein ausgestattet worden. Am Ende sieht es einfach ein bisschen schlampig aus.

Ich vermute, dass Phoebe sich zu ihrer Mutter gesellt hat, aber ich irre mich. Auf Lily Phyllis Phoebes Grab liegen keine Kränze aus Efeu und Misteln. Ihr mit Reif überzogener Engel funkelt, und ihre Lilien sind die einzigen Blumen hier. Aber auf dem Grab neben ihrem liegen Blumen und Kränze. Der Grabstein ist aus gesprenkeltem grauem Granit, flankiert von zwei salomonischen Säulen und mit einem eingravierten Strahlenkranz. Die Inschrift lautet:

Charles Aubrey Crow
15. Oktober 1934 – 25. Juni 1979

Darunter die noch frische Ergänzung:

Phoebe Jean Violet Porter
16. November 1940 – 23. November 2016
Ubi aves ibi angeli

Ich wünsche Phoebe / Sally, Charles und Lily fröhliche Weihnachten und erzähle Sally, dass Kitty Muriel ihr Versprechen nicht vergessen hat, an ihrem Grab Champagner zu trinken – wir haben vor, es im neuen Jahr gemeinsam zu tun. Ich nehme den unteren Pfad, der sich unter dem dunklen Baldachin der ältesten Kiefern auf dem Friedhof entlangwindet. Die Krähen versammeln sich im Gras, als ich durch das Tor im schmiedeeisernen Zaun in den Park hinübergehe. Es wird schon dunkel und die letzten Spritzer des orangefarbenen Sonnenuntergangs verschmelzen mit dem stahlblauen Himmel. Ich höre Kirchenglocken, die Kinder dazu aufrufen, zappelig vor Aufregung den Weihnachtsgottesdienst im Kerzenschein über sich ergehen zu lassen. Ich habe ein altes Stück Obstkuchen und das übliche Brot als Weihnachtsgeschenk für die Krähen, und als ich ihre Mahlzeit zu meinen Füßen ausstreue, formieren sich die einzelnen Vögel zu einem wogenden, pickenden schwarzen Teppich aus Federn, Schnäbeln und hellen Holunderbeeraugen. Sie picken auch die letzten Krümel auf, und ich zerknülle die Papiertüte und schiebe sie tief in meine Tasche. Ich verkrieche mich in meinem großen Tweedmantel, verstecke mich vor der Kälte und mache mich auf den Heimweg.

Ich werde verfolgt. Ich bin mir sicher, noch bevor das Geräusch leiser, aber schneller werdender Schritte auf dem frostigen Rasen meinen Verdacht bestätigt. Ich weiß es, weil sich meine Nackenhaare aufrichten und mein Herz unter meinem Mantel rast. Ich drehe mich um und sehe eine Gestalt in Kapuzenpullover, Jeans und Turnschuhen auf mich zukommen. Plötzlich bin ich wütend. Es ist Heiligabend, verdammt! Ich bin mitten in einem Park, war gerade auf dem Friedhof, nicht an einem Scheiß-Geldautomaten. Was will er mir wegnehmen? Meinen Mantel? Meine leere Papiertüte? Meinen Schal? Er bleibt ein paar Schritte vor mir stehen und noch bevor er Hand an mein eine Reihe rechts, eine Reihe links gestricktes Meisterwerk legen kann, schreie ich ihm meine Wut ins Gesicht.

»Was ist?«, brülle ich und reiße beide Hände hoch.

Ich weiß, dass meine Augen vor Wut funkeln, und mit meinem windzerzausten Haar und dem weiten Mantel sehe ich wahrscheinlich aus wie eine furchterregende Todesfee, aber seine Reaktion verblüfft mich ein wenig.

»Entschuldigung. Ist alles in Ordnung?«

Er wirkt ein bisschen nervös und echt besorgt. Ich bin verlegen und schäme mich (obwohl ich, wenn er in den nächsten dreißig Sekunden mit einem Messer auf mich losgeht, in dem Gefühl sterben werde, recht gehabt zu haben).

»Ich wollte Ihnen nur etwas sagen.«

Er sieht jetzt wirklich unangenehm berührt aus, und nicht zum ersten Mal im Leben ist mir, als wäre ich nach der Hälfte eines Films aufgewacht und hätte keine Ahnung, was vor sich geht.

»Sie erinnern sich nicht an mich, oder?«

»Nein. Tut mir leid.«

Ich habe absolut keine Ahnung, wer er ist. Eine völlig unwirkliche Sekunde lang stelle ich mir sogar vor, er werde mir sagen, er sei Gabriel; ein erwachsener Geist, der zum Weihnachtsfest zurückgekehrt ist. Aber so etwas kommt von zu viel Dickens und Wodka Tonic zur Mittagszeit.

»Wir haben Ihre Freundin bedrängt. Wir haben Blödsinn gemacht, und es ist aus dem Ruder gelaufen. Sie haben ihn aufgehalten. Sie und Ihr Hund.«

Damit hatte ich nicht gerechnet. Ich rechnete damit, ausgeraubt oder sogar ermordet zu werden. Aber damit nicht.

»Er hat sie gezwungen, das Brot zu essen, und sie hat geweint ...« So wie er jetzt.

Wütend wischt er sich mit dem Handrücken stille Tränen aus dem Gesicht. Zum ersten Mal schaue ich ihn richtig an, und selbst im Dunkeln und unter der Kapuze erkenne ich, wie jung er ist; ungefähr so alt, wie Gabriel jetzt wäre.

»Er hat das Entenküken getötet. Er ist ein Arschloch. Wir haben ihm gesagt, er soll es nicht tun, aber wir haben ihn nicht daran gehindert. Keiner von uns, dabei hätten wir es tun sollen. Ich hätte ihn davon abhalten sollen.«

Ich reiche ihm ein Papiertuch aus den Tiefen meiner Tasche und er tupft sich die Tränen vom Gesicht. Ich sage nichts, denn ich habe nichts zu sagen. Ich kann ihm nicht versichern, alles sei in Ordnung, denn das stimmt nicht. Ich kann ihn nicht beruhigen, dass es nicht seine Schuld sei, denn er war dabei und muss die Verantwortung mit übernehmen. Daher schweige ich und warte.

»Ich habe nach Ihnen Ausschau gehalten und Sie ganz oft gesehen, aber mir fehlte immer der Mut. Auch nach Ihrer Freundin habe ich Ausschau gehalten, der alten Frau mit den roten Schuhen, aber ich mochte sie nicht ansprechen, falls ich ihr Angst machen würde. Ich habe sie jetzt seit Längerem nicht gesehen.«

Jetzt zittert er, aber die Tränen sind versiegt.

»Ich wollte mich entschuldigen, denn es tut mir leid. Wirklich. Es war nicht in Ordnung, und es geht mir nicht aus dem Kopf.«

Und da war es. Sein Weihnachtsgeschenk an mich. Denn ich glaube tatsächlich, dass er es ehrlich meint.

»Würden Sie es Ihrer Freundin sagen, wenn Sie sie treffen? Dass es mir leidtut?«

»Ja, mach' ich.«

Wir gehen zwischen den Bäumen hindurch zur Hauptstraße und überqueren sie.

»Ich muss jetzt hier lang«, sagt er und zeigt in die entgegengesetzte Richtung zu der, die ich einschlage.

Er schenkt mir ein Lächeln. Ein scheues Lächeln voller jugendlichem Optimismus und Erleichterung. Ich erwidere sein Lächeln. Aus Dankbarkeit. Am liebsten würde ich ihn umarmen, nur einen Augenblick, ihn liebevoll berühren, denn er hat mir Hoffnung gegeben. Aber ich kann es nicht. Stattdessen lege ich ihm kurz eine Hand auf den Arm, und er lässt es zu, anscheinend ohne Verlegenheit. Ich schaue ihm nach, wie er sich auf seinen schlaksigen Beinen entfernt, die Hände in die Taschen seines Kapuzenpullovers gesteckt, die Jeans schlabbert um seine Hüften.

Kurz bevor er außer Sichtweite ist, dreht er sich noch einmal um und ruft: »Fröhliche Weihnachten!«

57 Alice

Gebet für einen glücklichen Tod

O Herr, der Du alle Menschen zum Tode verdammt hast, vor allen aber die Stunde ihres Todes verborgen hast, gewähre mir, dass ich meine Tage in Ausübung von Heiligkeit und Gerechtigkeit verbringe, und dass ich die Welt im Frieden eines guten Gewissens verlassen darf und in der Umarmung Deiner Liebe durch Christus unseren Herrn. Amen.

Als Alice zu sich kam, lag sie im Bade auf dem Boden. Sie hatte sich so heftig übergeben, dass sie mit dem Kopf an die Kloschüssel gestoßen und ohnmächtig geworden war. Jetzt war ihr kalt, sie hatte eine pochende Beule an der Stirn, Erbrochenes klebte an ihrer Perücke. Ihr erster Gedanke galt Mattie. Gott sei Dank war er nicht hier, um sie in diesem Zustand zu sehen. Er war noch in der Schule. Sie stützte sich auf Hände und Knie und griff unsicher nach dem Rand der Badewanne. Schließlich gelang es ihr aufzustehen. Ihr Gesicht im Spiegel war grau und ausgezehrt, ihre Haut feucht vom Schweiß. Ihre Augen jedoch verrieten sie. Krater der Verzweiflung, überschattet von einer Finsternis, die viel schrecklicher war als ihr Krebs und seine Kohorten.

Über dem Waschbecken spritzte sie sich kaltes Wasser ins Gesicht und spülte das Erbrochene aus den Plastikhaarsträhnen. Das Gesicht der anderen Frau hatte das hier ausgelöst. Sie war schockiert, wie ähnlich sie sich sahen. Die andere Frau war vielleicht ein wenig jünger, aber ihr Teint und ihre Gesichtszüge glichen sich so sehr, dass sie als Schwestern hätten durchgehen können. Das allmächtige Google hatte nur Sekunden gebraucht, um die Frau aufzuspüren, nach der Alice suchte; ihren Namen, die Adresse und den Beruf. Es gab mehrere Artikel aus den Lokalzeitungen sowie aus einer überregionalen. Natürlich wusste Alice, wonach sie suchte: Daten, Zeitpunkte und Orte. Die Frau lebte noch immer in der Nachbarstadt, die aber so groß und so weit entfernt war, dass sie beide die ganze Zeit getrennt voneinander und in Sicherheit gewesen waren. Aber neben den Fakten und Zahlen hatte es ein Foto gegeben. Das Gesicht darauf gehörte zu einer echten Frau, und das Gesicht hatte in einem einzigen Augenblick jeden Vorwand zerstört, den Alice so viele Jahre aufrechterhalten, behütet und schließlich selbst geglaubt hatte. Es war das Gesicht ihrer alleinigen Richterin und letztendlich ihrer Henkerin.

Alice wollte wirklich duschen, bevor Mattie nach Hause kam, aber sie fühlte sich zu unsicher auf den Beinen, um es zu riskieren. Stattdessen zog sie sich um und legte ein wenig Make-up auf, aber die Tarnung war zu schwach. Unten im Parterre schloss Alice die Datei, die sie auf ihrem Laptop aufgerufen hatte. Sie hatte die Information und musste entscheiden, was sie damit anfangen wollte; entscheiden, ob ihr etwas anderes übrig blieb, als das glückliche Zuhause zu entweihen, das sie für sich selbst und, noch wichtiger, für Mattie aufgebaut hatte. Als er noch sehr jung war, hatte sie sich am Rande des Dorflebens aufgehalten – ganz so wie ihr kleines Haus, das als letztes an der Straße lag, die zum Ort hinausführte, etwas abseits von den anderen Häusern. Alice hatte sich nur dann in die Gemeinschaft begeben, wenn es notwendig wurde, und war so schnell wie möglich wieder verschwunden. Es war ihr gelungen, ihren Lebensunterhalt in der Sicherheit ihres Eigenheims zu verdienen, mit verschiedenen Jobs in Marktanalyse und Verkauf, die lediglich eine hohe Toleranzschwelle für Langeweile und einen funktionierenden Computer erforderten. Aber sobald Mattie in die Schule gekommen war, wurden sie unweigerlich immer weiter ins Dorf hineingezogen. Mattie fand Freunde, und Alice lernte deren Eltern kennen. Sie hatten bei Dorffesten ausgeholfen, und Mattie hatte sich den Pfadfindern angeschlossen und jetzt der örtlichen Fußballmannschaft. In den letzten Jahren war Alice sogar dem lokalen *Women's Institute* beigetreten und hatte ein paar vorsichtige Freundschaften geschlossen. Sie fragte sich rückblickend, ob sie jemals mehr getan hatte, als oberflächlich am Gesellschaftsleben zu kratzen, nur um den Anschein zu wahren. Sie hatte niemandem von ihrer Krebserkrankung erzählt und war allein zu ihren Terminen im Krankenhaus und den Chemotherapien gefahren oder hatte ein Taxi genommen. Vielleicht hatte ein instinktiver Selbsterhaltungstrieb sie immer zurückgehalten, und nun wusste sie, warum. Ihre Diagnose hatte es ausgelöst. Ihre wahre Vergangenheit war ein Buch, das sie viele Jahre lang ungeöffnet auf einem hohen Regal hatte liegen lassen; in der Tat so lange, dass sie vergessen hatte, was darin geschrieben stand. Stattdessen hatte sie ihre eigene Realität erschaffen, sie gestaltet und geformt, wie es ihr gerade passte. Doch der Schock über ihre Diagnose und die reale Möglichkeit ihres Todes hatten das Buch vom Regal gestoßen, und sie war gezwungen, der Wahrheit ins Auge zu sehen.

Alice schaltete den Laptop aus und ging in die Küche. Sie kramte im Tiefkühlfach zwischen den eingefrorenen Backsteinen aus Fertigmahlzeiten, bevor sie sich entschied, ein richtiges Abendessen zuzubereiten. Mattie hatte wirklich Besseres verdient als ein Rechteck aus Pampe, das sich als Lasagne ausgab. Ihre Krebsbehandlung war jetzt abgeschlossen, aber die Knochen auflösende Schwäche musste noch verschwinden. Ihre Prognose war noch sehr unsicher. Sie musste ihren Frieden machen, nicht nur mit Gott. Aber vor allem musste sie sicherstellen, dass Mattie versorgt war, was immer auch geschah. Dennoch wusste sie nicht genau, wie die Wahrheit dabei helfen sollte. Doch selbst wenn er ihr niemals vergab oder den Grund verstand, solange er in Sicherheit und geliebt war, musste sie dieses Risiko auf sich nehmen. Sie müsste es ihm selbst sagen.

Und was war mit dem anderen kleinen Jungen? Alice stützte sich auf dem Spülbecken ab und atmete tief ein, als ihr Körper sich wieder zu verkrampfen drohte. Wenn sie an ihn dachte, brach ihr das Herz. Sie musste ihm endlich eine richtige Ruhestätte geben. Pfarrer Peter hatte ihr den Rat gegeben, den sie von ihm erwartet hatte. Sie hatte endlich die Kraft gefunden, eine volle Beichte abzulegen. Sie hatte ihm und Gott nichts erspart. Aber natürlich wusste Gott es bereits. Pfarrer Peter war so schockiert, dass er vergessen hatte, die »Vaterunser« und »Heilige Maria Mutter Gottes« zu kontingentieren, aber Alice wusste, dass keine Zahl groß genug war. Viel mehr wäre nötig. Wenn sie starb, musste sie sich Gottes Urteil stellen; überlebte sie, wäre es das der Menschen. Für Alice konnte es kein glückliches Ende geben; sie konnte nur versuchen, eins für Mattie zu finden.

58 Mascha

Heute beträgt die Temperatur im Becken 12,7 Grad, und es ist ein herrlicher Frühlingsmorgen. Die strahlende Sonne verspricht Wärme, und die gelben Narzissen in den Blumentöpfen draußen vor dem Café leuchten golden. Neuerdings pflügt nicht nur der Olympionike durch das Wasser. Ich schwimme regelmäßig fünfzig Bahnen, und im Wasser fühle ich mich frei und unbesiegbar. Es ist mein Freund geworden. So wie der Olympionike. Gideon ist jetzt mein offizieller, echter, öffentlich anerkannter Freund, und das seit sechs Monaten. Für Edward ist er noch immer mein Liebhaber aus dem Freibad, Kitty Muriel bezeichnet ihn – wie auch sonst – als meinen Geliebten, und Epiphany nennt ihn Daniel Craig. Aber für mich wird er immer der Olympionike sein.

Er wartet auf mich im Café und Flo steht plaudernd neben ihm am Tisch, an dem er mit zwei Tassen Kaffee und zwei Stück Karottenkuchen sitzt. Als ich zu ihnen komme, zwinkert sie mir zu und grinst.

»Ich lass' euch zwei Turteltauben dann mal allein. Genießt euren Kuchen.«

Gideon schiebt mir meinen Kaffee zu. »Wie war das Schwimmen?«

Ich nehme mir ein Stück Kuchen. »Anregend.«

»Soll ich am Montag mitkommen?«, fragt er und trinkt einen Schluck Kaffee.

Montag ist Dads Gerichtsverhandlung.

»Ich würde mich darüber freuen, aber um ehrlich zu sein, weiß ich nicht, ob es für Dad so gut wäre.«

Dad mochte Gideon sofort. »Höchste Zeit, dass du dir einen guten Mann zulegst!«, sagte er zu mir, als sie sich die Hände schüttelten. Aber morgen wird ein schwieriger Tag, und ich bin mir nicht sicher, ob Dad damit umgehen kann.

Ich versuche, meine Befürchtungen zum Ausdruck zu bringen. »Dad wird natürlich protzen, aber ich weiß, dass er sich Sorgen macht, und vielleicht ist es für ihn besser, so wenigen wie möglich etwas vormachen zu müssen.«

Die Wahrheit ist, dass er stur an seinem Alphamännchen-Stolz klebt, trotz seines fortgeschrittenen Alters und dessen Begleiterscheinungen. Gideon spiegelt ihm, was er nicht mehr besitzt – Körper und Geist in Spitzenform, um seine Würde zu untermauern und seine Selbstachtung zu stärken. Dad kann sich mit seinem hohen Alter nicht abfinden und kämpft bei jeder Gelegenheit dagegen an. Gideon legt seine Hand auf meine, und wir verschlingen unsere Finger ineinander. Auf diese Weise verbunden, erinnern mich unsere Hände immer an Klaviertasten. Ich höre Flo förmlich vor Entzücken kichern.

»Okay, geht klar. Ich treffe euch alle danach mit Haizum im Pub und werde schon mal die Drinks ordern.«

Ich lächle dankbar und stehle den letzten Happen seines Karottenkuchens.

»Die werden wir wahrscheinlich brauchen.«

Dass ich Gideon meinen kostbaren Hund anvertraue, ist wohl das deutlichste Zeichen der Gefühle, die ich für ihn empfinde. Bis jetzt waren Mum, Dad und Edward die Einzigen auf der ganzen Welt, denen ich Haizum anvertraut habe. Dass Haizum meinen Olympioniken anhimmelt und versucht, ihn auf die Matte zu werfen, sobald er ihn sieht, und dass Gideon es amüsant und liebenswert zugleich findet, ist genau die Bestätigung, die ich brauchte. Wie die meisten Hunde ist Haizum ein ausgezeichneter Menschenkenner.

An der Theke entsteht Unruhe, und wir beide drehen uns um und sehen, wie Kitty Muriel und Elvis Flo enthusiastisch begrüßen. Kitty steht zu ihrem Wort und ist inzwischen regelmäßig im Freibad, aber sie muss Elvis noch überreden, ins Wasser zu kommen. Er gibt sich lieber damit zufrieden, seine Frau samstagmorgens, wenn er nicht arbeitet, vom Café aus zu beobachten und Tee und Toast zu sich zu nehmen. Als Kitty Muriel uns erblickt, überlässt sie es Elvis, die Bestellung aufzugeben, und eilt zu uns an den Tisch. Sie küsst uns beide und fragt, ob sie sich zu uns setzen können.

»Wir wären beleidigt, wenn ihr das nicht tun würdet!«

Gideon zieht einen Stuhl für sie zurück und macht auf dem Tisch Platz für das Tablett, das Elvis jetzt bringt. Kitty Muriel sieht wie üblich großartig aus in einem schwarzen Hosenanzug, weißer Seidenbluse mit einer großen Schluppe am Hals und einem weißen Fedora. Es ist offensichtlich, dass sie nicht schwimmen war.

»Keine Zeit heute, Liebes. Wir sind unterwegs zum Vorsprechen für das neueste Stück, dachten aber, wir trinken schnell noch eine Tasse Tee mit einem Muffin, um uns bei Kräften zu halten. Ich bin tatsächlich ziemlich nervös. Mir sollte diese Rolle eigentlich gefallen, aber der Regisseur und ich sind nicht immer einer Meinung, und ich glaube nicht, dass ich seine erste Wahl sein werde.«

»Er hat keine andere Wahl, Liebling«, versichert Elvis ihr, als er an den Tisch kommt. »Die Rolle ist dir wie auf den Leib geschrieben, und niemand sonst wird sie mit deinem Schwung spielen können.«

Kitty Muriel nimmt seine Hand und drückt einen Kuss darauf.

»Danke, dass du das sagst, aber ich glaube, du bist etwas parteiisch.«

Sie sind jetzt seit sieben Monaten verheiratet und eindeutig verliebter denn je. Die alte Mascha hätte es womöglich peinlich gefunden, aber jetzt gefällt es mir.

»Und, Elvis, sprichst du auch vor?«

Er schüttelt den Kopf in gespieltem Entsetzen über meine Frage.

»Gute Güte! Ich bin nur der Glücksbringer.«

Kitty Muriel stimmt sofort die ersten Zeilen des Songs mit demselben Titel an, der den anderen Elvis berühmt gemacht hat, »Good Luck Charm«, und Gideon verschluckt sich beinahe an seinem Kaffee vor Lachen. Wenn Kitty Muriel und Elvis einen Raum betreten, ist es gerade so, als ginge in Blackpool die Festbeleuchtung an. Sie sind ein verblüffendes Paar, das Leben, Liebe und einen gesunden Schuss Überspanntheit verströmt. Sie bringen die Menschen einfach zum Lächeln, und das ist ein Geschenk.

»Mein Mann hat eine wunderschöne Singstimme«, verkündet Kitty Muriel, »aber er ist zu bescheiden, um in der Öffentlichkeit aufzutreten. Im Gegensatz dazu bin ich eine unverbesserliche Angeberin!«

Elvis strahlt sie stolz an. »Du, mein Liebling, bist ein absoluter Star.«

»Dann wollen wir mal hoffen, dass der Regisseur deiner Meinung ist!«

Kitty Muriel schaut prüfend auf die Uhr und trinkt hastig ihren Tee aus.

»Wir müssen los. Zu spät zu kommen wäre nicht günstig.«

Elvis stellt ihr Geschirr wieder auf das Tablett, um es Flo zurückzubringen.

»Was für eine Aufführung ist es denn?«, will ich wissen.

Aber meine Frage geht in unseren Umarmungen und Küssen zum Abschied unter.

Hals- und Beinbruch!

59

Wenn die mich ins Gefängnis stecken, trete ich in Hungerstreik!«

Dad trägt seinen besten Anzug – in Dunkelgrau, weil diese Farbe sich sowohl für Hochzeiten als auch für Todesfälle eignet, die so ziemlich die einzigen Anlässe sind, zu denen er sich in einen Anzug zwingt. Und Gerichtsverhandlungen. Wir sitzen in der dunklen, höhlenartigen Eingangshalle des Amtsgerichts, dessen Architekt offenbar fest entschlossen war, dass alle, die hier eintreten, die Würde, die Macht und den Glanz des englischen Rechtssystems zu spüren bekommen, die sowohl im Entwurf als auch in der Konstruktion verkörpert sind. Die Fenster sind klein, sehr hoch oben und mit kostbaren juwelenfarbenen Scheiben verglast, die nur wenig Tageslicht hindurchlassen. Die Wände sind mit poliertem Mahagoni getäfelt, und jede der prächtigen Treppen, die in die Gerichtssäle hinaufführen, hat mächtige Marmorstufen und Geländer aus Mahagoni. Die Akustik verstärkt jedes Geräusch, so dass auch die leiseste Stimme zehnmal lauter klingt und jeder Schritt klangvoll widerhallt. Diese weltliche Kathedrale sollte ein Ort sein, an dem keine Geheimnisse bewahrt werden konnten. Jede Lüge, jedes Flüstern, jede Bewegung hätte Zeugen und würde durch die Konstruktion des Gebäudes preisgegeben.

Heutzutage scheint die Gemeinde ihre Sünden nicht im Geringsten zu bereuen und zeigt keinerlei Ehrfurcht vor diesen heiligen Hallen. Dads Aufzug ist maßlos übertrieben. Hängende, zerrissene Jeans, Fußballtrikots, Turnschuhe und Baseballmützen sind offensichtlich der neue »Sonntagsstaat«. Eine junge Frau hat den Versuch unternommen, sich formeller zu kleiden, doch der Effekt des billigen braunen Kostüms wird dadurch beeinträchtigt, dass der Rock ein paar Nummern zu klein ist und an ihrer goldenen Halskette ein Anhänger mit der Aufschrift »Schlampe« prangt.

Der Zeuge der Anklage und seine Eltern warten auf der gegenüberliegenden Seite der Halle in dem Sitzbereich neben dem Getränkeautomaten. Eine Frau ist bei ihnen, vermutlich ihre Anwältin. Sie ist Mitte dreißig, trägt ein marineblaues Kostüm und Perlenohrstecker. Ihre dunklen Haare glänzen und sind zu einem makellosen, praktischen Pferdeschwanz gebunden. Die Frau hat uns ein paar neugierige Blicke zugeworfen und befindet sich jetzt in angeregter Unterhaltung mit ihrem Klienten und seinem lautstarken Vater. Aber der Jugendliche hat etwas an sich, das mich beunruhigt. Es ist eine rätselhafte Vertrautheit, die ich noch nicht ganz begreife, denn ich kann sein Gesicht nicht sehen, das fast vollkommen unter seiner Kapuze verschwindet.

Dads Anwalt wurde ihm von einem Freund aus seinem Bowlingclub empfohlen, Eric, der heute hier als Leumundszeuge für Dad auftreten soll. Eric trägt eine marineblaue Hose mit einem dunklen Sportjackett, ein verblüffend weißes Hemd und eine Seidenkrawatte mit geschmackvollem Muster. Sein fröhliches, rundes Gesicht ist geschrubbt, und er riecht nach Rasierwasser und Zahnpasta. Er gibt sich die größte Mühe, Dad abzulenken mit einem detaillierten Bericht über die Vorstandssitzung des Bowlingclubs am gestrigen Abend. Mums Hände fliegen immerzu an die Perücke, um zu prüfen, ob sie richtig sitzt, und ihre Lippen bewegen sich lautlos, während sie sich darauf konzentriert, die Menschen in der Halle zu zählen. Dads Anwalt heißt Justin Case und sieht aus wie ein Zwölfjähriger.

Endlich wird der Fall aufgerufen, und als ich zum Feind hinüberschaue, der mobilmacht, sehe ich, als der Jugendliche aufsteht, dass es der Junge mit den Fischaugen ist – Raufbold und Entenkükenmörder. Dad und sein Anwalt gehen uns voran in den Gerichtssaal, dicht gefolgt von der Mannschaftsführerin des Lacrosse-Teams, dann von Mum und mir. Die Zeugen, Eric und der Jugendliche (der noch immer deutlich hörbar von seinem Vater instruiert wird), nehmen ihre Plätze draußen im Flur ein, wo sie die Zeit verbringen müssen, bis sie in den Zeugenstand gerufen werden. Eric zieht den Vater rasch in einen harten Blickwechsel mit der Zuversicht und Haltung eines Mannes, der seinen Wehrdienst bei der englischen Armee in Ägypten abgeleistet hat, als der andere noch in Windeln lag. Der Jugendliche grinst uns großspurig an, als wir an ihm vorbeigehen, und ich widerstehe der Versuchung, ihm gegen das Schienbein zu treten. Aber nur knapp. Die Mutter des Jugendlichen schlurft in den Gerichtssaal und nimmt möglichst weit von uns entfernt Platz. Sie ist dünn und knochig, ihre Haut ist ledern von zu viel Sonne und zu vielen Zigaretten. Die Frau wirkt erschöpft, als hätte man das Leben aus ihr herausgesaugt. Ihr Blick schießt hin und her zwischen der Tür und dem Gerichtssaal, und sie fummelt nervös am Reißverschluss ihrer Handtasche. Ich kann nicht sagen, ob sie auf das Eintreffen der Richter wartet, oder ob sie plant wegzulaufen. Ich würde es ihr nicht übelnehmen. Sie war bestimmt einmal hübsch, aber irgendwie bezweifle ich, dass es ihr jemals jemand gesagt hat. Unsere Blicke treffen sich kurz, als sie mich dabei erwischt, wie ich sie betrachte, und sie schaut rasch zu Boden. Es fällt schwer, kein Mitleid mit ihr zu haben.

Dad sieht in seinem Anzug sehr elegant aus, aber ich sehe ihn vielleicht zum ersten Mal mit den Augen einer Fremden; ein älterer Mann, aktiv und aufrecht mit hellblauen Augen, der aber körperlich abbaut, sich mit schmerzenden Gelenken vorsichtig hinsetzt und sich auf seine Metallgestellbrille verlässt, die es ihm ermöglicht, sich im Raum zu orientieren. Ich habe das Gefühl, als kehrte ich nach vielen Jahren der Abwesenheit an einen beliebten Ferienort der Kindheit zurück und stellte fest, dass alles kleiner und ein wenig schäbiger ist, als ich es in Erinnerung habe. Und zum ersten Mal habe ich Angst. Ich habe Angst, dass dieser stolze, hart arbeitende, anständige (und, zugegebenermaßen, manchmal aufsässige) Mann, der mein Vater ist, vom Gesetz, an das er sich sein Leben lang gehalten hat und das ihn schützen soll, im Stich gelassen wird.

Der Gerichtsdiener verkündet das Eintreffen der Richter, die beiden Frauen und ein Mann nehmen ihre Plätze auf der Richterbank ein. Die Vorsitzende thront in der Mitte und überblickt mit entschlossener Miene den Raum. Ihre Augen ruhen nur den Bruchteil einer Sekunde länger auf mir als auf allen anderen, lange genug für mich, um zu wissen, dass alles gut ausgehen wird.

60

Mrs Rosamund Lewis, ihre Kollegin und ihr Kollege brauchen nur zehn Minuten, um das Urteil »nicht schuldig« zu fällen. Dads Anwalt war eine absolute Offenbarung. Er mag zwar wie ein Zwölfjähriger aussehen, aber er hat eine tiefe, dröhnende Stimme und das Selbstbewusstsein eines Hauptdarstellers auf den Brettern der West End Stage. Er polterte durch den Gerichtssaal, forderte die Aufmerksamkeit aller und kitzelte die Aussagen aus den Zeugen wie ein Dirigent die Höchstleistung aus den Solisten. Er war in der Tat ein Virtuose. Für Dad war es leicht, als Zeuge auszusagen. Er ist ein Mann, der selbst dann nicht lügen könnte, wenn ihm jemand schriftliche Anweisungen gäbe. Die Lacrosse-Mannschaftsführerin gab ihr Bestes, um ihm ein Bein zu stellen, aber ihre Bemühungen waren erfolglos, weil er nur die Wahrheit zu sagen hatte. Eric leistete seinen Beitrag klar, höflich und mit einem gewissen onkelhaften Charme, der sie wohl ein wenig aus dem Takt brachte. Der Junge mit den Fischaugen jedoch hatte ziemlich unglaubwürdige Erinnerungen an die Ereignisse, die auftauchten und wieder verschwanden wie Zeichnungen auf einer Zaubertafel.

In ihrer Zusammenfassung beschrieb Mrs Lewis Dad als einen anständigen, ehrenhaften Mann, der ganz offenbar einen nützlichen Beitrag für die Gesellschaft geleistet habe und auch nach seiner Pensionierung noch leiste. Sie sagte, er habe versucht, einen Akt vorsätzlicher Zerstörungswut zu verhindern, der auch zu einem Tod durch Ertrinken hätte führen können. Und das, ohne über seine persönliche Sicherheit nachzudenken. Sie fügte hinzu, der tragische Tod seines Enkels, auf den Dads Anwalt angespielt hatte, verleihe dem Fall eine besonders schmerzliche Dimension, und Dad habe in Anbetracht der Umstände mit vorbildlicher Zurückhaltung gehandelt. Sie sagte dem Jugendlichen, er könne sich glücklich schätzen, dass er nicht selbst bei dieser Gelegenheit als Angeklagter auftreten müsse (während sie im Stillen vielleicht gerade dachte, dass das nur eine Frage der Zeit wäre).

Als wir ins Freie treten und im hellen Sonnenschein einer frühen Aprilsonne blinzeln müssen, wirkt Dad ein paar Zentimeter größer und einige Jahre jünger. Seine Erleichterung ist mit Händen zu greifen. Mum hält ihn am Arm und lächelt unsicher, wie jemand, der gerade eine Übelkeit erregende Fahrt mit der Achterbahn hinter sich hat und noch immer Gefahr läuft, sich zu übergeben. Dad zieht sie mit ungewohnter Zärtlichkeit an sich und verkündet: »Du siehst aus, als könntest du ein starkes Getränk gebrauchen.«

Wir bedanken uns bei Dads Anwalt, der errötet und mit Bedauern unsere Einladung in den Pub ausschlägt. Gideon erwartet uns dort mit Haizum, Edward und Lord Byron, und wir stoßen auf Dads Ehrenrettung an, den Triumph der britischen Justiz und die schwere Niederlage der Mannschaftsführerin. Dennoch warne ich Dad, dass heute sein einziger Gnadentag ist. Er darf nur an diesem einen Tag mit seiner Tugend prahlen und Mrs Lewis' Lobhudelei zitieren. Sollte er diese Prahlerei fortgesetzt betreiben, werde ich mich gezwungen sehen, seine DVD *Die Brücke am Kwai* zu konfiszieren.

Haizum darf als besonderen Leckerbissen eine Packung seiner Lieblingschips mit Käse und Zwiebeln mit Lord Byron teilen.

Nach ihrem Gin Tonic sagt Mum zu mir: »Ich weiß, es klingt

albern, aber diese Richterin sah genau wie die Frau aus, die wir in Brighton gesehen haben, die mit dem Mann im Kleid Händchen hielt.«

Als sie aufsteht, um die Toilette aufzusuchen, flüstert Dad mir zu: »Deine Mutter konnte noch nie ein Getränk bei sich halten.«

61 Alice

Er geht nun mit uns fort
Dem Ernst und Furcht den Blick verhüllen
Wird nicht mehr sein an diesem Ort
An dem die Kälber auf warmen Hügeln brüllen
Oder die Kessel auf dem Herde stehen
Um Frieden in seine Brust zu singen
Wird die braunen Mäuse nicht mehr sehen
Die um die Hafertruhe springen

Denn es kommt, das Menschenkind
Zu den Wassern und dem Wind
Mit einer der Feen Hand in Hand
Denn öfter weint es in der Welt, als er es verstand

William Butler Yeats, *Das gestohlene Kind*

Alice war zu dem Entschluss gekommen, ein Brief wäre der beste Weg. Sie konnte es nicht ertragen, der Frau gegenüberzutreten oder auch nur mit ihr zu telefonieren. Eine E-Mail schien zu unpersönlich und oberflächlich zugleich. Lange hatte Alice mit dem Kugelschreiber in der Hand dagesessen und sich gefragt, wie sie anfangen sollte. Sie wollte sich nicht herausreden, aber die Frau sollte alles erfahren, damit sie wenigstens versuchen könnte zu verstehen. Vor Mattie hatte Alice nie wirklich gespürt, wie vernichtend es war, ein Kind zu verlieren. Ihre Kinder waren alle als Babys gestorben, sie hatte sie kaum gekannt. Sie hatte sie nie gefüttert, nie ihren Atem an der Wange gespürt oder sie in den Schlaf gewiegt. Sie hatte sie geliebt, natürlich hatte sie ihre Kinder geliebt, aber anstatt sich Zeit zu nehmen, um sie zu trauern, hatte sie jeden Tod mit einer neuen Schwangerschaft ausgefüllt. Bis Mattie da war. Und erst jetzt, mit der Aussicht auf ihren eigenen Tod, sah sie sich mit der besonders quälenden Ironie konfrontiert, ihren kostbaren Jungen zu verlieren. Alice würde letztendlich jenen Kummer erleben, mit dem die andere Frau so lange gelebt hatte, obwohl ihr eigenes Kind nie gestorben war.

Alice hatte ihn Matthew genannt, denn der Name bedeutete »Geschenk Gottes«. Als er geboren wurde, gesund und munter, hatte sie es als wahren Segen empfunden. Zunächst fiel es ihr schwer, sich allein und an einem neuen Ort um ihn zu kümmern, aber er war immer so ein guter Junge, immer fröhlich. Und gesund, kräftig. Die verlorenen Babys waren nie vergessen, aber der Kummer wurde gebannt durch Matties erstes Wort, seine ersten Schritte und sein hübsches Gesicht. Tag für Tag, wenn sie aufwachte, hörte sie ihn Selbstgespräche führen, bevor sie in sein Zimmer ging. Er drückte auf den Knopf des Spieluhr-Mobiles an seinem Kinderbett und sang die Melodie mit.

Dann gab es einen Morgen, an dem die Musik aufhörte.

Zunächst dachte sie, er schliefe noch. Er war erst ein Jahr und fünf Monate alt. Sie konnte ihn nicht gehen lassen. Er sah so perfekt aus, und Gott würde ihr das nicht antun; so grausam wäre er nicht. Sie hatte sich immer gefragt, was ihrem Erstgeborenen zugestoßen war. Wenn er nun nicht tot gewesen war? Wenn er alleine und ängstlich aufgewacht war? Sie hatten ihn so schnell mitgenommen, zu schnell für sie, um ganz sicher zu sein, dass er tot war.

Das würde nicht noch einmal passieren.

Sie badete Mattie und zog ihn um, wobei sie die ganze Zeit mit ihm redete. Sie küsste seine marmorierte Wange und strich sanft über seine weichen Locken. Den ganzen Tag über wiegte sie ihn in ihren Armen und sang ihm etwas vor. Und am nächsten, und am übernächsten, und am Tag danach. Diesmal würde sie ihn bei sich behalten, bis er aufwachte. Die Tage wurden wärmer, und Mattie wirkte allmählich fremdartig und fühlte sich falsch an, aber sie konnte ihn noch immer nicht loslassen. Im Haus war es zu warm für ihn, daher wickelte sie ihn in ein kühles Leinentuch und trug ihn hinunter in den Schuppen im Garten, überschattet vom Wäldchen dahinter. Drinnen legte sie ihn vorsichtig ab. Dort konnte er in der kühlen Stille schlafen, bis er bereit war aufzuwachen. Dann verschloss sie die Tür, um sicherzustellen, dass er gut aufgehoben und ungestört war.

An dem Tag ging sie an den Fluss, um ein paar Schritte zu laufen und nachzudenken. Sie wusste nicht mehr, wie sie dort hingekommen war, aber es war ein heller Frühlingstag und der Fluss lag funkelnd im Sonnenlicht. Eine Flottille Entenküken hüpfte auf den Wellen hinter Mutter und Vater an ihr vorbei, und Alice wünschte, sie hätte etwas Brot mitgenommen. Sie konnte keinen klaren Gedanken mehr fassen, und sie war so müde. Sie hatte immerfort gebetet, Gott möge ihr sein Geschenk zurückgeben. Das Wasser sah kühl und besänftigend aus. Sie stellte sich vor, wie es wohl wäre, unter die Oberfläche zu gleiten und sich einfach treiben zu lassen.

Und wie Verlangen mich oft schon fasste nach dem stillen Grab.

Ihr fiel die Zeile aus einem Gedicht ein, das sie in der Schule gelernt hatte. Ob es still wäre? Sie war beinahe versucht, es auszuprobieren. Und dann war er plötzlich da. Ein kleiner Junge, weinend und allein. Er hatte einen Schuh verloren und hielt ein durchnässtes Stück Brot in der einen, eine winzige weiße Feder in der anderen Hand. Das war Mattie. Er musste es sein. Er sah etwas anders aus, aber schließlich hatte er so lange geschlafen, und im Übrigen, wer sollte es sonst sein? Niemand war in der

Nähe. Ihre Gebete waren endlich erhört worden. Sie schloss ihn in die Arme, trocknete seine Tränen und nahm ihn mit nach Hause.

Danach ging sie wochenlang kaum aus dem Haus mit Mattie. Sie ließ ihn Tag und Nacht nicht aus den Augen, um sicherzugehen, dass er nicht wieder in so einen tiefen Schlaf fallen würde. Am Anfang war er eigenartig und unruhig, als erkennt er sein eigenes Leben nicht, aber allmählich wurde er wieder er selbst. Sie knüpften dort an, wo sie aufgehört hatten, und setzten ihr Leben fort.

Aber der kleine Junge, den sie mit nach Hause gebracht hatte, war nicht Mattie.

Sein Name war Gabriel. Und all die Jahre hatte die Frau, Gabriels Mutter, ihn für tot gehalten, und der Schuppen unten in Alices Garten war verschlossen geblieben.

Das alles niederzuschreiben führte Alice die entsetzliche Wahrheit vor Augen. Unglaublich, dass sie all die Jahre damit zurechtgekommen war, aber vielleicht lag es hauptsächlich daran, dass sie sogar sich selbst hatte belügen können, bis sie geglaubt hatte, dass es stimmte. Und natürlich hatte sie Glück gehabt; sie und Gabriel hatten denselben Teint, dieselbe Blutgruppe. Das Glück hatte sich mit ihr verschworen, und dank ihrer Lebensumstände wurde es von niemandem angezweifelt. Sie kaufte nicht im Ort ein, sondern nutzte lieber einen Supermarkt außerhalb, und sie suchte eine große Gemeinschaftspraxis in der Stadt auf, in der sie nur selten denselben Arzt zweimal sah. Ihr nächster Nachbar war ein älterer Mann, den nur wenig außer Fußball und Pferderennen interessierte und der tagsüber vor seinem Fernseher saß. Als sie gezwungen war, am Dorfleben teilzunehmen, und Gabriel in der Vorschule anmeldete, war er für sie und für sich selbst schon längst Mattie. Warum also sollte jemand seine Identität anzweifeln? Ihr Kopf schmerzte ebenso wie ihr Arm. Der körperliche und der geistige Akt der Beichte war erschöpfend und angsteinflößend, aber sie war fast fertig.

Ich kann gar nicht sagen, wie leid es mir tut, Ihnen so viel Schmerz zugefügt zu haben, und würde es nicht wagen, Sie um Verzeihung zu bitten, sondern bitte Sie nur: Versuchen Sie, mich zu verstehen. Gabriel habe ich nichts gesagt. Ich habe keine Ahnung, was ich ihm sagen soll, aber ich muss Ihnen als seiner Mutter den nächsten Schritt überlassen. Ich kann Ihnen nur sagen, dass er glücklich und gesund ist, dass ich ihn wie meinen eigenen Sohn geliebt habe, denn die meiste Zeit seines Lebens, so schwer es für Sie auch sein mag, es hinzunehmen, habe ich wirklich geglaubt, dass er es war.

Alice

Morgen würde sich der Tag jähren, an dem Alice den kleinen Gabriel fand. Sie musste ihren Brief heute abschicken.

62 Mascha

Wir werden Frieden finden, wir werden den Engeln lauschen und den Himmel sehen, funkelnd von Diamanten.

Anton Tschechow, *Onkel Wanja*

Der Mai ist viel zu heiß, und ich bin in der Hoffnung auf eine frische Brise den Friedhofshügel hinaufgegangen. Der Anstieg hat sich gelohnt. Hier weht der Wind kräftig genug, um einen Drachen steigen zu lassen oder die Flügel eines Engels anzuheben. Haizum sitzt neben mir, streckt die Schnauze in die Luft, fängt jeden vorbeiziehenden Geruch mit zuckenden Nasenlöchern ein. Sein langes, drahtiges Fell wird bei jedem Windstoß zerzaust wie ein Kornfeld, und seine Ohren flattern. Seine weichen, dunklen Augen schauen in die Ferne. Ich wüsste zu gern, was er denkt. Auf jeden Fall wird es mit Futter zu tun haben.

Edward und ich treffen uns jetzt nicht mehr so oft auf dem Friedhof. Jedes Mal wenn ich ihn sehe, wirkt er jünger. Aber nicht allein die Liebe hat ihn rundum glücklich gemacht. Er wurde Zeuge meiner Wiedergeburt, was ihn in die Freiheit entlassen hat. Ich werde nie aufhören, für Gabriel zu tanzen, aber unserem kleinen Jungen – denn er gehörte in mancherlei, entscheidender Hinsicht uns beiden – muss jetzt gestattet sein, in Frieden zu ruhen. Und ich habe Haizum und Gideon und eine weitere Chance, mein Leben zu lieben und es wirklich zu leben.

Auf meinem Weg hierher bin ich bei Ruby Ivy, Nellie Nora und Elsie Betty stehen geblieben. Sie sind neuerdings wenig gefragt als Sorgenpüppchen; ich muss ihnen kaum Kummer bereiten. Stattdessen erzähle ich ihnen meinen Klatsch und Tratsch, der zwar nicht immer atemberaubend spannend ist, aber ich hätte es nicht gern, wenn sie sich vernachlässigt fühlten. Marmorgrabsteine und Granitschotter funkeln in der Mittagssonne, und die Bäume schlagen aus. Ein Stück hügelabwärts ringt eine Krähe mit einem großen Ast. In den Kiefern bauen die Vögel ihre Nester und schon bald werden auf dem Teich Entenküken schwimmen. Von der Holzbank aus kann ich fast Lily Phyllis, Phoebe und Charles sehen, die ich auf meinem Weg hügelabwärts besuchen werde. Gideon hat einen Freund, der Schallplatten verkauft, und er hat mir ein paar frühe Aufnahmen von Phoebe besorgen können, bei denen sie die Mimi aus *La Bohème* singt und Isolde aus *Tristan und Isolde*. Die Aufnahmen machen deutlich, dass Phoebe ein außergewöhnliches musikalisches Talent gehabt hat, was ihre Genesung, nachdem sie es verloren hatte, noch bemerkenswerter erscheinen lässt. Ich konnte sie auf Kitty Muriels Grammophon abspielen. Als sie heirateten, hat Elvis sein Haus verkauft und ist in Kitty Muriels Wohnung gezogen. Ich bin jeden Donnerstag um halb sechs Uhr bei ihnen zu Cocktail und Kanapees eingeladen. Haizum ist ebenfalls dabei. Auf dem polierten Parkett führt er sich auf wie Bambi auf dem Eis und rettet sich schließlich auf den kostbaren Teppich, an dem er dann klebt, als wäre es ein Rettungsboot auf einem vom Sturm aufgewühlten Ozean. Vier Kanapees stehen ihm zu. Mehr nicht. Die rosa Wände von Kitty Muriels Wohnung haben fast die Farbe der Pralinen aus meinem früheren Albtraum, aber Gilbert & George, Art déco und venezianisches Glas sind weit entfernt von den Tischen mit Resopalplatte, den Plastikstühlen und den grellen Tapeten im abscheulichen *Happy Endings*-Haus. Kitty Muriel hat, ebenso wie ich, keine Kinder, die sich an ihrem Lebensabend um sie kümmern, aber sie hat einen liebevollen Mann und lebt eine sehr glückliche und, ehrlich gesagt, ziemlich aufregende Alternative zu dem Lebensabend, den ich mir vorgestellt und gefürchtet hatte. Und so möchte ich auch leben.

Als ich über das Feld der Trunkenheit hinunterschaue, flimmert es in der Hitze, und ich muss an Sally denken. Ich weiß, ich sollte sie inzwischen Phoebe nennen, aber ich denke unwillkürlich an sie als Sally. Ich glaube, sie würde es mir nicht übelnehmen. Sie fehlt mir. Aber hier habe ich wie immer das Gefühl, dass sie ganz in der Nähe ist. Manche Menschen hinterlassen einen unauslöschlichen Abdruck in unserem Leben, wie der Abdruck eines Fossils im Fels. Sally gehörte zu diesen Menschen, und durch sie habe ich erkannt, dass Gabriel mich nie verlassen hat. Er hat einen Abdruck in meinem Herzen hinterlassen, den ich zu schätzen gelernt habe, anstatt zu betrauern, dass er alles ist, was mir von ihm geblieben ist.

Sally wäre hocherfreut, wenn sie wüsste, dass Kitty Muriel fleißig an den Proben zu *Die lustige Witwe* arbeitet, in der sie tatsächlich die Titelrolle spielt. Marcus wurde, sehr zu jedermanns Vergnügen und Belustigung, als Graf Danilo besetzt, ihr Partner. Ich freue mich sehr auf das Stück, fürchte aber, dass ich vorher sediert werden muss, wenn ich ein gewisses Maß an Selbstkontrolle aufbringen soll. Lady T, schau jetzt nicht hin. Ich helfe Kitty Muriel, ihre Rolle einzustudieren. Für diesen besonderen Charakter eifert sie Zsa Zsa Gabor nach. Ich weiß nicht genau, ob Lehár das ursprünglich beabsichtigte, gehe aber davon aus, dass er sich mit ihrer Interpretation abgefunden hätte. Schließlich hat es der Regisseur auch. Endlich.

Auch Elvis hat in dieser Inszenierung eine Rolle. Er übernimmt die Maske. Neuerdings ist mir aufgefallen, dass Kitty Muriels Make-up eine ziemlich schmeichelhafte Wandlung vollzogen hat. Es scheint dünner aufgetragen und hat eine dezentere Farbpalette. Ich habe ihr zu ihrem neuen Look ein Kompliment gemacht, und sie verweist stolz auf ihren »bezaubernden Ehemann«. Offenbar hat Elvis in seiner Funktion als Leichenbestatter jahrelang einen gänzlich unentgeltlichen Dienst getan an den Verstorbenen in seiner Obhut. Er trägt jedem Kunden post mortem ein Mini-Make-up auf, mithilfe der netten Empfangsdame Mabel, die sich der Frisur annimmt (wenn denn eine vorhanden ist), damit er bei seinen Freunden und Verwandten in der Totenhalle den besten Eindruck hinterlässt. Ich konnte mir nicht vorstellen, dass Helen dies als Teil ihrer Stellenbeschreibung akzeptiert hätte – Telefondienst, Aktenführung, Schneiden und Föhnen für Leichen –, allerdings glaube ich, dass es eine sehr freundliche und großzügige Tätigkeit ist. Kitty Muriel hat mir erzählt, Elvis und Mabel übten ihren Dienst sogar an Verstorbenen aus, die weder Freunde noch Familie haben, weil Elvis der Meinung ist, dass sie dieselbe Behandlung verdienen wie alle anderen. Für ihn gibt es keinen Leichnam zweiter Klasse. Sie alle werden von Elvis mit geröteten Wangen, rosa Lippen, sauberem, glänzendem Haar und einem Hauch Wimperntusche entlassen. Die Damen bekommen Lidschatten (und manche Männer auch, aber nur wenn Elvis das Gefühl hat, es sei angemessen), und ihnen allen ist der größte Respekt sicher und ein sauberes Taschentuch für ihre Reise. Ich verstehe vollkommen, warum Kitty diesen Mann anhimmelt und froh ist, dass er bei der Operette *Die lustige Witwe* an ihrer Seite arbeitet.

Haizum wird allmählich zappelig. Die kühle Brise hat ihn nach dem heißen, ermüdenden Anstieg auf den Hügel wiederbelebt, und nun warten Eichhörnchen und Tauben darauf, gejagt zu werden. Doch ich zögere noch, mich in Bewegung zu setzen. Hier ist es friedlich, die Aussicht ist prachtvoll. Der ganze Friedhof ist übersät mit Büscheln hellgelber Primeln und orange-gelber Narzissen. Von hier oben kann ich die Gräber fast all meiner Familienmitglieder auf der anderen Seite sehen. Aber ich stehe sehr auf der Seite der Lebenden und ich fühle mich wie die Schlossherrin. Der Wind wird stärker, und ich stehe auf, strecke beide

Arme aus, um ihm Widerstand zu leisten, als wäre ich ein Segel auf einem Schiff. Ich greife in die Tasche meiner knittrigen Leinenjacke und spüre eine Handvoll Weiches, das dort eingenistet ist. Beinahe zu weich, um es zu fassen. Ich schließe meine Hand darum, hole es aus der Tasche und strecke die Faust hoch über meinen Kopf wie der Marmorengel auf Lily Phyllis Phoebes Grab. Dann öffne ich sie. Die Luft ist voll mit reinweißen Federn, die im Wind über den hellblauen Himmel tanzen und wirbeln. Endlich habe ich Sallys Rat befolgt und meine Engel freigelassen.

Haizum hält es nicht mehr aus und macht sich ohne mich auf den Weg den Hügel hinunter. Er schlägt seinen Lieblingsweg ein, abseits vom Pfad, durch das Feld der Trunkenheit. Es muss ein beliebter nächtlicher Treffpunkt für Füchse sein, da sich Haizums Schnauze kaum vom Boden hebt. Als ich durch das hohe Gras nach unten schlendere, wird mir in meiner Jacke zu warm, und ich muss sie ausziehen. Haizums Unruhe scheint ansteckend zu sein, und weil ich keine Lust habe, etwas in den Händen zu halten, binde ich die Ärmel um meine Taille. Aus irgendeinem Grund fühle ich mich spritzig wie ein Champagner-Cocktail. Was als ziemlich harmloser Dreisprung anfängt, entwickelt sich rasch zu einer Nachahmung von Anna, die mit dem König in *Der König und ich* Polka tanzt, was, falls Sie es nicht gesehen haben, ein atemberaubender Tanzgalopp in einem sehr bauschigen Kleid ist (das natürlich Anna trägt, nicht der König). Haizum hat seine Tätigkeit unterbrochen und schaut mich an wie ein Halbwüchsiger, der seine Mutter in Bustier und Minirock erwischt hat. Ich halte einen Moment inne, drücke ihm einen dicken Kuss auf den Kopf und fordere ihn dann zu einem Rennen hügelabwärts heraus – was endlich seine Zustimmung findet. Als wir zusammen durch das hohe Frühlingsgras toben, kreische ich, tripple, stampfe und habe meine Beine kaum unter Kontrolle; Haizum springt und hüpft mir über den Weg und bellt vor Aufregung. Wie vorauszusehen, landen wir am Ende in einem wirren Knäuel zwischen den Primeln, irgendwo in der Nähe des unteren Wegs. Ich bin außer Atem, von Grasflecken übersät, Lachtränen laufen über meine Wangen, die Haizum netterweise mit seiner großen, rauen Zunge ableckt, während er versucht, sich auf mich zu setzen. Als ich mich einigermaßen erholt habe, schaue ich mich verstohlen um, ob jemand unseren Ausbruch mit angesehen hat und die Notfallambulanz ruft. Ich erblicke einen Friedhofsarbeiter, zum Glück in einiger Entfernung, aber ich erkenne ihn und weiß, dass er mich hier schon oft gesehen hat und weder überrascht noch besorgt sein wird.

Wir bleiben stehen, um Lily Phyllis, Sally / Phoebe und Charles guten Tag zu sagen und ihnen von der bevorstehenden Aufführung der *Lustigen Witwe* und den mitwirkenden Shootingstars zu berichten. Das Grab von Charles und Phoebe ist mit Veilchen bedeckt, und ich pflücke einen kleinen Strauß (ich weiß, dass es ihnen nichts ausmachen würde), um ihn heute Abend Epiphany mitzubringen. Epiphany und Stanley haben uns alle zum Essen eingeladen. Heute ist Gabriels Todestag, und wir werden alle an ihn denken. Aber wir werden auch das Leben feiern, das wir noch haben. Roni bringt ihren neuen Freund Jericho mit, der Geschäftsführer eines Callcenters ist und nebenberuflich Schamane. Wir können es kaum erwarten. Helen sagt voraus, dass er einen Pferdeschwanz und ein Glasauge hat, und Edward ist sich sicher, dass ich innerhalb von zwei Minuten an meinem Sauvignon blanc ersticken werde. Lady T hofft bestimmt, dass wir unsere guten Manieren nicht vergessen und nach Liebenswürdigkeit trachten. Ich fürchte nur, dass sie enttäuscht wird.

Haizum und ich gehen nach Hause. Die Post wartet auf der Fußmatte, und als ich sie aufhebe, wundere ich mich flüchtig über den handgeschriebenen Umschlag obenauf, aber ich bin spät dran, und er muss warten. Ich lasse ihn ungeöffnet auf die Kommode fallen. Haizum drängt sich durch die Haustür an mir vorbei und trottet in die Küche, wobei seine Krallen über den Boden klackern. Gierig schlürft er seine Wasserschüssel halb leer, verteilt reichlich Wasser und Speichel auf den Küchenfliesen und sorgt dafür, dass ich möglichst oft hineintrete, während ich mir einen Becher aus dem Schrank hole und den Wasserkocher anschalte. Ich stelle die Veilchen in ein Wasserglas, nehme meinen Tee mit und flitze nach oben, um zu duschen und mich umzuziehen. Ich habe nur noch eine halbe Stunde, bis Gideon kommt, um mich abzuholen. Als ich die Küche verlasse, höre ich, wie Haizum sich laut zu Boden sinken lässt und mürrisch stöhnt. Er weiß, dass ich ausgehe, und möchte sein Missfallen darüber äußern. Knapp dreißig Minuten später klingelt es an der Tür, und als ich die Treppe hinunterlaufe, um Gideon in Empfang zu nehmen, galoppiert Haizum durch den Flur, um sich mir anzuschließen. Aus einem Mundwinkel baumelt eine einzelne lila Blüte. Scheiße. Er hat die Veilchen gefressen.

63 Alice

Durch diese heilige Salbung helfe dir der Herr in
seinem reichen Erbarmen, er stehe dir bei mit der Kraft
des Heiligen Geistes. Der Herr, der dich von Sünden befreit,
rette dich, in seiner Gnade richte er dich auf. Amen.

In Alices Kopf war es sehr still. So nah war sie dem Frieden noch nie gekommen, solange sie denken konnte. Sie wusste nicht, ob es an den Gebeten, den Medikamenten oder beidem lag. Pfarrer Peter hatte sie mit Öl gesalbt und ihr in der Hoffnung auf Gottes Vergebung seinen Segen erteilt. Sie fühlte sich nicht mehr mit dem Fleisch und den Knochen verbunden, die auf dem Bett lagen. Am Ende war es eine große Erleichterung, einfach loszulassen.

Epilog

Auf dem Friedhof rauschen und wirbeln herabgefallene Blätter in einem vom böigen Wind choreographierten Tanz. Während der Nachmittag langsam in ein tizianrotes, herbstliches Zwielicht übergeht, schlendern eine Frau, ein Wolfshund und ein halbwüchsiger Junge, der zwei orangefarbene Chrysanthemen trägt, zusammen zwischen Engeln, Kreuzen und Grabsteinen umher. Wo der Weg hügelaufwärts zu mäandern beginnt, biegen sie auf die Wiese ab und streben ein noch frisches Grab an, das sich braun abzeichnet. Daneben befindet sich ein kleineres Grab, schon etwas älter und deutlich als das eines Kindes zu erkennen. Die Frau bleibt zurück, respektvoll und vielleicht ein wenig befangen, aber der Wolfshund geht weiter neben dem Jungen her und stupst dessen freie Hand mit der Schnauze an. Der Junge steht vor dem Erdhügel, der sich noch setzen muss. Dann bückt er sich und legt jeweils eine Blume für Mutter und Sohn nieder. Ganz kurz nur berührt er das kalte Marmorkreuz auf dem kleineren Grab, dann steht er auf und wischt sich die Augen mit dem Handrücken ab.

Der Wolfshund drückt sich an den Jungen und schiebt den Kopf unter seine Hand. Die Frau wartet. Eine einzelne Krähe fliegt über sie hinweg, landet auf einem Steinkreuz und beobachtet die drei mit runden, glänzenden schwarzen Augen. Die Frau greift in die Tasche ihres langen Mantels und wirft der Krähe etwas zu. Der Vogel schnappt sich seine Belohnung und verschlingt sie, bevor er wieder die Flucht ergreift und in den höchsten Zweigen einer Kiefer verschwindet. Der Wolfshund bellt nur einmal und der Junge wendet sich der Frau zu. Sie lächelt ihn mit unendlicher Zärtlichkeit an und nimmt ihn am Arm.

»Komm, wir gehen nach Hause«, sagt sie.

Anmerkungen der Autorin

Als ich *Vielleicht tanzen wir morgen* zu schreiben begann, sollte es ein Buch über Hoffnung und das Auskosten des Lebens werden. Aber ich halte es mit Dolly Parton, als sie sagte: »Wenn man den Regenbogen haben will, muss man sich mit dem Regen abfinden«, und daher wollte ich auch ein paar schwierigere und schmerzhaftere Themen anschneiden.

Das Leben hat die Angewohnheit, dem Menschen hin und wieder eine Überraschung zu bereiten, und man kann nichts dagegen tun, aber man kann immer entscheiden, wie man damit umgehen will. Man kann sich hinlegen und allem den Rücken zukehren, oder man richtet sich auf und kämpft. Aber man muss es nicht alleine machen: Es gibt Menschen, die helfen können. Man muss nur die Weisheit und den Mut besitzen, sie gewähren zu lassen.

Als ich einen Knoten in meiner Brust entdeckte, habe ich es niemandem gesagt (ich habe tatsächlich sogar gezögert, diesen Satz hinzuschreiben!). Zunächst habe ich es nicht einmal meinem Mann gesagt; ich ging zu meinem Hausarzt, der mich ins Krankenhaus überwies, und dann erzählte ich es meinem Mann. Aber ich tat es ab, *es ist wahrscheinlich nichts*. Sobald die Diagnose Krebs feststand, sollte es niemand wissen: Ich wollte mich nicht mit den Reaktionen anderer beschäftigen, was notwendig war, sollte gemacht werden. Ich dachte, wenn ich nur eine Operation und eine Bestrahlung zu durchlaufen hätte, würde es reichen, wenn ich es nur meiner engsten Familie und ein paar Freunden erzählte. Doch die Nebenwirkungen anderer Behandlungsmethoden sind wesentlich schlechter zu verbergen; ein paar Wochen nach meiner ersten Chemotherapie war ich vollkommen kahl, und es war mir, um ehrlich zu sein, egal, wer es wusste.

Und es war albern von mir, es vor Freunden und Familie verbergen zu wollen, die mich liebten und mir helfen wollten: Sie begleiteten mich zur Chemo, brachten mich zur Bestrahlung. Sie saßen mit mir in Krankenhausfluren und Wartezimmern, und eine Freundin (die zufällig Tierärztin ist) regte sogar die Untersuchung meiner (kaputten) Schilddrüse an und schlug meinem Facharzt vor, vielleicht ein paar Bluttests vorzunehmen, da ich alle eindeutigen Symptome aufweise. (Er hat es gemacht – sie hatte recht, und am nächsten Tag bot er ihr scherzhaft eine Stelle an!)

Aber nicht nur Freunde und Familie können helfen, es gibt tolle Organisationen, die Unterstützung und Information bieten, wenn man sie am meisten braucht.

Dank

Für die meisten Autoren und Autorinnen ist ihr zweites Buch ein kniffliges Scheusal, und bei mir war es nicht anders: Ich befürchtete, meinen besten Handlungsstrang bereits verwendet zu haben, die fesselndsten Charaktere und klügsten Sätze. Doch sobald *Mr Peardews Sammlung der verlorenen Dinge* veröffentlicht war, passierte etwas Wunderbares und für mich völlig Unerwartetes. Leser und Leserinnen aus der ganzen Welt schickten mir Nachrichten. Sie erzählten mir, wie meine Worte ihr Leben berührt hatten. Sie berichteten mir über ihre eigenen Erfahrungen mit Krebs. Sie schickten mir Bilder ihrer Rettungshunde, und eine Dame schickte mir sogar ein Foto ihres Rettungsesels. Und sie teilten mir mit, wie sehr sie sich auf mein nächstes Buch freuten.

Die Ersten, denen ich daher an dieser Stelle danken möchte, sind meine Leserinnen und Leser – für ihre Unterstützung und Ermutigung, dafür, dass sie mich an kleinen, aber wichtigen Teilen ihres Lebens teilhaben ließen. Sie alle haben mich inspiriert, weiterhin meine Geschichten zu erzählen.

Auch den vielen Buchhändlern möchte ich für ihre wundervolle Unterstützung danken. Vielen Dank, dass sie meiner Leserschaft ermöglicht haben, mein Buch zu finden: Ich weiß es sehr zu schätzen.

Meinen Eltern möchte ich dafür danken, dass sie so schamlos

für »ihre Tochter, die Schriftstellerin« geworben haben. Mein Dad bringt mir immer Ausgaben meiner Bücher vorbei, damit ich sie für Leute signiere, die er beim Hundeausführen trifft, und meine Mum hat jedes einzelne Werbefoto von mir in ihrem Wohnzimmer an die Wand gehängt. Nun, vermutlich erspart ihnen das die Renovierung ...

Mein Dank geht auch an meine hervorragende Agentin, Laura Macdougall, für ihre Klugheit, ihre Direktheit und dafür, dass sie immer da ist, wenn ich sie brauche.

Ich möchte mich bei Fede bedanken, meinem fabelhaften Lektor, der das Lektorat so einfach und witzig gestaltet und meine Schreibexzesse mit Takt und Humor einzudämmen weiß.

Als ich *Vielleicht tanzen wir morgen* schrieb, habe ich viel Zeit auf Bedford's Foster Hill Road Cemetery und Highgate Cemetery verbracht, um spazieren zu gehen und nachzudenken. Die Pflege dieser herrlichen Orte hängt von Freiwilligen ab, und ich möchte Sue und Rowan und allen anderen Förderern beider Friedhöfe danken, dass sie so eine tolle Arbeit leisten.

Peter im The Eagle Bookshop in Bedford ist auch weiterhin mein Brieffreund und hat sogar (neue!) Ausgaben meines Buches neben seinem antiquarischen Bestand verkauft. Er hat sein eigenes Buch noch nicht fertiggestellt, aber ich gebe die Hoffnung nicht auf.

Noch einmal möchte ich dem Personal im Bedford and Addenbrookes Hospital danken, besonders denen in The Primrose Unit für ihre Fürsorge und Unterstützung.

Schließlich möchte ich mich bei Paul und meinen geliebten Hunden, Duke Roaring Water Bay und Squadron Leader Timothy Bear, für so vieles bedanken, aber vor allem dafür, dass es sie gibt.

Bedford, September 2017